Die Lehre Bruno Grönings

Aufruf zur Nachfolge Christi

Thomas Busse
(Hrsg.)

Die Lehre Bruno Grönings

Aufruf zur Nachfolge Christi

Thomas Busse (Hrsg.)

An der Kirche 25
41189 Mönchengladbach
traumleben.de

1. Auflage 1995
Überarbeitete und erweiterte Auflage 2008

Gesamtherstellung: CPI Moravia Books
Printed in Czech Republic

ISBN 978-3-935484-03-8

Inhaltsverzeichnis

Vorwort

Dieses Buch beinhaltet die wichtigsten Aussagen der Lehre Bruno Grönings. Da er diese hauptsächlich mündlich überlieferte, wurde es aufgrund von Abschriften von Tonbandaufnahmen seiner frei gehaltenen Vorträge und stenografischen Mitschriften erstellt. Hinzu kamen einige handschriftliche Notizen, Aussagen in Interviews und Gesprächen.

Es war mir ein Anliegen, die Vielfalt seiner Themen in verschiedene Rubriken zu ordnen, um einen leichteren Überblick über seine Lehre zu ermöglichen. Einige Zitate wurden mehreren Kapiteln zugeordnet, da sie verschiedene Aspekte beinhalten. Wenn bei manchen Textstellen eine Klammer mit drei Punkten eingefügt wurde, so dient dies entweder der leichteren Lesbarkeit (zum Beispiel bei Wiederholungen oder nicht zu Ende geführten Sätzen) oder klammert Abweichungen vom Thema der Rubrik aus. Sollte in einer Klammer ein Wort hinzugefügt worden sein, wurde dies ausschließlich zur besseren Verständlichkeit des Textes gemacht oder um eine Aussage zu erklären. Jeder weiß, dass ein gesprochener Text niemals so ausgefeilt sein kann wie ein geschriebener. Inhaltlich wurde grundsätzlich nichts verändert! Aufgrund der veröffentlichten Tondokumente mit Vorträgen Bruno Grönings, kann man dies in vielen Fällen selber überprüfen. Deshalb findet man auch hinter jedem Zitat das Datum des Vortrages oder einen Quellennachweis.

Leider gab es in der Vergangenheit - aus verschiedenen Gründen - Tendenzen, wichtige Inhalte der Lehre Bruno Grönings der Öffentlichkeit vorzuenthalten. Besonders fatal ist nach meiner Überzeugung die Entscheidung, seine Aussagen über Jesus Christus zu streichen, um Andersgläubigen den Zugang zu seiner Lehre zu vereinfachen. Dies kommt einer Manipulation gleich. Ein Freund sagte einmal empört zu mir: „Wo soll das einmal ein Ende nehmen? Streicht man in Zukunft womöglich auch noch Bruno Grönings Aussagen über Gott, um Atheisten den Zugang zu seiner Lehre zu erleichtern?"

Es ist nun mal eine Tatsache, dass sich Bruno Gröning zu Christus und Seiner Lehre bekannte, ohne jedoch damit irgendeine andere Religion abzuwerten. Sein Bekenntnis bedeutet nicht, dass er in irgendeiner Form dogmatisch oder intolerant gewesen wäre. Niemals hat er behauptet, dass nur der christliche Weg zu Gott führe. „Ich bin zwar in eine katholische Familie hineingeboren und darin aufgewachsen, aber ich habe nie eine innere Beziehung zu den Riten der Kirche gefunden. Für mich war das Göttliche das Erste und wird es auch bleiben. Ich sehe den Menschen nicht danach an, auf welchem Wege und durch welche Form er zu Gott kommt. Für mich ist die Hauptsache, dass er überhaupt zu Ihm kommt. Ich frage auch gar nicht danach, welcher Rasse oder Nation jemand angehört, denn, so sagt mir immer meine Eingebung, alle Menschen sind Kinder Gottes (...)." (21.10.1949, Süddeutsche Zeitung) Unmissverständlich stellte er klar: „Ich frage keinen Menschen nach Religion und Nation. Alle sind sie Menschen, alle Kinder Gottes." (31.08.1949) „Was ich hier vorzubringen habe, geht bestimmt jeden einzelnen Menschen an, ganz gleich, welcher Nation oder Konfession er angehört, ganz gleich, ob er arm ist oder reich, mir ist jeder Mensch gleich, auch die Hautfarbe spielt hierbei keine Rolle und noch viel weniger die Muttersprache." (handschriftlich)

Letzen Endes ging es Bruno Gröning um die Umkehr aller Menschen hin zu Gott: „Ich habe Ihnen auch des Öfteren schon zu wissen gegeben, was mein eigentliches Ziel ist: Ich will jeden Menschen wieder zum Glauben zurückführen, denn jeder Mensch ist ein Wesen der Natur, jeder Mensch ist ein Kind Gottes. Wir Menschen haben nur einen Vater, und das ist unser Herrgott. Und weil viele Menschen vom Glauben abgekommen sind, so will ich sie wieder zum Glauben zurückführen." (01.10.1949) Dass sich Bruno Gröning dabei zu Christus als Gottes Sohn und zu Seiner Lehre bekannte, darf jedoch nicht verschwiegen werden, da es ein Kernpunkt seiner Lehre war. Er sprach mit eindringlichen Worten speziell zu uns Christen: „Ein wirklich wahrer Christ kann nur der sein, der Christus so folgt, wie Christus es von uns erwartet, wie Seine Lehre uns das alles sagt. Und daher war Christus dreiunddreißig Jahre auf dieser Erde, das heißt in dem Körper, den Gott Ihm für dieses Erdenleben geschenkt, damit Er uns all das vermitteln kann, was Gott für uns, für die gesamte Menschheit zu sagen hat! Denn anders haben die Menschen nicht mehr auf Gott hören können. . (...) Er (der Mensch) hat es nötig, mit Gott verbunden zu sein. (...) Und mehr wollte Christus nicht, mehr wollte Gott nicht, das ist die wirklich wahre, göttliche Lehre, das ist die Lehre Christi, wie Er sie uns, wie Er sie der Menschheit mit auf den Weg gegeben hat: Gottverbundensein, das, meine lieben Freunde, ist alles!" (04.12.1958) Betroffen fügte er hinzu: „Christus hat uns so viel des Guten mit auf unseren Lebensweg gegeben. Warum haben die Menschen das Gute nicht beherzigt, warum haben sie es nicht in sich aufgenommen?" (04.12.1958) „War Christus der Menschheit nicht das größte Vorbild?" (04.12.1958) „Es ist nun mal die Lehre Christi, die Sie beherzigen müssten." (04.12.1958)

Bruno Gröning sprach immer wieder mit größtem Respekt von Christus und Seiner Lehre. Als Zeichen der Verbundenheit trug er sogar häufig ein Kruzifix um seinen Hals. Weihnachten bezeichnete Bruno Gröning als das heiligste Fest im Jahr. Er bedauerte jedoch zutiefst, wie viele dieses Fest feierten, ohne dem Ganzen eine besondere Bedeutung beizumessen. „Was bedeutet für Sie dieses Fest, (...)? Was bedeutet für Sie die Geburt Christi? (...) Warum schenkte Gott Christus hier ein Erdenleben? (...) Was wollte Gott damit, und was sollte Christus hier? (...) Heißt es nicht in dem Lied 'Stille Nacht, heilige Nacht', dass Christus der Erlöser ist? (...) 'Christ, der Retter ist da!' Ja, meine lieben Freunde, Sie singen es, aber Sie wissen es nicht, Sie glauben nicht daran, Sie haben das nicht beherzigt! Sie haben nie all das befolgt, was Christus uns durch Seine Lehre hier für unser weiteres Erdenleben übergeben hat." (04.12.1958) Mit Nachdruck sagte er: „Christus ist immer unter den Menschen, Er ist nicht tot, es gibt keinen Tod, es gibt nur eine Erlösung!" (04.12.1958)

All diese Zitate stammen aus dem letzten offiziellen Vortrag Bruno Grönings am 4. Dezember 1958, den er speziell für die damaligen Gemeinschaften aufgesprochen hatte. Knapp zwei Monate später verstarb er. Dieses Tondokument ist wie ein Vermächtnis an seine Freunde und, in besonderer Weise, ein eindringlicher Aufruf an alle, Christus und Seiner Lehre endlich zu folgen. Wenn er, der nachweislich in die Zukunft blicken konnte, nicht gewollt hätte, dass Andersgläubige davon erfahren, so hätte er sicherlich anders gesprochen. Aber immer wieder bezog er sich in seinen Vorträgen auf Ihn. Diese Wahrheit darf man nicht verzerren. Als Andersgläubiger würde ich mit keiner noch so logisch erscheinenden Erklärung hinters Licht geführt werden wollen. Ich bin davon überzeugt, dass jeder Mensch lieber die Wahrheit erfährt als zensierte Texte! Außerdem erkennt zum Beispiel auch der Islam oder das Judentum Christus als einen großen Propheten an. Ob Menschen nun Christus, Mohammed, Buddha oder wen auch immer als ihr Vorbild sehen, so gilt es, dies uneingeschränkt zu akzeptieren und dieser Einstellung mit aller Toleranz zu begegnen. Intoleranz ist ein Problem vieler religiöser Menschen, aber es wäre falsch, sich danach zu richten oder auszurichten.

Grundsätzlich ist Bruno Grönings Lehre leicht verständlich und hat keinen intellektuellen oder gar wissenschaftlichen Anspruch. „Ich bin kein studierter Mensch, ich bin weder belesen, noch habe ich eine menschliche Lehre angenommen, nein. Ich bin meine eigenen Wege bis zum heutigen Tage gegangen und werde sie auch weiter zu gehen wissen." (24.09.1949) Er schöpfte sein Wissen nicht, wie es heutzutage üblich ist, aus dem Verstand, sondern aus der Quelle, die ihm immer das Wichtigste war: Gott und Seiner Schöpfung! Bereits als Kind zog es ihn in die Natur, er verschwand oftmals für Stunden im Wald. „Hier erlebte ich Gott: in jedem Strauch, in jedem Baum, in jedem Tier, ja selbst in den Steinen. Überall konnte ich stundenlang - es gab eigentlich keinen Zeitbegriff - stehen und sinnen, und immer war es mir, als weite sich mein ganzes inneres Leben bis in eine Unendlichkeit hinein." (aus einem seiner Lebensläufe)

Die Einfachheit seiner Sprache machte man ihm zum Vorwurf. Man nannte seine einfachen, für jeden verständlichen Worte primitiv. Vor allem die sogenannten gebildeten Menschen stempelten ihn als ungebildeten, ja sogar dummen Menschen ab. Bruno Gröning äußerte sich wie folgt dazu: „Was weiß der Mensch? Nichts weiß er, gar nichts! (...) Viele Menschen glauben, dass sie mit ihrem Köpfchen klar denken können, klar fühlen können. Sie sind aber alle nur in einem Taumel." (31.08.1950) „Es ist arg, dass gerade die Menschen, die nichts erfassen, sich für wissend halten und daher nicht erfassen können, was Wissen ist." (handschriftlich) „Ich habe mich nicht verbilden lassen, wie die Menschen verbildet sind. So viele Bücher, das kann ja alles nicht festsitzen. Der eine schreibt so über das Thema, und der andere schreibt anders. Was ist richtig? Es gibt eine Verwirrnis!" (31.08.1950)

Bruno Gröning ließ sich durch nichts beirren und erwähnte in diesem Zusammenhang: „Es muss in aller Deutlichkeit gesagt werden, dass die Lehre Grönings für die gesamte Wissenschaft von unschätzbarer Bedeutung ist. (...) Meine Lehre ist die wirkliche Lehre, die nicht nur Menschen zu empfehlen, sondern für die sogenannte exakte Wissenschaft von so sehr großer Wichtigkeit ist, dass sie in späterer Zeit diesen Weg einschlagen wird, um von sich aus der ganzen Menschheit all das zukommen lassen zu können, was wirklich, vor allem in der heutigen Zeit, für jeden Lebenden insofern wichtig ist, da der Mensch all das wieder in sich aufnehmen kann, was Gott für ihn bestimmt hat." (23.07.1957)

Schon zu seinen Lebzeiten machte Gröning deutlich, dass er seine Lehre allen Menschen zugänglich machen wollte: „All mein Wissen und Können möchte ich nicht verfehlen, Ihnen mit auf den weiteren Lebensweg zu geben. Vielleicht ist es interessant, vielleicht nicht, aber ich tue es. (...) Und all mein Wissen und Können will ich nicht unversucht lassen, Ihnen in Schrift, in Wort sowieso, zu übermitteln." (26.09.1950) „Das Geschriebene wird dann früher oder später nach Möglichkeit allen Menschen zu lesen gegeben." (31.08.1950) „Diese Lehre, die ich Ihnen (...) bei meinem Hiersein mit auf den Weg gegeben, soll nicht bei Ihnen alleine verbleiben. Es darf nie ein Geheimnis sein, sondern wir leben hier in der göttlichen Freiheit, so dass wir uns verpflichtet fühlen müssten, nicht nur an uns, sondern an all unsere Nächsten zu denken. (...) Es wäre grundfalsch, wenn der eine so der andere diese große Lehre, die Lehre Gottes, nur für sich vereinnahmen (wollte)." (12.12.1955) „Ich glaube, liebe Freunde, dass Ihnen vieles, vieles klar geworden ist. Sollte es Ihnen nicht genügen, (...) , dass Sie das noch nicht so in sich aufgenommen, so bitten Sie Ihren Nächsten, der Ihnen von mir aus dieses Band vermittelt hat, dass er Ihnen das wieder zu hören gibt." (Datum unbekannt) Am 08.12.1957 sagte er: „Und ich weise Sie auch darauf hin, liebe Freunde, dass wir diese Tonbänder immer zur weiteren Schulung nützen wollen." „Ich sage ja, ich müsste viel, viel weiter ausholen, um noch deutlicher zu werden, aber da reichen all die Tonbänder, die ich (...) habe, nicht aus (...). Das führt so weit, dass tatsächlich ihr alle nicht in der Lage seid, diese Tonbänder fortzutragen, die ich vollzusprechen habe. Und dann sage ich noch: 'Ich habe noch nichts gesprochen.' Aber das will und werde ich tun: Ich werde ein Tonbandarchiv aufstellen, das den höchsten Wert, den Wert aller Menschen wieder neu einigt, (so) dass auf diesen Tonbändern all das gesprochen ist, das auch späterhin noch in der Schrift festgehalten werden wird und festgehalten werden kann." (26.12.1958)

In diesem Sinne wünsche ich allen Lesern, dass die Lehre Bruno Grönings helfen möge Wahres zu erkennen und Gott näher zu kommen. Es ist Zeit zu begreifen, was für Bruno Gröning selbstverständlich war: „Wir alle sind von Gott abhängig. Ohne Gott gibt es kein Leben. Denn Gott ist das Leben selbst!" (05.10.1958) „Gott ist für uns alles, und was sind wir ohne Ihn? Ich sage überzeugterweise: ein Nichts! Wer dieses nicht glaubt, dem ist auch nicht zu helfen." (04.12.1958)

Thomas Busse

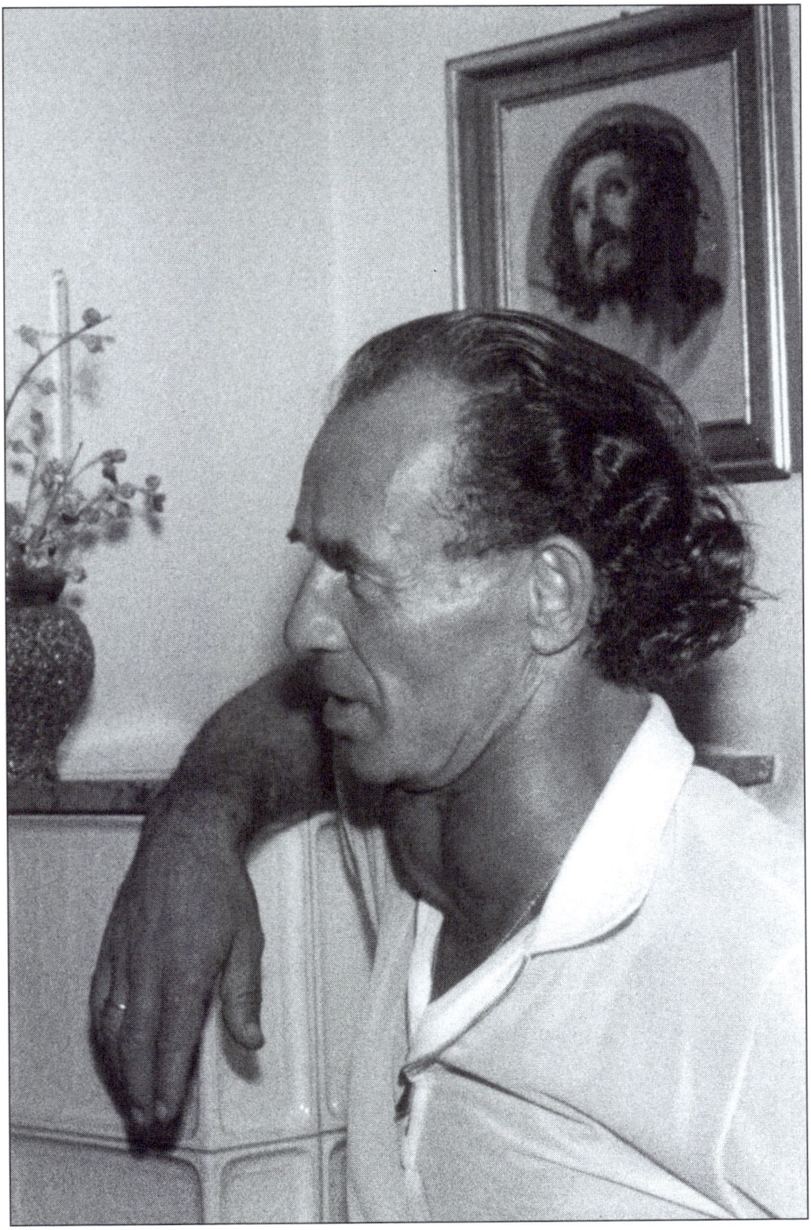

„Ich lehre unsere Mitmenschen all das, was jeden Menschen durch die Lehre Christi, die wir Menschen in die Tat umzusetzen haben, zu Gott führt."

Zum Geleit

Ich bin kein Redner, ich bin nur ein Wahrsager, ich sage nur das, was wahr ist, was ich schon lange, überhaupt immer als Wahrheit erkannt habe. Denn die Wahrheit ist nicht nur um den Menschen, sondern auch in dem Menschen, von der er sich selbst zu überzeugen hat. (04.12.1958)

Ich weiß nicht viel! Ich weiß nur das, was Menschen heute noch nicht wissen; mehr weiß ich nicht. (05.10.1957)

Ich fühle mich verpflichtet, den Menschen aufzuklären. (22.09.1950)

Was ich Ihnen sage, ist weiter nichts als die Wahrheit! (03.10.1958)

Was hier zu sprechen ist, ist nur das, was zur Wahrheit gehört, was aus dieser alleine hervorkommt, was die Wahrheit uns bietet. Das wird Ihnen hier nur gegeben. (03.10.1958)

Wie notwendig es ist, dass man Ihnen immer wieder nur die Wahrheit sagt, nur das sagt, was Sie an Wahrheit auch selbst erfahren können. Nur müssen Sie dazu übergehen, sich davon zu überzeugen! (04.12.1958)

Glaubten Sie, ich wäre hier, um Sie alle einzeln gesehen nur zu streicheln, (...) Sie zu liebkosen, Sie zu umarmen? Ich glaube, Freunde, es ist besser, ich sage offen die Wahrheit, wie Menschen das Leben hier verlebt haben. (05.10.1958)

Es geht um die Wahrheit, den Menschen die Wahrheit zu unterbreiten, den Menschen das kundzutun, was Wahrheit ist und wie Gott das Leben und so auch den Menschen bestimmt, und auch, was er für das Leben und für den Menschen bestimmt hat. (18.01.1959)

Ich streife nur alles. (05.10.1958)

Sie werden die Wahrheit erfahren. Wir müssen nur langsam treten, ich darf Ihnen nicht zu viel auf einmal sagen, ich kann Ihr Köpfchen nicht überfüllen, da läuft es dann sowieso über, und das ist zwecklos. Da werden einzelne Worte mal aufgehoben und werden entstellt wiedergebracht. Das wäre ein Fehler meinerseits, wenn ich Sie statt entlasten noch belasten würde. (19.09.1950)

Es ist schon so, meine lieben Freunde, dass es wirklich so vieles gibt, das der Mensch mit seinem Verstand gar nicht erfassen kann. (...)Hier müssen Sie mit dem Herzen dabei sein! (07.11.1958)

Die Wahrheit wird sich durchsetzen. (1957, Zeitung „Neues Blatt", Folge 10)

Das Gute bricht sich Bahn, das Gute wird doch siegen, ja? Die Wahrheit bricht durch! (07.11.1958)

Bruno Gröning

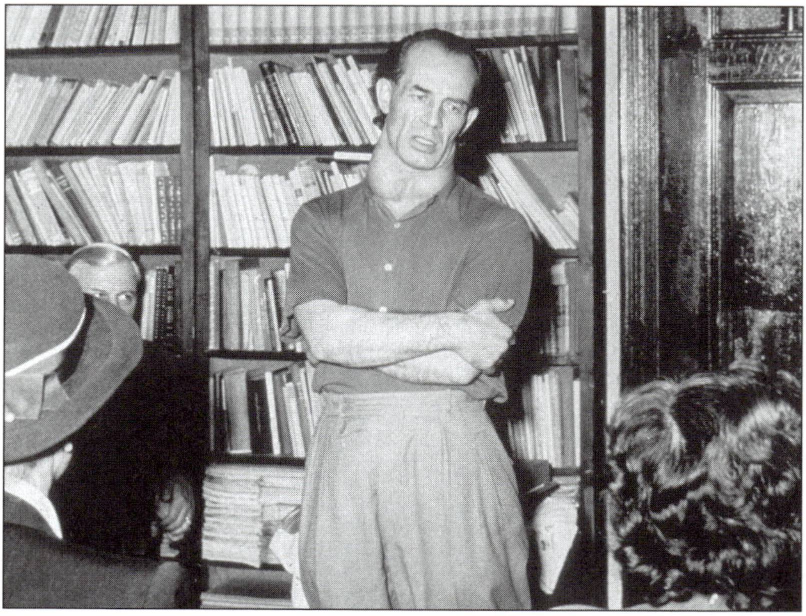

Bruno Gröning bei einem seiner Vorträge

Gott ist das Leben

(1) Gott ist das Leben. Die Liebe ist Gott. (handschriftlich)

(2) Gott ist gerecht, Seine Liebe ist echt. Echte Liebe ist die Gerechtigkeit Gottes. (handschriftlich)

(3) Wo die Wahrheit ist, da ist Gott. (05.10.1958)

(4) Gott ist unser Vater, Schöpfer unserer Erde. Er hat den Menschen den Auftrag gegeben mit den Worten: „Wachset und vermehret euch!" Er hat die Erde zum Paradiese geschaffen, der Mensch soll sie in Ordnung halten. (31.08.1950)

(5) Sie wissen ja noch gar nicht, wer Gott ist, wie Gott ist und über wie viel Kräfte Er verfügt. (05.10.1958)

(6) Unser wirklicher Gastgeber ist Gott auf dieser Erde, und das ist Seine Erde, und das ist Sein Recht. Und wir haben uns nach unserem Gastgeber zu richten. (03.10.1958)

(7) Wer besitzt diese Erde? Wer beherrscht diese Erde? Übrigens, wer hat diese Erde, wer hat alle Lebewesen auf dieser Erde, die Ihnen ja nur hier bekannt sind, geschaffen? Wer ist der Besitzer dieser Erde? Wer besitzt uns? Wer ist es? Ist es der eine oder der andere Reiche, der sich diesen und jenen Erdteil erarbeitet, beziehungsweise auch ergaunert hat? Ist er es? - Also, doch Gott. - Also zu wem müssen wir stehen? (Ein Zuhörer flüstert: Zu Gott.) Doch nur! (05.10.1958)

(8) Gott kennt doch diese Seine Erde genau; Er zeigt sich in Seiner ganzen Pracht und Herrlichkeit - in dem, was Er für uns geschaffen. (05.10.1958)

(9) Liebe das Leben dieser Erde. Liebst du das Leben dieser Erde, das ist Gott, der sagt: „Es werde." (handschriftlich)

(10) In jedem Lebewesen ist Gott, Gott ist wirklich überall. Nur ist in dem einen weniger, in einem mehr, das heißt, übermäßig viel ist nichts, sondern nur so viel Leben in ihm, wie Gott es bestimmt hat; aber Er steckt überall drin - überall! (05.10.1958)

(11) Gott will weiter nichts, als dass wir uns wohl, dass wir uns wirklich gesund fühlen auf dieser Seiner Erde. (04.12.1958)

(12) Der einzige Arzt ist Gott. Gott ist der Sender, du bist der Empfänger. (handschriftlich)

(13) Der Arzt aller Menschen ist und bleibt unser Herrgott. Wer mit Ihm lebt, der hat alles. Er wird reich werden, reich an Gesundheit, und das ist wohl das größte Glück, das einem Menschen von unserem Herrgott gegeben werden kann. (27.08.1949)

(14) Die Gesundheit geschieht nur im Namen Gottes. (03.09.1949)

(15) Wir alle sind von Gott abhängig. Ohne Gott gibt es kein Leben. Denn Gott ist das Leben selbst! (05.10.1958)

(16) Gott ist für uns alles, und was sind wir ohne Ihn? Ich sage überzeugterweise: ein Nichts! Wer dieses nicht glaubt, dem ist auch nicht zu helfen. (04.12.1958)

(17) Mit Gott leben, das ist ein ganzes Leben - ohne Ihn, das ist kein Leben. (01.10.1949)

(18) Kein Leben ohne göttlichen Segen. (handschriftlich)

(19) Gott gibt Ihnen einen guten Lohn. (05.10.1958)

(20) Gottes Wille ist bestimmt; Gott will, dass dem Menschen geholfen wird, so er erkannt hat, dass das Böse ihn herabgewürdigt. Gott hilft ihm, Gott führt ihn, und Gott verzeiht auch. (05.10.1958)

(21) Gott wird keinen Menschen, keines Seiner Lebewesen um seinen Willen bringen. (05.10.1958)

(22) Gott wird helfen, so der Mensch daran glaubt, so er den guten, den göttlichen Willen hat, in dem er zu leben ja bestimmt ist, und so er den Glauben an Gott nicht verliert; und Gott hilft ihm! (26.12.1958)

(23) Gottvater sorgt für unser tägliches Leben. (handschriftlich)

(24) Gott verlässt Sie nie! (05.10.1958)

(25) Die helfende Hand reicht nach überall. Ich betone noch einmal, dass Gott hier keine Grenzen gesetzt sind. (03.10.1958)

(26) Liebet das Leben - Gott! Gott ist überall. (04.12.1958)

Jesus Christus, der Erlöser

(1) Was ist Christus für uns? Warum schenkte Gott Christus hier ein Erdenleben? Warum schenkte Er Ihm dazu diesen einen, Seinen ebenfalls so wundervollen Körper? Und warum war Christus uns immer in allem ein großes Vorbild? Was wollte Gott damit, und was sollte Christus hier? Er hat uns so viel des Guten, des Göttlichen, so viel von Gott vermittelt! Was wir alles tun können, wenn wir nur glauben, wenn wir all das in uns aufnehmen, was Gott für uns bestimmt hat! Ja, meine lieben Freunde, dieses alles lehrte Christus uns, Er war uns und ist uns und wird uns immer ein großes wie auch ein sehr gutes, das beste Vorbild sein! (04.12.1958)

(2) War Christus der Menschheit nicht das größte Vorbild? Hat Er nicht viele Wunder bewirkt? Hat Er den Menschen dafür nicht den Beweis gegeben, ohne dass Er es wollte? Denn die Tat war es. Er glaubte es, Er wusste es, denn das Wissen hat Er nicht von sich, sondern das hat Er von Gott. Und Er tat all das, was Er zu tun hatte, all das, was Gott Ihm sagte. Er ging dahin, wohin Gott Ihn führte, nicht Menschen. Und Er sprach all das, was Gott zu Ihm gesprochen. Und dabei geschah es. Niemals, liebe Freunde, ist es ein Mensch, sondern es ist und bleibt immer Gott. (04.12.1958)

(3) Ein wirklich wahrer Christ kann nur der sein, der Christus so folgt, wie Christus es von uns erwartet, wie Seine Lehre uns das alles sagt. Und daher war Christus dreiunddreißig Jahre auf dieser Erde, das heißt in dem Körper, den Gott Ihm für dieses Erdenleben geschenkt, damit Er uns all das vermitteln kann, was Gott für uns, für die gesamte Menschheit zu sagen hat! Denn anders haben die Menschen nicht mehr auf Gott hören können. (04.12.1958)

(4) Wenn jedoch ein Mensch oder eine Menschengruppe den falschen Weg geht beziehungsweise gegangen ist, und sie wollen umkehren, weil sie sich nun vom Wahren überzeugt haben, dann müssten sie, nach dem Gesetz (von) Ursache und Wirkung,

zunächst bis zu der Stelle zurückgehen, an der sie den rechten, den göttlichen Weg verlassen haben. Das heißt, wenn jemand zum Beispiel zwanzig Jahre lang, aufgrund der Verlockungen und Verleitungen der bösen Seite, das Unrechte geglaubt und getan hat, dann muss er - trotz seines jetzigen guten Willens - genauso lange, also wiederum zwanzig Jahre, bis zur damaligen Weggabelung zurückgehen, um dann erst den richtigen Weg beschreiten zu können. Das verlangt also das harte Gesetz, solange das Wirken der geistigen Liebe, die erst das Vergeben und Vergessen ermöglicht, noch nicht aktiv ist. Durch die Lehre Christi jedoch, die wir einst alle in die Tat umsetzen müssen, geht das Abtragen von Schuld viel, viel schneller. Ja, es kann, wenn ein Mensch wirklich loslässt, schon im nächsten Augenblick geschehen. Das aber ist geistige Heilung und immer Gnade Gottes! Ahnen Sie nun, was Christus wirklich für die Menschen getan hat, und was Er für uns alle, ja, für die ganze Welt bedeutet? (Alfred Hosp, „Kräfte des Geistes", Eigenverlag, S. 190)

(5) Es wird Ihnen klar, dass das Erdenleben Christi nicht umsonst gewesen ist, denn Gott hat dieses Erdenleben für Christus deshalb bestimmt, weil es Gott nur so am ehesten möglich war, uns, das heißt den Menschen, durch die Lehre Christi auf den Weg zu führen, den Gott für die gesamte Menschheit bestimmt hat. Und das ist und bleibt alleine der Weg, der diesen, (...) der jeden einzelnen Menschen wirklich zu Gott führt. Aber zwei Herren, meine lieben Freunde, können Sie nicht dienen. Nicht auf der einen Seite dem Bösen und auf der anderen Seite Gott! Und dazwischen sind Sie ein Heuchler, ein Lügner, ein Betrüger, Sie sind nicht einmal ehrlich zu sich selbst. Dieses alles müssen Sie ablegen, all das, ich sage es noch einmal, all das, das Sie bisher in diesem Erdenleben als böse empfunden haben, müssen Sie ganz beiseite stellen. Sie müssen dem Bösen den Rücken kehren. Sie müssen den anderen Weg gehen. Und daher rufe ich Sie auf zur großen Umkehr! Gehen Sie den Weg, so wie er Ihnen von Gott - uns allen durch Christus - bestimmt ist! Was müssen wir Menschen tun? Was ist das für eine Lehre, die Lehre Christi? Ist das alles, wenn der Mensch von sich aus behauptet, von sich aus sagt: „Ich bin ein Christ"? Ist das alles? Müssen wir das nicht

tun, wenn Christus sagt: „Folget mir!" Folgen kann nur der, der sich von all dem Irdischen löst, sich nicht an das Irdische klammert, sondern der sich an den klammert und zu dem hingezogen fühlt, zu dem er gehört. Nur dieser kann Gott folgen. Der kann und wird auch durch die Lehre Christi das werden, wozu Gott ihn bestimmt hat. Da gibt es kein Hin und Her, kein Für und Wider. (04.12.1958)

(6) Es ist nun mal die Lehre Christi, die Sie beherzigen müssten. (04.12.1958)

(7) Wenn wir, wie Sie hier alle, hier in Europa, die christliche Lehre kennen, wenn auch nicht jetzt in späteren Jahren, aber wenigstens von der Schulbank, (...) da ist Ihnen doch so vieles bekannt geworden. Und was bedeutet für uns die Lehre Christi? (Reicht es) nur, dass wir sie da drin (im Kopf) haben, dass wir bequem sind und gar nicht daran denken, (...) dass wir hier diese Lehre in die Tat umzusetzen haben. Nicht anders können wir Christus folgen. Nie anders wird es werden, wenn wir nicht zur Tat übergehen. Wir müssen es einfach tun! (05.10.1957)

(8) Wer sich heute nicht mehr beraten, nicht belehren lässt, wer heute nicht mehr den Rat Christi befolgt, wer heute nicht mehr das tut, wer heute nicht mal mehr den Gedanken aufnimmt, das zu tun, sondern nur daran glaubt, das müsste alles so kommen, so wie er es sich denkt, (...) - und das wäre dann alles. Nein, das ist nichts! Was es ist, doch nur das Böse! (04.12.1958)

(9) Wem nicht zu raten, dem ist auch nicht zu helfen! Und Christus selbst hat uns den guten, den besten, den einzigen Rat gegeben, den wir Menschen, den alle Menschen zu befolgen haben. Und so Sie jetzt richtig folgen - und dass Sie nichts verlangen, sondern wirklich all das erlangen, was für Sie bestimmt ist -, dann werden Sie viel Gutes an sich selbst, viel Gutes an Ihrem eigenen Körper, auch viel Gutes an dem Körper Ihres Nächsten erfahren! Glauben Sie nur! (04.12.1958)

(10) Der Mensch hat es nötig, mit Gott verbunden zu sein. (...) Und mehr wollte Christus nicht, mehr wollte Gott nicht, das ist die wirklich wahre, göttliche Lehre, das ist die Lehre Christi, wie Er sie uns, wie Er sie der Menschheit mit auf den Weg gegeben hat! Gottverbundensein, das ist alles! (04.12.1958)

(11) Christus hat uns so viel des Guten mit auf unseren Lebensweg gegeben. Warum haben die Menschen das Gute nicht beherzigt, warum haben sie es nicht in sich aufgenommen? Warum haben sie nie all das getan, erst mal, was sie sich selbst schuldig sind? Und daran hat es gehapert, und nun ist es wichtig, dass Sie wirklich, wirklich und ehrlich dazu übergehen, dass Sie das Versäumte nachholen, indem Sie jetzt das tun, immer das tun, was Sie sich selbst schuldig sind. Und dass Sie wirklich diesem Ihrem Körper, der doch ein göttliches Geschenk ist, Beachtung schenken und dass Sie sich wirklich öffnen, wirklich dem Guten, wirklich Gott hingeben, und dass Sie diese wahre, göttliche Sendung in sich aufnehmen, und dass Sie alles Gute wirklich beherzigen! Beherzigen heißt, dass Sie es aufnehmen! Und dann werden Sie auch fühlen, wie der Lebensstrom durch Ihren Körper nur so fließt! Und je mehr Sie des Guten aufnehmen, desto wohler werden Sie sich fühlen, desto eher wird die Ordnung in Ihrem Körper zustande kommen. Ja, liebe Freunde, mehr wollte Christus nicht. (04.12.1958)

(12) Jesus Christus wusste, dass jede Krankheit durch Sünde kommt. Deshalb ermahnte er den Kranken nach der Heilung: „Sündige hinfort nicht mehr, dass dir nicht etwas Ärgeres widerfahre!“ (handschriftlich)

(13) Wie Gott sich hier zeigte, indem Er durch den Körper Christi wirkte. Wie oft Christus auch gesagt hat: „Nicht Ich, sondern dein Glaube hat dir geholfen!“ (05.10.1958)

(14) Christus hatte auch nicht alle - wie es in einem Buche geschrieben steht - geheilt, die geheilt werden wollten, nein - auch nicht alle blieben gesund, wie es da heißt „geheilt“. Viele hatten

auch diese Heiligung, Sie sagen „Heilung“, wieder verloren, auch das hat es gegeben. (05.10.1958)

(15) Über Christus selbst hat man viel gesprochen. Man hat Ihm viel Böses angetan, Er hat alles geduldig getragen. Für wen? Weil Er feige war? Nein, für uns! Damit wir zur Erkenntnis kommen, damit wir Ihn erkennen können, wie groß und mächtig Gott doch ist und wie gerecht, und wie ungerecht die Menschen sind. (05.10.1958)

(16) Das Kreuz (...) ist die Sünde der Welt. Ja, es wurde damit der größte Menschenfreund gemordet. (Datum unbekannt)

(17) Christus ist immer unter den Menschen, Er ist nicht tot, es gibt keinen Tod, es gibt nur eine Erlösung! (05.10.1958)

Satan, der Widersacher Gottes

(1) Es hat mal einen Menschen gegeben, der nie etwas Gutes tun konnte, und dieser Mensch wurde damals vom Herrgott beiseitegestoßen. Er nannte ihn den Satan! Und dieser hat jetzt den Menschen und Gott Rache geschworen. (...) Dieser Satan, der beiseitegestoßen wurde, hat es tatsächlich fertigbekommen, den Menschen mit allem möglichen Gutaussehenden zu verlocken; er hat es fertigbekommen, den Menschen von dem wahren, göttlichen Weg abzuziehen. Er hat ihn verlockt, er hat ihn gelockt und auf den Irrweg geführt, auf dem die Menschheit sich zum größten Teil befindet. Hinter sich hat er die Brücke, die zum göttlichen Weg führte, zerstört. (26.09.1950)

(2) Satan war auch mal ein Mensch. Der ist endgültig beiseitegestoßen worden. Dieser eine hat Rache geschworen. Das ist der Satan! (26.09.1950)

(3) So wahr wie es ist, dass es einen Herrgott gibt, so gibt es auch einen Satan. Und dieser Satan hat seine Extraaufgabe und lässt tatsächlich nichts unversucht, weil er ein Schlechter ist und sich rächen will an dem, was der Herrgott Gutes zu tun gedachte. (22.09.1950)

(4) Und dass der Satan hier unter den Menschen wütet, das kann man nicht genug sagen. (19.09.1950)

(5) Es stimmt, dass das Böse existiert (...). (26.12.1958)

(6) Wer ist der Satan, was tut und was lässt dieser? Soweit ich allein feststellen konnte - das andere müssen Sie selbst wissen -: nie etwas Gutes! Sie können nie von einem Satan verlangen, dass er Gutes tut, das ist unmöglich. Der Satan ist nun mal da, und dieser lässt nichts unversucht, den Menschen vom wahren, göttlichen Glauben abzuziehen. Der Satan hat es so gut verstanden, den Menschen zu verlocken. Das stellen wir auch heute immer wieder fest, dass ihn das Geld und das Gold, das Schöne verlockt; und so lockte auch der Satan, der es fertiggebracht hat,

den Menschen vom wahren, göttlichen Weg abzudrängen. Jetzt hatte der Mensch die Verbindung zum Herrgott verloren. Der Mensch wurde auf den Irrweg geführt und hatte da auch nichts Gutes zu erwarten. Ich kann es gut verstehen, dass ihn das Verlockende heute noch lockt. Und das ist an erster Stelle das Geld. (...) Jetzt wundert sich der Mensch, dass er keine Hilfe erhält. Er hat sich ja vom göttlichen Wege gelöst, nicht nur Sie, nein, schon die Vorfahren. (29.09.1950)

(7) So arbeitet der Satan schon Generationen um Generationen zurück und nagt an den Menschen. Sie können vom Satan nie verlangen, dass er Gutes tut. Denn dafür ist er ja der leibhaftige Satan! Es ist schon richtig, wie die Kirche das aufgefasst, (...) nur sind sie alle so leicht darüber hinweggegangen. Niemand hat sich etwa den Kopf darüber zerbrochen. Wenn ein Kindlein geboren wird, so sagt man, es muss getauft werden, um die Erbsünde zu verlieren. Ja, es ist richtig, es ist diesem Kindlein die Erbsünde in Fleisch und Blut mitgegeben, dass es schon schlecht ist. Wenn Sie von einem Stück Fleisch, das schlecht ist, etwas abschneiden, so können Sie nicht erwarten, dass das abgeschnittene Stück gut sein kann. Es ist genauso schlecht wie das große, von dem Sie das kleine entfernt haben. Und hier ist es nicht anders, dass der Mensch tatsächlich das Kindlein, das er zur Welt bringt, auch erblich belastet hat, und zwar mit diesem Teuflischen, das der Mensch so im Laufe der Jahre angenommen hat. Er sagt: „Jeder ist sich selbst der Nächste", und je größer die Not, je größer das Elend, desto schlechter wird der Mensch. (...) Um diesem Kindlein die Erbsünde abzunehmen, wird es getauft. Ich sage, die Erbsünde ist der kleine Teufel, den das Kind mitbringt. Das Schlechte ist immer das Teuflische! Und wenn dieses Kindlein heranwächst, und die Mutter oder der Vater oder ein anderes Familienmitglied sind schlecht, so ist es selbstverständlich, dass dieses Kind nicht besser, sondern auch schlecht werden muss.

Ich will Ihnen hier nur ein kurzes Beispiel geben: Sie haben eine Kiste mit Kartoffeln, und in diese Kartoffeln legen Sie eine angefaulte hinein, sie ist schlecht. Wenn diese eine angefaulte Kartoffel zwischen den vielen liegt, so ist es selbstverständlich, dass sie nach und nach ganz verfault. Aber ehe sie ganz zur

Fäulnis übergeht, so steckt sie schon die dicht Danebenliegenden an. Und dies greift immer weiter um sich, so dass, wenn Sie sich die Arbeit und die Mühe nicht machen, dieses Schlechte herauszusuchen und wegzuwerfen, Ihnen alle Kartoffeln verfaulen. (...) Also wächst bei diesem Kindlein der Teufel mit, er wird vielleicht noch größer als bei einem der schlechten Angehörigen. Jetzt kommt der weitere Umgang, das Kindlein wird größer, und mit ihm wächst dieses Teufelchen. Es wird zum Teufel, und dieser Teufel gesellt sich gern zu den Schlechten, da fühlt er sich wohl. „Ich muss dieses tun, muss alles Mögliche tun, das gefällt mir, jawohl." Er kann nicht anders, weil er ja den Teufel im Leibe hat. Statt besser schlechter! Dieser Teufel, das ist eine Vorarbeit, das ist eine Vorstufe, um für den leibhaftigen Satan Platz zu machen. Man sagt hinterher auch schon: „Das ist ein Satansbraten, dieser Mensch." Ja, er ist tatsächlich ein Braten für den Satan. Der Teufel hat so schön vorgearbeitet, das ist die zweite Stufe, und hat dem (Satan) Platz gemacht, so dass er sich in diesem Menschenleib verkriechen kann.

Und es ist selbstverständlich, dass man von diesem Satansmenschen nichts Gutes zu erwarten hat. (...) Es gibt heimliche, auch „unheimliche". Die heimlichen, die sind versteckt, und die unheimlichen, die lassen sich immer fassen. Und zwar merkt man das, wenn die Staatsführung, die ja mit Polizei bestückt ist, derart viel zu tun hat und diese Menschen, die nur Schlechtes tun, dauernd ins Gefängnis schicken muss. Aber sind sie draußen, tun sie dasselbe wieder oder noch in einem viel stärkeren Maß. Ich habe selbst die Bekanntschaft gemacht mit vielen solcher Menschen. Sie können nicht dafür. Da braucht man nur zurückgehen und nachzuforschen, wer die Angehörigen sind. Da spricht auch viel die nächste Umgebung mit.

Aber es kommt auch vor, dass in einer Familie tatsächlich ein Kind, ein Mensch darunter ist, der ein schlechter ist, genauso wenn ich sage, in einer Kiste mit Kartoffeln ist auch eine schlechte. Wenn man diese nicht gleich zu beseitigen weiß, dann droht Gefahr, Gefahr für die Angehörigen, für die danebenliegenden Kartoffeln. Alle Menschen, die derartig Schlechtes tun - ich sage immer: sie sind krank, nicht gesund, damit will ich sagen, sie sind schlecht, sie sind nicht gut -, sie müssten einmal geheilt werden, wie ich auch selbst nichts unversucht gelassen habe, diese Menschen zu heilen (...) und ihnen mal zu sagen, ob es nicht besser wäre, sie würden den guten, den vernünftigen Weg einschlagen und derartig Schlechtes, Sündhaftes unterlassen. Aber die meisten lassen sich nicht warnen, sie haben auch ein Wohlgefallen daran, wenn sie Monate oder Jahre im Gefängnis oder Zuchthaus bleiben können. Man hat sich daran gewöhnt. Statt besser noch schlechter. Vor diesen Menschen muss man sich hüten! Wie schön wäre es doch, wenn Sie Tür und Tor offen lassen könnten, dass ein Mensch den anderen nicht bestiehlt, im Gegenteil, dass er seinen Mitmenschen unterstützt und nicht ausnützt. Aber weil es so ist, wie ich schon sagte, hat der Satan tatsächlich Platz gefunden in vielen Menschenleibern, und diese lassen nichts unversucht, das Gute zu zerstören. (...) Zum größten Teil wissen sie gar nicht, dass sie dem Satan total verfallen sind. (22.09.1950)

(8) Dem Satan ist sein Werk gelungen. Sein Werk ist vollbracht! Er hat den Menschen so weit getrieben, dass ihm ohne die göttliche Hilfe nicht mehr geholfen werden kann. (...) Von dem Satan haben wir nichts Gutes zu erwarten. Dass es uns Menschen heute hier auf dieser Erde so geht, ist das satanische Werk, obwohl wir Menschen mehr oder weniger die Schuld haben, dass es uns so geht. (23.09.1950)

Alle Menschen und Lebewesen sind göttlich

(1) Was ist der Mensch? Ein göttliches Geschöpf. Der Mensch besteht aus Geist, Seele und Körper. Ein Mensch ist er deshalb, weil Gott ihm einen erdgebundenen Körper für ein Erdenleben verliehen hat. (...) Alles, was Gott geschaffen hat, ist göttlich. (handschriftlich)

(2) Mensch ist Macht - Gott ist Allmacht. (handschriftlich)

(3) Jeder Mensch müsste von sich aus wissen, dass er ein natürlich göttliches Geschöpf und demnach auch dem göttlichen Gesetz unterworfen ist. (handschriftlich)

(4) Der Mensch ist ein Geschöpf der Liebe. Was in der Liebe geschaffen, kann nur in der Liebe leben. (Liebe ist Gott.) Was du liebst, musst du dir erhalten. (handschriftlich)

(5) Wie oft habe ich es Ihnen gesagt, dass Sie wie jeder Mensch und alle Lebewesen göttlich sind, und niemand kann Ihnen das Göttliche absprechen. Sie bleiben es. Nur mit dem Unterschied, dass der eine mehr oder weniger dem Bösen verfällt, dem Bösen dient, dass er sich mit dem Bösen abgibt, dass er sich mit dem Bösen abfindet oder dass er sich ganz dem Bösen hingibt; dass er das als leichter, als besser empfindet, um ein schmutziges, ein dreckiges Leben zu führen, wie er das von sich aus für richtig hält, was er unter diesem einen Wort „Leben“ überhaupt versteht. Da ist doch die Gefahr! (04.12.1958)

(6) Jeder Mensch und auch diese Körper, die Gott geschaffen hat, sind und bleiben göttlich; sind und bleiben auch göttlich, wenn diese vom Bösen erfasst und auch vom Bösen geführt werden. (handschriftlich)

(7) Das Göttliche steckt in ihm! Der Mensch ist und bleibt göttlich, niemals ist er teuflisch, niemals ist er satanisch, niemals

ist der Mensch böse, sondern er kann nur, wenn er Gott verlässt, wenn er sich selbst vernachlässigt, (...) von dem Bösen behaftet werden. Das Böse erfasst ihn, und er muss dann dem Bösen dienen. Nicht der Mensch ist es, der Böses tut, sondern das Böse. Vom Bösen haben wir nichts Gutes zu erwarten! Aber ebenso von Gott nichts Böses! (05.10.1958)

Selbsterkenntnis führt zur Gotterkenntnis

(1) Wer sich selbst nicht kann erkennen, der wird Gott ständig verkennen. (handschriftlich)

(2) Wer andere erkennen will, muss erst sich selbst erkennen. (handschriftlich)

(3) Er (der Mensch) glaubt nicht mal daran, dass er göttlich ist. Er glaubt nicht mal daran, dass Gott ihn geschaffen, dass es das Werk Gottes ist. (05.10.1957)

(4) Selbsterkenntnis ist der beste Weg zur Besserung. (05.10.1957)

(5) Einer muss mal den Anfang machen! In vielen Fällen sind es die Kinder, die den Anfang machen. Oder aber es sind die älteren Leute, es ist die Oma oder der Opa, die nichts anderes erwarteten im Leben als nur, sie würden sagen, einen gesunden Körper. Und ich würde sagen, dass sie die Ordnung in ihrem Körper haben und dass sie jetzt kurz vor dem Abtreten, wobei sie von ihrem Erdenleben erlöst werden, frei sind, dass sie doch zur Erkenntnis kommen und jetzt wissen, dass sie ein Kind Gottes sind, dass sie Gott folgen, dass sie jetzt in die göttliche Führung kommen, und dass sie den Weg so gehen können, den Gott für sie, für jeden Menschen bestimmt hat. Das ist das Wichtigste für ein Kind, das im Leben steht oder einen Menschen, der schon älteren Jahrgangs ist, der bald diese Erde, das heißt seinen Körper, verlassen muss. (05.10.1958)

(6) Heute haben Sie einen älteren Körper, heute wollen Sie kein Kind sein - obwohl Sie in Wirklichkeit, in Wahrheit ein Kind, ein Kind Gottes sind - aus reiner Erhabenheit. Als Ihr Körperchen klein war, (...) als Sie ein junger Erdenbürger hier waren, haben Sie ein schönes, ein gutes, ein herziges Gebetchen gebetet: „Ich bin klein ...!" Nun, haben Sie immer dazugestanden? Haben Sie das beherzigt? Vergessen? Ach, was für eine Erhabenheit:

„Jetzt bin ich kein Kind mehr, ich kann es meine Kinder, ich kann das andere Kinder lehren, ich bin dafür nicht mehr, ich bin zu alt." Alt? Was sind Sie? Gerade, weil Sie schon viele Jahre (...) länger auf dieser Erde sind als die kleinen Kinder, müssten Sie mehr Vernunft haben, müssten Sie erst recht mehr Erfahrungen, mehr Wahrheit wissen, als Sie heute wissen. Dann wären Sie nicht so eingebildet, dann würden Sie nicht mehr sagen: „Ich bin doch ein Erwachsener, ich bin doch kein Kind mehr!" Ich bin und bleibe ein Kind, ich werde mich nicht ändern, nein, und Sie alle und jeder kann glauben, was er will. Ich bin und bleibe ein Kind, bin nur ein Kind Gottes, mehr nicht; bilde mir nichts ein, nein, bin auch nicht feige, es zu sagen, weil ich weiß, ich bin nur ein Kind. Aber viele Menschen sind kein Kind mehr, weil sie erwachsen sind. (05.10.1958)

Die Seele ist das rein Göttliche

(1) Die Seele ist das Leben - Gott. (handschriftlich)

(2) Christus ist die unsterbliche Seele im Menschen. (handschriftlich)

(3) Die Seele ist einer wundervollen, schönen Blüte in der Größe meiner geöffneten Handfläche vergleichbar. Wenn ein Mensch das Gute will, dann öffnet sich seine Seele wie eine Parabolantenne - und die göttliche Kraft strömt voll hinein. Nimmt jedoch ein Mensch einen einzigen unguten Gedanken auf, so schließt sich augenblicklich seine Seele und die Verbindung zu Gott ist unterbrochen. Die Seele ist also das Empfangsgerät für den Heilstrom: Der gute Wille öffnet den Seelenspiegel und die Kraft kann fließen. Sie lässt jedoch nicht das geringste böse Gefühl hinein, weil sie sich blitzschnell schließt. Daher ist die Seele der Sitz des Gottesfunkens im Menschen, an den nichts Böses heran kann. (Alfred Hosp, „Kräfte des Geistes", Eigenverlag, S. 209)

(4) Das rein Göttliche, das doch in dem Menschen steckt (...), ist die Seele. Denn über die Seele hat der Mensch den göttlichen Empfang, den Empfang der göttlichen Sendung. Wenn der Mensch selbst, der doch nur ein Geist in Wirklichkeit, in Wahrheit ist, im Willen des Bösen lebt, dann schließt sich die Seele, dann hat der Mensch die Verbindung zu Gott ganz verloren. (...) Um diese Seele zu retten, liebe Freunde, um das rein Göttliche (geht es), dass es nicht in die Klauen des Satans darf, im Gegenteil. (07.11.1958)

(5) Seelisch aufbauen heißt: der Mensch empfängt wieder über die Seele, die Gott ihm in seinen Körper gegeben hat, über die er die göttliche Sendung empfangen kann. (05.10.1958)

(6) Das ist meine Hauptsorge überhaupt, dass ich mich um die Seele, die das rein Göttliche in dem Menschen wie in jedem Lebewesen ist, kümmere und sorge, dass die Seele frei wird, dass sie nicht mehr belastet wird von dem vielen Bösen und dass sie sich selbst wieder öffnet und dass der Mensch und jedes Lebewesen die

wahre, göttliche Sendung empfangen kann. Sagen wir ruhig: Ich bin der kleine Seelsorger; ich sorge mich um die Seele; ich öffne sie (...). (26.12.1958)

(7) Selig - das heißt, die Seele ist frei von allem Bösen. (handschriftlich)

Spielregeln des Lebens

(1) Spiele nicht mit dem Leben, sondern im Leben. Das Leben ist kein Spiel, das Spiel ist im Leben. Lebe das geregelte Leben, das heißt, richte dich nach den Regeln des Lebens. Richtiges Lebensspiel hat seine Regeln. (handschriftlich)

(2) Gott gab uns Seine Spielregeln für alle Seine Spiele im Erdenleben. Diese Regeln können wir auch sehr gut dem Alten wie Neuen Testament entnehmen. Es gibt sehr, sehr viele gute Spiele, wie Jesus Christus uns lehrte. Einige wenige will ich hier aufzählen: „Was der Mensch gibt, wird er empfangen. Was der Mensch sät, wird er ernten. Richtet nicht, so werdet auch ihr nicht gerichtet! Verdammet nicht, so werdet ihr nicht verdammt! Aus deinen Worten wirst du gerechtfertigt werden, und aus deinen Worten wirst du verdammt werden. Trachtet zuerst nach dem Reich Gottes und nach Seiner Gerechtigkeit, so wird euch solches alles zufallen!“ Und er sagte, dass das Reich inwendig im Menschen ist. „Bittet, so wird euch gegeben; suchet, so werdet ihr finden; klopft an, so wird euch aufgetan! Lass dich nicht durch das Böse überwinden, sondern überwinde das Böse mit Gutem!“ Jesus Christus wusste, dass jede Krankheit durch Sünde kommt. Deshalb ermahnte Er den Kranken nach der Heilung: „Sündige hinfort nicht mehr, dass dir nicht Ärgeres widerfahre!“ (handschriftlich)

(3) Das gute Spiel beginnt mit guten Gedanken, dagegen beginnt das böse Spiel mit bösen Gedanken. Man könnte das Erdenleben als eine Spielschule bezeichnen. (...) Um richtig spielen zu können, musst du die Spielregeln beherrschen. Im Spiel liegt das Gute (Göttliche). Solange du nach der Spielregel spielst, ist es ein wirkliches Spiel. Bringst du aber auch nur einen bösen Gedanken hinein, so ist es kein Spiel mehr, bei auch nur einem bösen Gedanken hört schon das Spiel auf. (handschriftlich)

„Gottverbundenheit ist alles“

(1) Der Mensch hat es nötig, mit Gott verbunden zu sein. (...) Und mehr wollte Christus nicht, mehr wollte Gott nicht, das ist die wirklich wahre, göttliche Lehre, das ist die Lehre Christi, wie Er sie uns, wie Er sie der Menschheit mit auf den Weg gegeben hat! Gottverbundensein, das ist alles! (04.12.1958)

(2) Das Licht zeigt dir den Weg. (handschriftlich)

(3) Licht scheuen heißt Gott scheuen. (handschriftlich)

(4) Das Leben ohne Gott ist kein Leben. (handschriftlich)

(5) Kein Leben ohne göttlichen Segen. (handschriftlich)

(6) Wer Gott verlässt, der ist verlassen. Wer Gott erhält, erhält sich selbst. Wo die Verbindung zu Gott nicht hält, der fällt. (handschriftlich)

(7) Da ist der Mensch menschenhörig geworden, und daher konnte er nicht mehr auf das hören, was Gott ihm zu sagen hat. Und daher stand er auch nicht mehr in der göttlichen Führung. Da wurde er schutzlos. Da wurde er rechtlos. (05.10.1958)

(8) Hier liegt es an dem Menschen selbst, wie er für sich, für seinen Körper sorgt. Nimmt er die Kraft Gottes in sich auf, bleibt er in der göttlichen Führung, dann hat er den Schutz. Kommt er aber aus dieser Führung heraus, dann hat er ihn nicht, dann ist er ohne Führung. Ich will Ihnen einen kleinen irdischen Vergleich geben. Wenn die Straßenbahn nicht in den Schienen verbleibt, ist sie ohne Führung; wenn der Bus, der drahtgebunden ist, von dieser Leitung abkommt, von der er die Kraft, die Energien, erhält und weiter vorwärts geführt wird, wenn er eine andere Straße fährt, wo er die oberste Leitung nicht hat, dann ist er ohne Kraft, ohne Energie. Bergauf kann er ohne Kraft nicht fahren - wie jedes Fahrgestell -, bergab immer. Wenn der Bus jetzt eine andere Straße einschlägt, wo dieser Kraftstrom, diese Energien nicht

vorhanden sind, die Straße gerade bergab führt, wird der Wagen noch viel schneller rollen als da, wo dieser Strom ist, da kann er bremsen, da kann er ihn steuern, mehr oder weniger geben, wie er gerade braucht. Wenn nicht, da fährt er in den Abgrund, dort wird er zerschellen. Ohne diese Kraft kommt er den Berg nicht hinauf, da braucht er Hilfe. So ist es auch mit dem Menschen. Wenn der Mensch nicht da bleibt, wo er die Führung hat, wo er die Kraft empfängt, dann wird er kraftlos sein, dann wird er in die Tiefe abrutschen, und er muss wieder dahin geführt werden, wo die Verbindung ist, wo er die Energien wieder in sich aufnehmen kann. (05.10.1058)

(9) Da gibt es unter all diesen technischen Sachen auch ein Fernsteuergerät, so dass man tatsächlich auch Motoren durch einen Apparat fernsteuern kann, das heißt fernsteuern deswegen, weil diese Motoren in irgendein Gestell eingebaut sind: in Flugzeuge, Schiffe, Autos, Torpedos oder in sonst irgendetwas. Jedenfalls kann dieser Motor technisch geleitet, geführt und gesteuert werden. Das ist aber der künstliche Weg. Und der natürliche ist nicht anders, nur dass er ohne Apparat ist, wie es hier der Fall ist, so dass der Mensch tatsächlich, soweit er den festen Glauben an den Herrgott hat, auch ferngesteuert wird. (19.09.1950)

(10) Er (der Mensch) muss gotthörig werden. Er muss in die göttliche Führung kommen, ohne diese gibt es kein Leben! (05.10.1958)

(11) Einige (...) sind entlastet. Ihr Herzchen ist nicht mehr so beladen, deshalb, weil sie das Sicherheitsgefühl haben, weil sie über das Wissen verfügen: „Es kann so leicht nichts passieren, wenn ich nur das Rechte für mich selbst, für meinen Körper tue. Ich brauche mich vor dem Bösen nicht mehr zu fürchten, ich weiß, dass ich den Kampf gegen das Böse zu führen habe. Und ich weiß, dass ich selbst es bin, der das Böse nicht mehr in seinen Körper aufzunehmen hat. Ich weiß, dass ich Kraft aufnehmen muss, das heißt die Verbindung zu Gott beibehalten, da Gott alleine dieser große Kraftspender ist, und dass ich diese Seine Kraft in mich aufnehme; und ich werde mein Augenmerk darauf

lenken, so ich fühle, dass das Böse mich angeht, schon, wenn ich von dem Bösen umgeben bin, wo das Böse doch überall lauert, so werde ich von dieser guten Kraft Gebrauch machen und das Böse von mir abwenden. Und sollte doch mein Körper erfasst sein, so weiß ich genau, gleich von vornherein, was ich zu tun und zu lassen habe: diese Kraft walten zu lassen gegen das Böse. Und das Böse wird dann meinem Körper nichts antun können." Jeder Mensch hat den göttlichen Schutz. Nur müsste er es wissen, nur müsste er von diesem, vom göttlichen Schutz, Gebrauch machen. Und das ist das, was die meisten Menschen leider, leider nicht getan hatten; das alles hatten sie nicht gewusst. (05.10.1958)

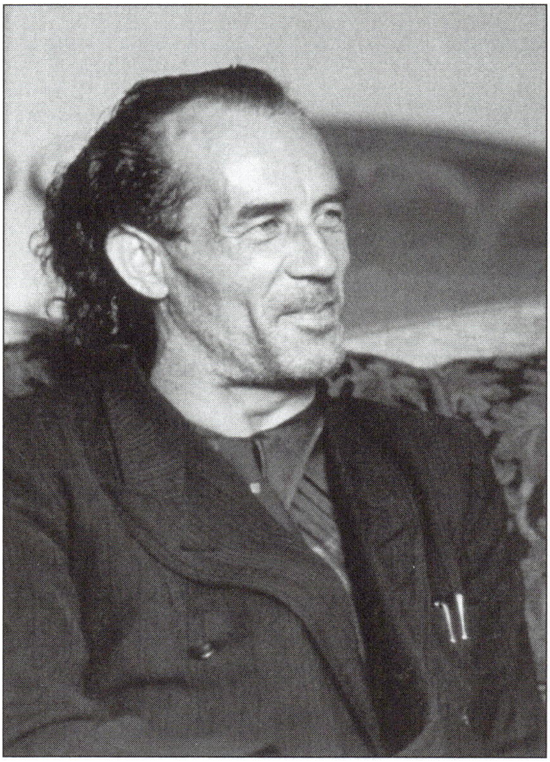

Die Bedeutsamkeit des Glaubens

(1) Glauben Sie doch, dass Sie nicht alleine sind, glauben Sie doch, dass Sie ein göttliches Geschöpf, glauben Sie doch, dass Sie ein Kind Gottes sind! Glauben Sie doch, dass Gott Ihnen alles gibt, was Er für Sie, was Er für jedes Lebewesen bestimmt hat! Natürlich muss jedes Lebewesen das aufnehmen! (05.10.1958)

(2) Gott wird helfen, so der Mensch daran glaubt, so er den guten, den göttlichen Willen hat, in dem er ja zu leben bestimmt ist, und so er den Glauben an Gott nicht verliert. Und Gott hilft ihm. (26.12.1958)

(3) Niemals den Mut sinken lassen, wenn man Ihnen auch schon gesagt hat: Da können wir nicht mehr helfen. Da macht es mir am meisten Spaß, wo die Hilfe schon versagt hat! (17.10.1949)

(4) Wer an seine Gesundheit glaubt, der glaubt an Gott. Der einzige Arzt ist Gott. Gott ist der Sender, du der Empfänger. Heilungssuchende sind Gottsuchende. (handschriftlich)

(5) Wenn Sie nur glauben, dass Sie das Heil erfahren werden, dann ist Ihnen schon geholfen. Glauben Sie nur! (05.10.1958)

(6) Dein Glaube hat dir geholfen! Das sind immer meine Worte gewesen. (24.09.1949)

(7) Wie oft Christus auch gesagt hat: „Dein Glaube hat dir geholfen!“ (05.10.1958)

(8) In der Bibel steht auch: Der Glaube kann Berge versetzen. Ich aber sage Ihnen: Der Glaube versetzt Berge, glauben Sie nur! (Alfred Hosp, „Kräfte des Geistes“, Eigenverlag, S. 121)

(9) Wer standfest ist, wer den wahren, göttlichen Glauben in sich festhalten kann, siegt! (31.08.1950)

(10) Das anhaltende Gute überwindet das Böse. (handschriftlich)

(11) Ich will nichts Neues bringen, sondern nur den Fall (...), wo ein Kindchen, das ich noch nicht gesehen, noch nicht zu Gesicht erhalten habe, einen voll gelähmten Körper hatte. (...) Es hatte nur von einem Mädel (...) eine Kugel verabreicht erhalten. Der Name „Gröning" ist nicht gefallen. Dieses Mädel hat diesem Kind die Kugel gegeben: „Mein liebes Kind, glaubst du, dass Gott dir die Kraft wiedergeben wird, dass du wieder gesund wirst?" „Ja, Tante, daran glaube ich!" „Komm, hier hast du eine Kugel, und verlier sie nur nicht!" „Nein! Oh, das kitzelt, oh, das wird warm, oh, sieh mal, Tante, wie die Beine schon sind, ja, ich glaube, sieh mal, wie die Beine sich schon bewegen!" Und so fing das Kind gleich zu strampeln an, weil es das Leben bejahte, das nicht mehr in dem Körper, nicht mehr in den Gliedern vorhanden war. Das ist Glauben! Die Eltern hatten es aufgegeben, deshalb, weil die Ärzte sagten: „Da können wir nichts machen." Aber dies Kind zeigte es ja und wollte nur mit dieser Tante, mit diesem Mädel alleine sein und zeigte Abwehr, weil das Kind fühlte, die Eltern stören nur. Und so ging es rapide, es ging sehr schnell, und das Kind war auf den Beinen! Und es wurde gesund, es ist noch gar nicht lange her. Im Frühjahr war ich dort, im März hat das Kindchen die Kugel gekriegt, und kurz darauf ist es gesund geworden. Als ich letztens unten war, leider habe ich es nicht gesehen, muss auch nicht sein, aber eines: ein Glücksgefühl! Es hat es zugelassen, es hat geglaubt, dass wieder das Leben in die Glieder eintreten wird, hat sich geöffnet, hat sich ganz Gott hingegeben. Ja, die Verbindung zu Gott hat das Kind gehabt! (...) Das Kind sprach mit offenem Herzen: „(...) Ja, ich glaube, dass ich wieder gesund werde!" So nebenbei hat es auch gesagt: „Die Mutti glaubt nicht mehr!" Das ist treffend. „Aber ich glaube!" Und schon passierte es. Schauen Sie, Freunde, könnte es Ihnen nicht auch so gehen? Warum glauben Sie nicht? (05.10.1958)

(12) Nicht nur heute und morgen, nein, Ihr ganzes Leben lang sollen Sie den Glauben an unseren Herrgott stärken und mit ihm leben. (24.09.1949)

(13) Das Schwerste hierbei ist, dass der Mensch dem göttlichen Glauben, den er in sich führt, auch genau nachgibt und dementsprechend lebt. Es soll nicht nur so sein, wie Menschen sich das bisher vorgestellt haben, dass sie einmal in der Woche, und das ist der Sonntag, ins Gotteshaus gehen und dort beten, und damit wäre das wieder für die Woche abgetan, und er kann sich bewegen, wie er gerade Lust und Liebe dazu hat. Das ist falsch! Wenn ich sage, ich glaube an den Herrgott, so muss ich auch dementsprechend der Mensch sein, muss Vorbild sein und muss mich dementsprechend als Mensch auch bewegen und muss auch zeigen, dass ich ein guter Mensch bin. (17.10.1949)

(14) Sie sind mit dem zufrieden, wenn hier und dort die Gotteshäuser stehen, dass Sie die vielleicht täglich oder wöchentlich einmal oder gleich wann besuchen, dass Sie da schon Ihren Zweck erfüllen, wenn Sie dort einmal hingehen und Ihr Gebetchen dort runterleiern. Da glaubt jeder Mensch, er hätte schon die richtige Verbindung zum göttlichen Werk. So ist es nun (aber) nicht. Ich wünsche es von ganzem Herzen, dass die Menschen wirklich gottgläubige Menschen werden, dass sie den wahren, göttlichen Glauben in sich tragen und dieses nicht beweisen mit Worten, sondern mit Taten, denn viele Menschen haben heute (nur) so die Angewohnheit und sagen: „Ich glaube daran, ich glaube daran". (12.10.1950)

(15) Setzen Sie - ich sage es noch einmal - dieses Wort „Glauben" in die Tat um! Tun Sie es! Gehen Sie doch den Weg, der für Sie bestimmt ist! (05.10.1958)

(16) Christus sagt: „Folgen kann nur der, der da glaubt. Folget mir!" (05.10.1958)

(17) Viele Menschen sagen, sie glauben an Gott, und sie lästern Gott, sie schenken Ihm keine Beachtung, sie haben keine Verbindung. Das ist nur der lose Mund, nur der Glauben, in den sie sich versetzt haben, der in Wirklichkeit aber kein Glauben ist und durch den sie überall gegen den Willen Gottes nicht nur sprechen, sondern auch wirken, dass sie alles das tun, was gegen

Gott spricht. Sind Sie jetzt noch ein so gläubiger Mensch? Waren Sie ein gläubiger Mensch? Ich frage, wollen Sie jetzt einer werden? Dann umkehren! Dann sich wirklich nicht mehr versündigen und nie mehr gegen den Willen Gottes arbeiten, auch nie ein Heuchler sein und sagen: „Ich glaube", sondern setzen Sie dieses Wort „Glauben" in die Tat um! Tun Sie es, dann ist es gut! Dann haben Sie wieder heimgefunden, zurückgefunden, und dann wird die Hand Gottes Sie führen. Aber ergreifen Sie die Hand, lassen Sie sich führen, dann wird es gut sein! (05.10.1958)

(18) Nichts wissen sie (die Menschen) von Gott, obwohl sie sich in den Glauben versetzen, sie seien ein gläubiger Mensch. Aber das Wort „Glauben" ist ihnen geläufig geworden, (...), kommt auch von dieser Macht, von dieser Macht der Gewohnheit: „Ich glaube", ohne zu überprüfen, ob das der wirklich wahre Glauben ist, ob der Mensch wirklich an das glaubt, was er selbst in Wirklichkeit, in Wahrheit ist, ob der Mensch wirklich überzeugt ist von dem, was er ist und wozu Gott ihn bestimmt hat. (05.10.1958)

(19) Was weiß er (der Mensch), was das Wörtchen „Glaube" überhaupt bedeutet? Was das Wörtchen „Glaube" ist? Es gibt ja Menschen, die heute noch sagen: „Ich habe immer geglaubt", aber sagen: „dies und dies ja noch nicht. Und der, der andere, der hat nicht geglaubt, wie ich weiß; der ist (aber) gesund geworden." Mensch, was weißt Du von Deinem Nächsten? (...) Du hast geglaubt, dass er nicht glauben kann, und doch: Er hat den wirklichen Glauben gehabt! Er hat nur nicht den Glauben gehabt, wie Menschen ihn haben. Wo sie nicht einen, wo sie viele Glauben haben, aber was ist der echte unter all diesen? (05.10.1957)

(20) Sie haben kein Selbstvertrauen. Sie haben nicht den Glauben an das Gute, das Gott für Sie bestimmt hat. Und Sie glauben auch gar nicht, obwohl Sie es sich immer wieder aufs Neue einreden. Denn so ein gläubiger Mensch sind Sie noch lange nicht! Gott gibt dem Menschen alles, dass er gläubig werden kann, aber der Mensch nimmt es nicht an. Er bildet es sich nur ein, er lebt nur in dem Glauben, er wäre es, er wäre das, woran er glaubt. Aber

er tut nie das, was er zu tun hat. Er tut nie das an sich, er tut nie das um sich, er tut nie das an seinen Nächsten. (04.12.1958)

(21) Zweifeln Sie aber nie das Gute an, denn am Guten zweifeln heißt an Gott zweifeln, und dann erleben Sie immer nur Ungutes. (Alfred Hosp, „Kräfte des Geistes", Eigenverlag, S. 108)

(22) Sie alle glaubten, erst dann den festen Glauben haben zu können, wenn Ihnen der Herrgott persönlich vor Augen erscheint. Sie haben zum Teil nach Jahren immer noch geglaubt, es müsste so sein. Nein. Der Herrgott ist und bleibt für uns Menschen der Unsichtbare, aber doch der Spürbare. Jeder spürt es an seinem eigenen Leib, so wie er den Glauben in sich hat, und er verspürt, dass die Hilfe Gottes die Einzige, die Größte und die Beste nur sein kann. (03.09.1949)

(23) Nein, Freunde, ein Glaube, an den Bedingungen geknüpft sind, das ist kein Glaube. Das ist ein Verlangen, ein Gottverlangen, also ein absolutes Misstrauen gegenüber Ihrem Schöpfer! Wie sagte doch Christus zu Thomas: Nicht sehen und doch glauben - das bringt uns Gott näher! (Alfred Hosp, „Kräfte des Geistes", Eigenverlag, S. 208)

(24) Der Herrgott räumt einem Menschen nicht das Recht ein, dass er sagt: „Ich möchte Ihn sehen, Er muss helfen, dazu ist Er da." Das ist falsch, so sieht es nicht aus! Das Recht kann der Herrgott keinem Menschen einräumen, dass er als einzelner Mensch, obwohl er ein guter Anhänger ist, ein gut gläubiger, ein gottgläubiger Mensch, sich das anmaßt. Wer tatsächlich den wahren, göttlichen Glauben in sich trägt und auch dementsprechend lebt, der darf diesen Glauben nicht nur in Worte umsetzen, sondern in Taten. Und wenn das geschieht, dann hat er wohl ein Anrecht - aber immer noch kein Anrecht, den Herrgott zu sehen. Denn dann ist er ja kein gläubiger Mensch, denn hier heißt es, nicht nur das zu glauben, was man sieht! Aber es ist doch so, dass der Mensch es dann am eigenen Leibe verspürt. (19.09.1950)

(25) Ich weiß, dass viele den Glauben an Gott verloren haben, so dass der eine und der andere sagt: „Ja, wenn es einen Herrgott gäbe, dann würden wir besser leben, würde der Krieg nicht sein, würde Er es nicht zulassen, dass Kirchen, dass Wohnungen zerstört werden, dass wir aus der Heimat vertrieben werden." (17.10.1949)

(26) Der Mensch fühlte sich schon alleine, er fühlte sich schon gottlos. Er sagt natürlich: „Ich bin nicht gottlos, ich bin ein Gottgläubiger!" Aber in Wirklichkeit hat er Gott nicht mehr in sich getragen, er hatte Gott verlassen, er ist auch ein Gottverlassener. (05.10.1958)

(27) Wo bleiben Sie? Wo sind Sie? Wo ist überhaupt der wirkliche Mensch? Wo ist noch Natürliches in ihm? Nach außen hin gesehen schämt er sich sogar zu sagen, dass er ein Gläubiger ist! Oder aber auf der anderen Seite brüstet er sich, um sich nur zu behaupten, um all das zu verstecken, all das zu tarnen, was er hinter sich gelassen hat an Bösem, indem er die Menschen nur beschwichtigen, betäuben will, indem er sagt, er sei ein Christ, er sei ein Gläubiger! Ein wirklich wahrer Christ kann nur der sein, der Christus so folgt, wie Christus es von uns erwartet, wie Seine Lehre uns das alles sagt! (...) Natürlich muss der Mensch all das tun, was er sich selbst und seinen Nächsten schuldig ist! Und ich frage Sie, warum sagte Christus: „Folget Mir!"? Wer folgt Ihm? Wer tut all das, was er zu tun hat? Wer ist hier mal zur Tat übergegangen? Wo ist der Mensch, wo sind die Menschen, wie weit ist die Menschheit abgegangen von dem Weg, der uns, der alle Menschen zu Gott führt? Das ist der Weg, meine lieben Freunde, den Christus uns aufgezeigt, den wir zu gehen haben! Aber nicht nur, dass wir sagen, wir gehen ihn, nicht nur, dass wir sagen, wir glauben an Ihn, nicht nur, dass wir sagen, wir sind ein Gläubiger, wir sind ein Christ; wir bitten, wir beten, wir gehen zur Kirche, wir gehören dieser oder jener Konfession an beziehungsweise einer Glaubensgemeinschaft. Aber was tut der Mensch in Wirklichkeit? Setzt er das alles in die Tat um, so wie er sich herausstellt, als ein wirklich gut gottgläubiger Mensch? Tut er wirklich all das, was er zu tun hat, was er tun müsste, um ein Gottliebender zu sein? Ja, meine lieben Freunde, dazu gehört mehr, viel, viel mehr! (04.12.1958)

(28) Wie viele Menschen es doch so abzutun wissen, indem sie von sich aus behaupteten und heute noch behaupten, sie seien ein gläubiger Mensch, sie beten, sie seien ein Christ, und sie haben immer geglaubt, und sie haben zu Gott gebetet, und Er hat sie nicht erhört, und sie sind von dem Übel nicht frei geworden. Nein, Freunde, Sie müssen sich von dem Übel abwenden! Sie dürfen sich niemals mit dem, das Sie als Übel empfinden, abgeben. Und dürfen sich auch nicht mit dem Übel abfinden, indem Sie gleichgültig werden, wie viele doch gleichgültig geworden sind: „Da ist nichts mehr zu machen, da ist nichts mehr zu helfen. Ich werde so langsam dahinsiechen, es kann mir kein Mensch mehr helfen." Er sagt nicht von sich aus, dass Gott ihm helfen kann, ihm helfen wird. Wenn er den ersten Schritt zu Gott tut, damit wird ihm geholfen. Er, der Mensch, muss sich Gott nähern, er muss den Weg gehen, den Christus uns an- und auch aufgezeigt hat. Wir müssen Ihm folgen; der Mensch muss alles dazu tun. Tun heißt zur Tat übergehen. Sich nicht nur mit eigenen Worten trösten oder womöglich mit Worten Ihrer Nächsten trösten lassen. Und sich nur in einen Glauben versetzen, dass sie von sich aus sagen, dass sie glauben, aber dieses Wort „Glauben" niemals in die Tat umsetzen und immer wieder Zweifel aufnehmen. Zweifel aufnehmen heißt das Gute anzweifeln. Sie verabscheuen das Gute, sie werfen es von sich, und sie können es niemals in sich aufnehmen, und sie werden das Gute auch niemals in und noch viel weniger um sich fühlen, sondern da wird erst recht das Böse in ihnen haften und wird sie und ihren Körper herabwürdigen, so dass sie da dann dem Siechtum ausgeliefert sind. (04.12.1958)

(29) Viele glauben gar nicht und sie sagen: „Jesus ist tot. Er ist gekreuzigt." Sie glauben nicht mehr, dass Er unter uns ist. Sie glauben nicht mehr, dass Er auf dieser Erde ist, sie glauben überhaupt nicht mehr. Sie tun es auch damit ab, das sei eine weit zurückliegende Geschichte, es sei eine Religionslehre geworden. Und sie sagen auch von sich: „Der Mensch muss ja einen Glauben haben. Ohne Glauben könnte er nicht leben, ohne Glauben könnte er nicht existieren. Und er muss auch einer Formation angehören, er muss auch einer Konfession angehören, und der Ordnung halber muss er auch einer Nation angehören. Und

weiterhin - na ja, er muss sicher auch im Leben etwas tun, er muss seinen Beruf haben ..." Und das ist aber alles. Meine lieben Freunde, überlegen Sie jetzt genau, wie Sie sich selbst versündigt haben, wie Sie immer wieder der Sünde, wie Sie immer wieder dem Bösen verfallen sind! Wie Sie immer wieder nur dem Bösen dienten - denn Sie hatten sich ja mit dem Bösen abgegeben, viele sogar schon abgefunden, denn Sie haben sich verloren gesehen. Sie hatten keine Kraft mehr, sich von dem Bösen zu befreien! Natürlich keine Kraft deshalb mehr, weil Sie alles Mögliche selbst versucht haben und auch viele Versuche anstellen ließen von Ihren Nächsten. Sie selbst gaben sich und das Gute auf, und Ihr Nächster sagte: „Ach, ich habe alles versucht, ich kann nicht helfen!" Wer so weit gesunken ist, wer so weit von dem guten, göttlichen Weg abgekommen ist und wer sich heute nicht mehr beraten, nicht belehren lässt, wer heute nicht mehr den Rat Christi befolgt, wer heute nicht mehr das tut, wer heute nicht mal mehr den Gedanken aufnimmt, das zu tun, sondern nur daran glaubt, das müsste alles so kommen, so wie er es sich denkt, (...) - und das wäre dann alles ... Nein, das ist nichts. Was es ist? Doch nur das Böse! (04.12.1958)

(30) Ich verabscheue entschieden das Böse (Krankheit) und glaube fest an all das Gute im Menschen, auch für denjenigen, der heute noch nicht glauben kann oder will. Daher sehe ich hierin meine Lebensaufgabe: für all die zu beten, die es nicht können. Ich werde es so lange tun, bis sie selbst dazu in der Lage sind. (handschriftlich)

(31) Würden Sie mal aufhören zu glauben, dass Sie doch nicht mehr glauben können, dass Sie doch von Menschen umgeben sind, die Sie um den Glauben bringen, dann will ich für Sie so lange glauben, dass es nicht aufhört, das heißt dass Sie immer die Verbindung zu dem haben, zu dem auch Sie, wir alle gehören. Das tu ich für Sie, daran können Sie auch glauben. Aber dann nicht bequem werden und sagen: „Er tut's ja für mich. Dann kann ich ja mal ungläubig werden, dann kann ich ja mal den Glauben anzweifeln, und dann kann ich mich ja mal gehen lassen. Soll er's für mich tun!" Nein, Freunde! (05.10.1957)

Ohne Instinkt keine Führung

(1) Der Mensch ist von Generation zu Generation anstatt besser schlechter geworden, das heißt, der Mensch hat seinen eigentlichen menschlichen Instinkt verloren. (01.09.1950)

(2) Den Menschen hat man abrutschen lassen, indem er den wahren, menschlichen Instinkt verloren hat; nicht erst gestern und heute, nein, Generation um Generation zurück, und nach und nach ist der Mensch so weit gekommen, wie er heute ist. Kurz gesagt, heute ist er so weit, dass er nicht weiterkann. (04.09.1950)

(3) Der Mensch denkt und Gott lenkt! Genauso kann ich das einem Menschen nicht vorwerfen, dass er falsch denkt, denn ich sehe nur ein kleines, winziges Menschenhirn, nicht mehr. Und dass er damit nicht weit denken kann, ist mir klar. Aber dafür hat der Mensch einen Instinkt bekommen, den hat er im Laufe der Jahre (jedoch) verloren, den will ich ihm wiedergeben, und mit diesem ist es mir möglich, den Menschen wieder auf den wahren, göttlichen Weg zu führen. (31.08.1950)

(4) Der Mensch ist heute so weit abgesackt und abgewrackt, dass er noch vom Tier lernen kann. Tiere beobachten! Das Tier mit seinem Instinkt, da kann der Mensch noch lernen. Wie auf Kommando geht es, wenn irgendwo Gefahr droht. Aber beim Menschen nicht, der lässt sich schieben, die laufen auf einen Haufen zusammen, und dann ist die Gefahr da. Das werden Sie beim Tier nicht erleben. Da bitte ich Sie, selbst einmal darüber nachzudenken. (04.09.1950)

(5) Welcher Mensch hat noch den menschlichen Instinkt in sich? Die meisten Menschen lassen sich schon von Menschen führen, sie können ja ihrem eigentlichen Instinkt nicht mehr nachgehen. Das Tier steht heute weit über dem Menschen. Warum? Weil es seinen tierischen Instinkt behalten hat. Es gibt auch Tiere, wie Haustiere, die tatsächlich vom Menschen verzogen sind, sie werden auch langsam Menschen und befolgen, was der Mensch von ihnen verlangt. Ein Tier muss Tier bleiben!

Ein Tier wird niemals Gefahr laufen, wenn es nicht von seinem Herrn verhindert wird. Wenn zum Beispiel ein Hund allein über die Straße läuft, wird er nie unter ein Fahrzeug geraten, wenn sein Herr ihn laufen lässt. Wird er aber zurückgerufen, so wird er irre, wird überfahren, was nie geschehen wäre, wenn sein Herr ihn nicht gerufen hätte. Vom Tier kann der Mensch noch lernen! (...) Es kommen immer wieder Menschen, die nichts unversucht lassen und sagen: „Herr Gröning, das müssen Sie so tun, jenes müssen Sie anders tun!“ Wenn ich mir dies alles anhören würde und wenn ich dieses alles befolgen würde, so könnte ich überhaupt nichts mehr. Richtig handle ich, wenn ich mich von einem Menschen nicht beeinflussen lasse, dass ich den Weg gehe, den ich zu gehen gedenke. Denn von einem Menschen sich lenken zu lassen, wäre verkehrt. Ich lasse mich auch lenken, lenken von der göttlichen Kraft. (22.09.1950)

Nicht menschenhörig sein

(1) Freunde, nur nicht von Menschen abhängig sein, nur von Einem, wie es auch in Wirklichkeit ist: Wir alle sind von Gott abhängig! (05.10.1958)

(2) Dazu hat Gott Sie nicht bestimmt, dass Sie so einem „Gott“, so einem Menschen, der sich „Gott“ nennt, (...) der seine Mitmenschen erniedrigt, der sie unterdrückt, dienen. Nein, Freunde, so hat Gott das Leben hier nicht gewollt! (...) Nur nicht von Menschen abhängig sein, nur von Einem, wie es auch in Wirklichkeit ist: Wir alle sind von Gott abhängig. (05.10.1958)

(3) Jeder Mensch, der auf Erden geboren wird, hat schon vor seiner Geburt eine, für dieses Leben spezielle Aufgabe übernommen, zu deren Erfüllung er von Gott einen Körper geschenkt bekam. Wenn jemand seine Lebensaufgabe erkennt und sich ehrlich bemüht sein Bestes zu geben, dann hat er nicht umsonst gelebt. Jeder soll daher auf seine innere Stimme hören und beim richtigen Einstellen erfühlen, was zu tun ist. Wer sich aber vom Bösen verlocken und verleiten lässt, kommt unweigerlich vom Weg zu Gott ab. Oft ist es dann so, dass die Menschen zunächst ein bestimmtes Gefühl haben, wie sie ihr Leben gestalten werden. Aber leider lassen sie sich sehr leicht von sogenannten guten Freunden von ihrer vorgesehenen Lebensaufgabe durch irgendwelche logisch klingenden Argumente abbringen. Sie hören nicht mehr auf ihre innere Stimme und verlieren dadurch die Verbindung zu Gott, das heißt letztlich auch zu sich selbst. Meine lieben Freunde, ich warne Sie! Immer wenn es um Ihre Zukunft geht, ist das Ihre ganz persönliche Angelegenheit. Beten Sie doch um Erkenntnis, die Ihnen von Gott zuteilwird. Nur so werden auch Sie gotthörig und erkennen die vorbestimmte Aufgabe, deren Erfüllung zum wahren Glück und zum Seelenfrieden führt. Wer aber immer nur auf die Meinungen anderer hört, findet nie zu sich selbst. (Alfred Hosp, „Kräfte des Geistes“, Eigenverlag, S. 103)

(4) Seht zu, dass Ihr immer auf die innere Stimme hört und euch keine eigennützigen oder eigensüchtigen Menschen vom

guten, göttlichen Weg abbringen. (Alfred Hosp, „Kräfte des Geistes“, Eigenverlag, S. 237)

(5) Sie können auch verrückt werden; Sie sind auch verrückt worden von Ihrem Platz, auf den Gott Sie gestellt hat. Warum? Alleine deshalb, weil Sie menschenhörig geworden sind, nicht mehr gotthörig. So Sie jetzt gotthörig werden, kommen Sie langsam auf Ihren Platz zurück, von dem Sie verrückt worden sind. (07.11.1958)

(6) Will der Mensch nicht frei sein? Aber er wurde ja von vornherein um diese seine Freiheit, die Gott ihm gegeben hat, gebracht, von Menschen, die unwissend sind, die nur in dem Glauben lebten, dieses, das und jenes müsste so sein, er hat sich zu fügen. Da ist der Mensch menschenhörig geworden, und daher konnte er nicht mehr auf das hören, was Gott ihm zu sagen hat. Und daher stand er auch nicht mehr in der göttlichen Führung. (05.10.1958)

(7) Ich mische mich ja auch grundsätzlich nicht in die Privatangelegenheiten eines Einzelnen ein, sondern ich rufe ihn allgemein zur Ordnung und bin ihm wirklich ein Vorbild. (23.11.1958)

(8) Höre in Stille auf dein Gewissen! Horche ganz abgeschaltet auf dieses, dein Gewissen, abgeschaltet von dem Tun um dich, abgeschaltet von den Worten um dich und abgeschaltet von den Gedanken um dich. Horche in dich hinein und lasse dein Gewissen dir sagen, was gut ist und was böse ist, und dieses Gewissen wird dir antworten. Und wie diese Antwort sein wird, so lasse es gelten, so ist es allein wahr, denn dein Gewissen, das ist deine Seele und deine Seele ist göttlich, ist Gott in dir. (Oktober 1955, Zeitung „Okkulte Stimme“)

(9) Üben Sie, üben muss ich schon sagen, üben Sie Selbstvertrauen! (05.10.1958)

„Seien Sie nicht leichtgläubig! Überzeugen Sie sich!“

(1) Seien Sie bitte, bitte nicht leichtgläubig! Auch heute sage ich wie immer: Sie brauchen das nicht zu glauben, was ich sage! Ich verlange es ja nicht. Eine Pflicht, die Sie haben: sich selbst von dem zu überzeugen! So Sie überzeugt sind von sich selbst, dass Sie sich auch an sich, das heißt an Ihrem Körper überzeugen - dies geschieht erst dann, wenn Sie ihm Beachtung schenken. Dann werden Sie Wahres erfahren, und dann werden Sie glauben. Dann sind Sie kein Leichtgläubiger, sondern ein Überzeugter. (05.10.1958)

(2) Da will ich Sie hinhaben, Freunde, dass Sie gotthörig werden, dass Sie von Ihrer Leichtgläubigkeit abkommen, dass Sie nicht jeden Hokuspokus glauben und dass Sie nicht mehr in Versuchungen verfallen, denn dieses wird Ihnen immer zum Übel werden. Ich versuche ja auch nicht, ich ersuche Sie doch, dass Sie das Gute wieder annehmen. Ich rufe Sie zur Ordnung! Ich will, dass Sie ein gesundes, ein gutes Leben führen, so ein Leben führen, wie Gott es bestimmt hat, und dass Sie sich mit dem Unhold, mit dem Bösen nicht mehr abgeben, auch nicht abfinden mit ihm, ihn ja nicht mehr dulden, nein, ihn von sich weisen! Wenn Sie das alles tun, da sind Sie überzeugt, dann ist alles anders, viel schöner. Da beginnt erst das Leben, das heißt, da beginnt erst Gott in dem Menschen zu wirken. (05.10.1958)

(3) Wie notwendig es ist, dass man Ihnen immer wieder nur die Wahrheit sagt, nur das sagt, was Sie an Wahrheit auch selbst erfahren können. Nur müssen Sie dazu übergehen, sich davon zu überzeugen! Ich will nicht, dass auch nur ein einziger, der meinem Freundeskreis heute schon angehört, immer noch zu den Leichtgläubigen zählt. Er soll nicht ein Leichtgläubiger sein! Er hat die Pflicht, wie auch ich selbst, sich von allem zu überzeugen. Und dieses kann er am ehesten tun, wenn er von sich selbst überzeugt ist. Dann wird er auch von Gott überzeugt sein, zu dem er, der Mensch, gehört. (04.12.1958)

(4) Wer wirklich folgt, der wird überzeugt. Vorerst wird er überzeugt von dem, was er selbst ist, und er wird zu dieser Erkenntnis kommen, wozu Gott ihn geschaffen und ihm hier ein Erdenleben geschenkt hat. Er wird sich seines Hierseins, seines Erdenlebens bewusst sein, und er wird weiter dem folgen, dem letzten Endes alle zu folgen haben, zu guter Letzt doch auch alle folgen werden, soweit sie sich nicht ganz dem Bösen verschrieben, soweit sie nicht ganz dem Bösen verfallen sind, soweit sie nicht ganz fest in den Klauen des Bösen leben, soweit sie nicht schon zum Diener des Satans geworden sind. Aber alle, die zwischen Gut und Böse leben, die haben noch die Chance; diese Chance sollten sie nützen. (...) Im Leben steckt so viel. Jeder müsste diese vielen Lebenserfahrungen gemacht haben. Er müsste ein so großes Erkenntnisgut besitzen, dass er von sich aus sagen kann: „Ich habe diese und jene Erfahrung gesammelt, ich habe mich von diesem und jenem überzeugt. Ich bin überzeugt." Überzeugung beginnt immer an dem Menschen selbst; so er von sich erst überzeugt ist, dann ist er schon von Gott überzeugt. (26.12.1958)

(5) Ich beeinflusse keinen! Ich dränge niemandem etwas auf, ich stelle jedem Menschen alles frei und rate ihm immer wieder an, sich erst von allem zu überzeugen. Überzeugen, sage ich wieder einmal, ich kann es nicht oft genug sagen, wenn der Mensch von sich selbst überzeugt ist, überzeugen beginnt bei ihm selbst, das ist der Anfang. (26.12.1958)

(6) Ich bin nicht einer von denen, die leichtgläubig sind. Das will ich von Ihnen auch nicht haben. Sie sollen auch nicht das glauben, was ich Ihnen sage, aber ich überzeuge mich. Überzeugen Sie sich auch? (05.10.1958)

(7) Ich weiß, dass Sie im alltäglichen Leben stehen. Ich weiß, dass Sie in diesem Alltäglichen Gewohnheiten in sich aufgenommen haben. Ich weiß, dass Sie von Menschen, die eines älteren Jahrganges waren, verkehrt belehrt (wurden), deshalb, weil auch sie einer Macht, der Macht der Gewohnheit, verfallen sind: Menschen ohne Überzeugung, Menschen, die Ihnen wirklich nur ihre Meinung aufsuggeriert haben, ohne Überzeugung. Sie selbst sind

bis zu diesem Tage, wo Sie hier im Freundeskreis Aufnahme gefunden haben, auch ohne Überzeugung gewesen. Auch Sie selbst haben alles Mögliche angestellt, um hier Ihre Gewohnheit den engsten Freunden dieses Freundeskreises aufzusuggerieren. (...) Nichts wissen Sie von Gott, obwohl Sie sich in den Glauben versetzen, Sie seien ein gläubiger Mensch. Aber das Wort „Glauben" ist Ihnen auch geläufig geworden, (...) kommt auch von dieser Macht, von dieser Macht der Gewohnheit: „Ich glaube", ohne zu überprüfen, ob das der wirklich wahre Glaube ist, ob der Mensch wirklich an das glaubt, was er selbst in Wirklichkeit, in Wahrheit ist, ob der Mensch wirklich überzeugt ist von dem, was er ist und wozu Gott ihn bestimmt hat. (05.10.1958)

(8) Es soll jeder Mensch sich tatsächlich von dem überzeugen, was wirklich da ist, denn Sie können sich tatsächlich nicht auf einen anderen verlassen. Also, man soll sich nicht verlocken lassen, sondern man soll den geraden Weg gehen. (01.09.1950)

(9) Ihr sollt nicht nachschwatzen, ihr sollt nicht nachreden, was andere vorgeredet, ihr sollt nicht das schreiben, was andere euch vorgeschrieben haben, ihr sollt nie das tun, was andere Menschen euch empfehlen, euch anraten, indem sie euch nur ihre Meinung aufsuggerieren, und dass ihr nach all diesen Meinungen eben lebt und strebt und womöglich euch hernach zu guter Letzt, wie es auch zum Teil schon gewesen ist, in den Glauben versetzt, ihr müsst das alles so tun. (26.12.1958)

(10) Nicht verhandeln, nicht Ihre Meinung (...) zum Ausdruck bringen, sondern Ihre Überzeugung. Ich habe keine Meinung, sondern nur eine Überzeugung. Und so haben auch Sie eine Pflicht, sich selbst von dem zu überzeugen, erst was Sie sind, wer Sie sind, und dass Sie sich weiter von dem überzeugen, was Gott für Sie, für uns alle, für alle Lebewesen auf dieser Seiner Erde geschaffen hat. Das ist Ihre Pflicht! (03.10.1958)

(11) Jeder soll sein Augenmerk darauf lenken, sich nicht von Menschen, die um uns leben, beeinflussen zu lassen, die doch nur all das von sich geben, was sie in sich tragen, ob gesprochen oder

geschrieben oder das, was sie tun, sondern dass jeder sich von dem zu überzeugen hat, wovon und von wem gerade die Rede ist, von dem gesprochen wird. Denn niemand kann einen seiner Nächsten verteidigen, wenn er ihn nicht kennt, wenn er ihn nicht durchschaut, wenn er von ihm nicht überzeugt ist, ob im positiven, genauso aber auch im negativen Sinne. (...) Entweder kann er ihn vertreten, oder er kann ihn zertreten. Zertreten dann, wenn er selbst zum Guten steht und denjenigen glaubt beurteilen zu können, um den es hier geht, ihn aber verurteilen muss aufgrund seiner Erfahrung, die er von und über ihn gemacht hat.

Es kann auch umgekehrt sein, dass es einer von den engsten Freunden ist, der da glaubt, gut zu sein, und doch immer auf das Böse hört, dem Bösen leicht verfällt und dem folgt und nachredet, ohne sich von dem Guten noch von dem Bösen überzeugt zu haben. Man könnte sie Mitläufer nennen (...), die das sehr leicht annehmen, die sich leicht in den Einfluss des anderen nicht nur versetzen, sondern hingeben, dass sie dem hernach ganz ausgeliefert sind und dass sie von dem nachher nicht freikommen.

Nein, jeder hat die Pflicht, wie auch ich selbst sie hier nur habe, mich von allem zu überzeugen. Und das ist das Wichtigste, (...) dass ihr euch immer, alles in allem, von dem überzeugt. Nicht fragen, nicht sagen, nicht klagen, sondern nur überzeugen. Nicht zertreten, sondern vertreten! Nicht verurteilen, sondern beurteilen! Wie gesagt, beurteilen kann ich nur dann - ob es ein Mensch ist oder wer es ist oder was es ist -, wenn ich den Menschen oder den Gegenstand, um den es geht, genauestens kenne. Dann kann ich ihn beurteilen. Wenn ich den Menschen nicht kenne oder den Gegenstand nicht kenne, ja, dann kann ich ihn sehr leicht, ob ich es will oder nicht, verurteilen aufgrund meiner Unkenntnis. Also, Kenntnisse muss der Mensch schon haben. Und hier liegt ja der wichtigste Kernpunkt überhaupt, dass man die Pflicht hat, sich von seinem Nächsten so zu überzeugen, damit man ihn durch all das, was er nicht nur an sich selbst getan, sondern an seinen Nächsten (...) leicht erkennen kann. (26.12.1958)

(12) Das Wichtigste ist, schweigen zu lernen, wer es noch nicht kann. In sich so viel aufspeichern, ansammeln lassen von Überzeugungen, dass er wirklich überzeugt ist, dann weiß auch er, dass

Gott ihm so weit geholfen hat. Ich führe ihn nur, ich halte nur die Verbindung zu Gott, und er wird so viel von Gott empfangen. Und dass er sich wirklich von all dem überzeugen kann, was Gott ihm schon gegeben. Und dass er dann frei und offen zu jedem Menschen, zu der ganzen Menschheit danach sprechen kann, von dem er sich selbst überzeugt hat. (26.12.1958)

(13) Und das, was ich bin, wozu ich hier bestimmt bin, das will ich den engsten Freunden mit auf den Weg geben, damit sie es übernehmen und all den weiteren Nachkömmlingen, all den weiteren Menschen, die noch auf dieser Erde auch ein Leben von Gott geschenkt erhalten, dass auch sie von dieser Lehre nicht was, sondern das erfahren, was für sie hier in diesem ihrem Erdenleben von Gott bestimmt ist. Aber solange das nicht richtig aufgenommen wird, solange der Mensch nicht das Richtige, die Reinheit, die Gottheit erfasst hat, solange wird dieses nicht möglich sein. Und daher soll er es von Grund auf nicht erlernen, sondern richtig erfahren. Er soll die Erfahrungen selbst sammeln, er hat die Pflicht, sich selbst zu überzeugen. (26.12.1958)

Jeder formt sein eigenes Schicksal

(1) Jeder Mensch bringt schon sein Schicksal mit auf die Welt. (handschriftlich)

(2) Was der Mensch sät, das wird er ernten. Dies bedeutet: Alles, was ein Mensch in Worten oder durch die Tat aussendet, wird zu ihm zurückkehren. Er wird empfangen, was er gibt. (handschriftlich)

(3) Dein Schicksal bist du selbst! Jeder Mensch formt sich durch sein Denken, Sprechen und Handeln sein Schicksal selbst, im Guten wie im Bösen. Was ist Schicksal? Ist es etwas, das von einer Gottheit uns auferlegt wird, dem wir aus unerklärlichen Gründen ausgesetzt sind, aus Gründen, die von uns nicht erforschbar sind, deren Folgen wir eben zu tragen haben, unschuldigerweise, ungerechterweise und für uns unverständlich? „Warum legt Gott gerade mir so Schweres auf?", so fragt man sich und fragt andere: „War ich nicht immer recht?" „Wenn Gott (es) so will, so muss ich es eben tragen. Er wird schon wissen, warum es mir auferlegt ist", so sagt der andere. Der Dritte gar, der schimpft und hadert und ist böse auf Gott und die Menschen. Soweit es uns gut geht, könnten wir uns leicht mit dem Gedanken befreunden, dass wir unser Schicksal selbst erwirken. Kommen aber Sorgen, Krankheit, Leid und Elend, dann suchen wir bestimmt die Ursache nicht bei uns selbst. Wir suchen bei anderen, beim Zufall und zuletzt bei Gott.

Aber es ist eine Gewissheit, dass das Schicksal nichts Zufälliges ist, nicht von außen kommt, von anderen Menschen oder gar von Gott. Schicksal kommt aus dem Menschen selbst, aus uns selbst, ob es ein gütiges oder ein böses Schicksal ist. Schicksal ist die Auswirkung von Ursachen, die in uns selbst liegen, die von uns selbst ausgehen. Und wie sie in uns selbst liegen und von uns ausgehen, darüber wollen wir sprechen. Seht, jeder Mensch kann handeln wie er will; er kann sprechen, was er will und er kann denken, was er will. Er ist frei im Tun, im Sprechen und im Denken, ganz frei Gutes oder Böses zu tun, Gutes oder Böses zu sprechen, Gutes oder Böses zu denken. Er kann es seit seiner frühesten Jugend tun und bis ins hohe Alter; er kann es bei Tage oder bei Nacht tun, im wachen Zustande oder im Traume. Immer steht es ihm frei, jede Minute des Tages und des Lebens.

Diese drei Dinge, das Tun, das Sprechen und das Denken, die sind es, die sind der Grund, die Ursache unseres Schicksals, und das Gute oder Böse ist es, das dieses Schicksal gut oder böse gestaltet. Wie der Widerhall, so kommen unsere Taten, unsere Worte und unsere Gedanken wieder auf uns zurück und gestalten das, was wir unser Schicksal nennen. Es ist wie in einer Kette, (in der) ein Glied an dem anderen hängt. So fest hängen Ursache und Wirkung aneinander gekettet. Oft folgen sie sich wie das Echo dem Rufe; oft ist die Ursache längst in Vergessenheit geraten, wenn die Wirkung spürbar wird. Aber die Ursache ist vorausgegangen, war da, sonst könnte keine Wirkung sein. Der Mensch lebt sich durch sein Leben selbst hindurch, seine Freiheit zu Gutem oder zu Bösem nutzend, und schafft so sein Schicksal. Das Gute in Taten, in Worten und in Gedanken (wirkt) und das Böse in Taten, in Worten und in Gedanken wirkt. Und es ist nicht so, dass das Böse durch das Gute ausgeglichen wird. Jedes wirkt für sich und wirkt sich voll aus und formt das Schicksal des Menschen.

Das, was ich sage, ist nichts Neues! Die Religionen sprechen davon, dass Gutes belohnt und Böses bestraft wird. Sie sprechen davon, dass ein Gericht sein wird und eine Vergeltung. (...) Aber dieses Gericht und die Vergeltung, die erfolgen nicht nur nach dem Tode, und nicht Gott ist es, der uns richtet! Durch unsere guten oder bösen Taten, unsere guten oder bösen Worte, unsere guten oder bösen Gedanken schaffen wir die Ursache und schaffen wir das Gericht. Das Gericht, das ist unser Schicksal, nicht aus Gott, sondern nur aus uns selbst wirkend! Durch gute Taten, Worte und Gedanken werden wir ein gütiges Schicksal, durch böse Taten, Worte und Gedanken ein böses Schicksal erwirken. Nun werden viele fragen: „Was ist gut, was ist böse?" Sie fragen mit dem gleichen Rechte, wie Pilatus einst Jesus fragte: „Was ist Wahrheit?" Man könnte ein ganzes Lexikon aufstellen über Gut und Böse und es wäre doch noch unvollständig, nicht vollkommen und nicht richtig. Es gibt aber eine Regel, die (...) immer

richtig ist: Höre in Stille auf dein Gewissen! Horche ganz abgeschaltet auf dieses, dein Gewissen, abgeschaltet von dem Tun um dich, abgeschaltet von den Worten um dich und abgeschaltet von den Gedanken um dich. Horche in dich hinein und lasse dein Gewissen dir sagen, was gut ist und was böse ist, und dieses Gewissen wird dir antworten. Und wie diese Antwort sein wird, so lasse es gelten, so ist es allein wahr, denn dein Gewissen, das ist deine Seele und deine Seele ist göttlich, ist Gott in dir. Sie wird sich öffnen, wie die Blume in der Sonne, wenn es Gutes ist, und wird sich verschließen, wenn es Böses ist. Das übe und sorge, dass die Blume offen ist, dass sie das Licht sehen und genießen kann. So wird ein gutes Schicksal gestärkt oder ein böses Schicksal geschwächt werden. Denn dieses Üben und dieses Sorgen schafft das Böse aus uns und bringt das Gute in uns, und dieses Gute, das ist unsere Gesundheit, ist Gnade, gesund sein zu können.
(Oktober 1955, Zeitung „Okkulte Stimme“)

Reinkarnation

(1) Solange einem Menschen sein vorheriges Leben noch unbekannt ist, kann er durch einen unbefangenen Neubeginn seine Schuld leichter gutmachen, als wenn er die geistigen Ursachen kennt, weshalb er gerade dieses Schicksal durchleben, und ausgerechnet mit jenen Menschen zusammen sein muss. (Alfred Hosp, „Kräfte des Geistes", Eigenverlag, S. 212)

(2) Die Erinnerungen an frühere Erdenleben sind dem Menschen nicht genommen worden - nein! Der Mensch hatte das in dem vorherigen Leben nicht so in sich gefestigt. Er hat nicht so fest daran geglaubt, und er hat das wieder verloren. Es ist ihm nicht wieder in Erinnerung gekommen. Er hatte das nicht in diesen seinen heutigen Körper hineintragen können, um dieses seinem Bewusstsein zu übergeben. Daher ist er unwissend geblieben. Daher sage ich: von nun ab wird es ernst, ihr müsst es nur richtig verstehen. Und so ihr das Gute jetzt beherzigt, werdet ihr es immer bei und auch in euch tragen. Und so wie der Wechsel des Körpers vorkommt, werdet ihr das immer wieder mitbekommen und später in einem anderen Erdenleben, wenn ihr wieder mal auftaucht in einem noch sehr jungen Körper, werdet ihr so viel Gutes, Wahres von euch geben, dass jeder Mensch darüber sprechen wird und auch sagen wird: „Das ist ein Wunderkind." Wohl verstanden! Der hat das mitbekommen, der hat es in dem vorherigen Leben in sich zu festigen gewusst, und das ist das Wichtigste. Und deswegen soll es jetzt ernst werden, ihr sollt zur wirklichen Tat übergehen und sollt wirklich das tun, was ihr hier zu tun habt, sonst ist das vergeudete Zeit: Ihr könnt immer wieder zur Erde kommen, immer wieder einen anderen Körper haben, und immer wieder wisst ihr von nichts, immer wieder müsst ihr von vorn anfangen. (26.12.1958)

(3) Jeder Mensch, der eine bestehende Belastung während seines gegenwärtigen Lebens nicht überwindet, weil er keine innerliche Trennung vom Unguten durchführt, wird immer wieder mit dem gleichen Übel konfrontiert, das mit jeder neuen Verkörperung hartnäckiger und unangenehmer werden kann. Das Einzige, was

einen solchen wahrlichen Teufelskreis beendet, ist der Wille zur Umkehr und zur seelisch-geistigen Befreiung. (...) Wenn es einem Menschen vor seinem Heimgang gelingt, sich innerlich von allen Belastungen zu befreien, das heißt, wenn er einfach loslässt und sich der Gnade Gottes übergibt, dann bleibt alles Ungute zurück (...). Das aber ist die größte und dauerhafteste Heilung, denn sie wirkt sich auch in allen künftigen Leben heilbringend aus. (Alfred Hosp, „Kräfte des Geistes", Eigenverlag, S. 244)

(4) Auch ein in totaler Abgeschiedenheit lebender, seelisch-geistig hochstehender Meister muss nochmals wiedergeboren werden, um im normalen Zusammenleben mit fehlerhaften Mitmenschen, all das in selbstloser Liebe zu verwirklichen, was einst (...) als göttliche Wahrheit erkannt wurde. Nur ein Mensch, der im täglichen Leben allen Versuchungen widersteht und sich durch nichts, aber auch gar nichts, aus der göttlichen Ruhe bringen lässt, kann sich von allen Bindungen lösen und ist erst dann auch wirklich erlöst. (Alfred Hosp, „Kräfte des Geistes", Eigenverlag, S. 240)

Der freie Wille des Menschen

(1) Diesen Willen hat Gott Ihnen belassen - einen freien Willen -, Sie können selbst entscheiden. Aber haben Sie jetzt den Willen! So dieser Ihr Wille gleich gut abgestimmt ist mit dem göttlichen, mit dem Willen Gottes, dann sind Sie schon auf dem richtigen Weg. (04.12.1958)

(2) Will der Mensch gut, so hilft ihm Gott; will er bös, so hilft ihm Satan! (handschriftlich)

(3) Der Mensch handelt nach seinem Willen. Wie der Wille, so der Gedanke. Der Gedanke bewegt den Menschen zur Tat. (handschriftlich)

(4) Der Wille im Leben ist in allem die Voraussetzung. (handschriftlich)

(5) Ich bin, was ich will, nicht umgekehrt. (handschriftlich)

(6) Ein Denkfauler ist weiter nichts als nur - Sie würden sagen - ein energieloser Mensch. Ich würde deutlicher sagen: Er ist ein willensschwacher wie lust- und liebloser Mensch, alleine schon deshalb, weil er nach seiner eigenen Bildung durch sein Milieu, aus dem er hervorgegangen ist, nur für all die Dinge Verständnis aufbringt, wie er sich sehr gut auf seine Art und Weise durch das Leben schlängelt. Leider trifft dieses deshalb bei den meisten Menschen zu. (handschriftlich)

(7) Eltern sagen: „Das Kind muss gehorchen, das Kind hat das zu tun, was ich bestimme, wie es hier bei uns in der Hausordnung ist. Das Kind muss so sein, wie ich es will, das Kind muss so werden, wie ich es will“, (...). Ja, das sind die leiblichen, das sind die irdischen Eltern. Oh, die verlangen sehr viel, die sind sehr hart und zum Teil daneben noch sehr ungerecht. Und jetzt, wie ist Gott zu uns? Gott, der unser Vater ist, hat uns so vieles mitgegeben. Wir hatten alles in uns. Ich habe es noch, ich habe mich um das Natürliche, um das Göttliche nicht bringen lassen. Deswegen

gehorche ich keinem, deswegen höre ich auch auf keinen Menschen. Aber Gott hat es jedem Kind schon beigegeben, das ist das, was ich zuvor sagte, das brauchen Sie dem Kind gar nicht zu sagen. Die Eltern haben es darum gebracht und haben es nur umerzogen. Glauben Sie, liebe Freunde, dass es Gott selbst nicht weh tut, dass der Mensch um seinen Willen gebracht, den Gott jedem Menschen gegeben hat? Und Gott will keinen Menschen, keines Seiner Lebewesen, um seinen Willen bringen. Aber die Eltern, die haben es getan. Ihre Eltern haben es an Ihnen getan, Sie haben es übernommen - menschenhörig -, Sie haben das Ihren Kindern wieder übertragen. Und Ihre Kinder werden das wieder ihren Kindern übertragen, und so führt das weiter von Generation zu Generation. (05.10.1958)

(8) Will der Mensch nicht frei sein? Aber er wurde ja von vornherein um diese seine Freiheit, die Gott ihm gegeben hat, gebracht, von Menschen, die unwissend sind, die nur in dem Glauben lebten, dieses, das und jenes müsste so sein, er hat sich danach zu fügen. Da ist er menschenhörig geworden, und daher konnte er nicht mehr auf das hören, was Gott ihm zu sagen hat. Und daher stand er auch nicht mehr in der göttlichen Führung. Da wurde er schutzlos. Da wurde er rechtlos. Bestimmt wurde er viel des Guten los. (handschriftlich)

Entscheidung zwischen Gut und Böse

(1) Verkennen und vergessen Sie nicht, Freunde, dass der Mensch zwischen Gut und Böse lebt. Dazwischen lebt er: da das Gute, da das Böse, zwischendrin ist der Mensch, er entscheidet. Wenn er zu schwach ist, verfällt er dem Bösen, fällt er herab. Dann kann er diesen Weg, der aufwärts führt, nicht gehen, da mangelt es an Kraft, er fällt ab, fällt dem Bösen in die Arme und ist ihm dann ausgeliefert. Wenn da nicht eine rettende, eine helfende Hand kommt und ihn da herausreißt, ist er verloren für eine schöne Zeit. Er wird dann dem Bösen dienen müssen. Wer aber erkannt hat, (...) dass das Böse Sie, dass das Böse Ihren Körper herabgewürdigt, dass Sie das Stimmrecht über Ihren Körper verloren, dass Sie mit Ihrem Willen Ihren Körper nicht mehr bestimmen konnten, weiß, dass es hier an Kraft fehlt, der Willenskraft; denn zu dem Willen gehört auch die Kraft. Es gibt zwei Quellen: die böse ist die abbauende, die gute die aufbauende. Zu welcher Sie jetzt den Anschluss haben, darauf kommt es an. Hier wird Ihnen die Hand gereicht, hier werden Sie wirklich geführt, hier haben Sie sich selbst zu überzeugen, hier sollen Sie nicht leichtgläubig sein, hier haben Sie all das zu tun, was Sie sich selbst schuldig sind! Und dann werden Sie glauben, dann sind Sie kein leichtgläubiger Mensch mehr! So der Mensch aber, der das Böse erfahren hat, mit dem Bösen nichts gemein haben will, dann soll er sich lossagen, dann hat er selbst entschieden, hier spricht sein Wille. Gottes Wille ist bestimmt, Gott will, dass dem Menschen geholfen wird, so er erkannt hat, dass das Böse ihn herabgewürdigt - Gott hilft ihm, Gott führt ihn, und Gott verzeiht auch. (05.10.1958)

(2) Zwei Herren können Sie nicht dienen. Nicht auf der einen Seite dem Bösen und auf der anderen Seite Gott! Und dazwischen sind Sie ein Heuchler, ein Lügner, ein Betrüger - Sie sind nicht einmal ehrlich zu sich selbst. Dieses alles müssen Sie ablegen, all das - ich sage es noch einmal -, all das, was Sie bisher in diesem Erdenleben als böse empfunden haben, müssen Sie ganz beiseite

stellen. Sie müssen dem Bösen den Rücken kehren. Sie müssen den anderen Weg gehen. Und daher rufe ich Sie auf zur großen Umkehr! Gehen Sie den Weg, so wie er Ihnen von Gott - uns allen durch Christus - bestimmt ist. (04.12.1958)

(3) Alle, die zwischen Gut und Böse leben, die haben noch die Chance; diese Chance sollten sie nützen. Dieses geschieht (...) erst dann, wenn der Mensch sich selbst zur Ruhe bewegt. Denn das muss er zuerst tun: die Unruhe von sich schütteln, die Unruhe erst gar nicht aufnehmen, sondern nur eines: die Ruhe aufnehmen, sich zur Ruhe bewegen, sie in sich selbst aufnehmen, und dann wird er nicht nur ein gutes, ein wohlwollendes Gefühl erhalten, sondern dann wird er die guten Gedanken, die Gedanken aus der guten, aus der göttlichen Gedankenquelle aufnehmen. Denn er müsste es letzten Endes doch auch wissen - denn er hat das Böse kennengelernt, er hat es gekostet, er hat es wahrgenommen am eigenen Körper, (...) in seiner eigenen Umgebung, er hat es an vielen wahrgenommen -, er kann heute schon sehr gut unterscheiden, was gut und was böse ist. Und gerade darauf kommt es an! So er sich dann ein Versprechen gibt - das Versprechen, das der Mensch sich selbst gibt -, hat er es nicht sich, sondern schon Gott gegeben. Das muss er wissen, das muss auch jedem Menschen so gesagt werden. (...) Und so er sich selbst ein Versprechen gibt, wie ich schon sagte, hat er Gott ein Versprechen gegeben, zu diesem Versprechen muss er zeit seines Lebens stehen. Aber nur bei dem geringsten Zweifel fällt er wieder ab, und er muss immer wieder von vorne beginnen. Er kann noch so viel Gutes erfahren, er kann noch so viel Gutes schon im Leben getan haben, er schenkt dem Bösen einmal Gehör, er lässt sich verlocken, er lässt sich verleiten; er weiß von so vielem nicht, ob es falsch oder richtig ist, und er zweifelt das vorherige Gute an (...) und sagt: „Es könnte doch so sein." Also damit hat er das Gute angezweifelt, und damit verfällt er schon dem Bösen, damit hat das Gute bei ihm aufgehört, und von da ab drängt in ihn das Böse hinein, und daher ist er von hier ab dem Einfluss des Bösen ausgesetzt. Und dadurch verliert er den wirklich guten, den göttlichen Schutz. Dann wundert er sich hernach und sagt: „Ja, wie ist denn das möglich! Also stimmt es doch, was mir einst mal einer vor drei, vier, fünf, sechs, sieben,

acht, neun, zehn oder wie vielen Jahren gesagt hat!" Das ist so, ja, das hat der Mensch sich dann selbst zuzuschreiben, weil er sich wieder dem Bösen hingegeben, dann stimmt es auch. Denn es stimmt, dass das Böse existiert, das müsste ja jeder von sich selbst auch schon wissen. Nun, wer das jetzt so weiß und wer sich von diesem so weit überzeugt hat, der weiß dann letzten Endes auch, zu wem er gehört. Gutes zu empfangen, heißt, wie er es empfindet, wie er das Gute beherzigt und wie er zum Guten, wie er zu Gott steht. (26.12.1958)

(4) Der Böswillige sucht das Gute. (...) Das Böse wird vom Guten angezogen. Dagegen das Gute vom Bösen. Das heißt: Ein Böswilliger sucht das Gute, um es als Erstes zu vernichten. Hier gewinnt der Stärkere! Umgekehrt sucht der Gutwillige das Böse zu beseitigen. Der Böswillige braucht das Gute, er verfällt sogar einer Sucht: Als erstes wird er das Gute zu vernichten suchen, ist aber das Gute in einem stärkeren Maße vorhanden, ist das Böswillige bezwungen. (handschriftlich)

(5) Wenn jemand geschwächt oder gar infolge von Alkoholgenuss in seinen Entschlüssen beeinträchtigt ist, so wird es ihm unmöglich, sich gegen das Ungute zu wehren. (Alfred Hosp, „Kräfte des Geistes", Eigenverlag, S. 126)

(6) Das Böse lässt nichts fehlen und setzt alles daran, um immer wieder Menschen daran zu hindern, dass sie ja nicht den guten Weg einschlagen, und erst recht, dass sie diese Hinderungen wahrnehmen und dass sie zu guter Letzt doch den Mut und die Kraft verlieren, dass sie dann den Gedanken gar nicht mehr dazu aufnehmen, diesen Weg noch weiter zu gehen. Ich könnte sagen, sie sind feige, mutlos, ratlos, tatlos, sie sind kraftlos geworden. Nicht wahr? Denn das Böse bringt sie um die gute Kraft. Wehe dem, der unter dem Einfluss des Bösen steht! Wohl dem, der sich aber dem Guten hingibt, wie er das Gute schon als gut empfindet und wie er glaubt, dass er auch dem Guten dient, dienen darf. Das ist mehr als Glück, das ist ein Segen Gottes. Denn der Mensch hat sich dann schon verdient, dass er dem Guten, dass er Gott dienen darf. (26.12.1958)

Vom Bösen lösen

(1) Wenn hier viele Katholiken unter Ihnen sind, ist Ihnen das nicht unbekannt: Ehe Sie die heilige Kommunion empfangen, müssen Sie in den Beichtstuhl, wo ein Geistlicher ist, und diesem Geistlichen die Sünden beichten, all das, was Sie als Sünde empfunden haben, all das, was Sie Schlechtes getan oder auch nur gedacht haben. Und wenn Sie damit fertig sind, wird er immer wieder fragen: „Ist nicht noch etwas anderes, haben Sie nicht noch diese oder jene Sünde begangen?" Er lässt nichts unversucht, Sie an Einzelheiten zu erinnern. Und dann, wenn Sie fertig sind, dann sagt er: „Zur Buße beten Sie dieses oder jenes Gebetchen", oder was weiß ich, wie viel er als Buße auferlegt. Es kommt immer darauf an, wie viele Sünden Sie als kleiner Mensch, oder richtig gesagt, wie viele große Sünden Sie als kleiner Mensch begangen haben. Und wenn Sie diese Buße getan haben, so können Sie daraufhin die heilige Kommunion empfangen, aber nicht früher. Und Sie müssen nüchtern bleiben, das heißt, Sie dürfen vorher nichts gegessen haben. In meiner Heimat sind wir abends oder tags zuvor zur Beichte und am nächsten Tage zum Empfang der heiligen Kommunion gegangen, durften aber ab der zwölften Nachtstunde keine Nahrung aufnehmen, nicht einmal trinken, sondern mit einem ganz nüchternen Magen zur Kirche gehen, um die heilige Kommunion empfangen zu können. Und dann fühlte der Mensch sich wieder wie neu geboren, er war frisch, frei, er konnte wieder jedem Menschen in die Augen sehen und sagen: „Gott sei Dank, dass ich diese Sünde, dieses Laster wieder loswerde."

Aber es gibt auch Menschen, die sich dies zur Gewohnheit machen. Ich kenne Menschen aus meiner Heimat, die tagtäglich dasselbe wiederholten. Es gibt auch Menschen, die nur wöchentlich einmal, monatlich einmal, auch im Jahr nur einmal gehen. Welche sind jetzt die besten? Ich sage nach wie vor: einmal - und das müsste genügen! Aber wer es nicht lassen kann ...! Da der Mensch ja nur Mensch ist und leicht verführt wird, verführt zum Bösen, dann aber seine Sünden bekennt, sie bereut und die heilige Kommunion, das heißt die Heilung empfängt, der ist geheilt. Wenn er das Bestreben hat, ein guter Mensch zu bleiben, dann ist es gut, wenn nicht, dann muss er dasselbe wiederholen.

Jetzt vergleichen Sie bitte das mit dieser Heilung. Sie müssen seelisch vorbereitet sein, denn all Ihr Leiden ist seelisch bedingt! (31.08.1950)

(2) Der Mensch muss, um das wahre Göttliche zu erhalten, seelisch darauf vorbereitet sein. Ich greife zurück. Wenn Sie die heilige Kommunion empfangen wollen, müssen Sie sich von all Ihren Sünden frei machen. Sie müssen zur Beichte gehen, Sie müssen dem Geistlichen Ihre Sünden beichten, all das Schlechte, was Sie im Leben begangen haben. Und er legt Ihnen eine Buße auf - genauso hier das Warten - und dann können Sie erst die heilige Kommunion empfangen. Ich weiß aber, wenn der eine oder andere nicht alle seine Sünden gebeichtet hat, so wird er unruhig. Und der Mensch verfällt dadurch in ein seelisches Leid. Es gibt ja auch Menschen, die sich sagen: „Wenn ich nicht anders kann, dann gehe ich eben jeden Tag zur Beichte und zur heiligen Kommunion, oder ich gehe alle Woche oder alle Monate.“ Viele beichten auch einmal im Jahr, denn es summiert sich doch (...), was der Mensch tatsächlich, ob er es wollte oder nicht, an schlechten Taten ausgeführt. Aber im Jahr einmal ist schon ganz schön, da macht er sich immer wieder frei von all diesem Schlechten, von all seinen Sünden. Genauso wie ein Haus, das jeder Witterung ausgesetzt ist, auch immer wieder aufgefrischt werden muss, um es zu erhalten. Die Kleidung genauso, die Wäsche, alles, was der Mensch sich auf dieser Erde geschaffen - er erneuert es, er erfrischt es, er versucht, es immer wieder neu, sauber zu erhalten. Aber an sich selbst, an seinen eigenen Körper, an sein Inneres hat er noch nicht gedacht. (...) Das ist das Äußere, aber das Innere, was darunter ist, ist meistens nebensächlich. (...) Besser ist ja, wenn der Mensch sich von vornherein gleich sauber hält. Ich sage nach wie vor: Wie sich jeder bettet, so schläft er. Das Äußere macht es nicht, das Innere ist es. (19.09.1950)

(3) Machen Sie sich jetzt frei von all dem Schlechten, und nehmen Sie das Gute auf, das hier die Heilwelle ist, nicht die menschliche, sondern die göttliche. Machen Sie sich frei von all dem Schlechten, und fühlen Sie, was in und an Ihrem Körper vorgeht. Es ist nicht meine Schuld, wenn Sie nicht empfangen, es ist nicht

meine Schuld, wenn Sie nicht gesund werden, es liegt an jedem Menschen selbst! Genauso wie ein Mensch noch unvorbereitet ist, wenn er die Absicht hat, die heilige Kommunion zu empfangen, und er hat nicht alle Sünden gebeichtet, so macht er sich selbst Vorwürfe. Wenn er den Mut aufbringt, so läuft er nochmals zur Kirche, um die Sünden, die er vergessen oder absichtlich nicht gebeichtet hat, noch zu bekennen. Er macht sich davon frei. Und hier muss er es auch! (31.08.1950)

(4) Wenn Sie glauben, dass Sie sich gereinigt, dass Sie das Schlechte abgeworfen haben, dann nehmen Sie das Gute auf. Das Gute geht nur da hinein, wo das Schlechte entfernt ist. Überlegen Sie: Das, was ich Ihnen gebe, sind praktische Beispiele, die Ihnen täglich vor Augen kommen - dann haben Sie alles. Wenn ein Bekleidungsstück schmutzig wird, muss es gereinigt werden; alles wird gereinigt, nur hat der Mensch nicht daran gedacht, sich selbst zu bereinigen. An alles hat er gedacht, alle Achtung! Der Mensch hat auf dieser Erde viel geschafft, nur an sich selbst hat er nicht gedacht. Das Äußere rein und sauber zur Ansicht, nur den Körper von außen, aber nicht von innen zu bereinigen. Dazu ist er noch nicht gekommen. Den Geist, den der Mensch hat, seinen Geist und sich von allem, was er sieht und hört, was schlecht ist, (...) frei zu machen, daran hat er noch nicht gedacht. (31.08.1950)

(5) Ganz ablassen müssen wir von dem Satanischen, wie es den Menschen bis heute schon mehr oder weniger in Fleisch und Blut übergegangen ist. (19.09.1950)

(6) Ich glaube, dass wir uns richtig verstanden haben, und ich glaube, dass Sie jetzt das Gute für sich beherzigen werden, denn das will aufgenommen werden. Nur dann findet die Aufnahme statt, wenn Sie sich wirklich vom Bösen endgültig lossagen. (03.10.1958)

(7) Ich habe mit dem Bösen nichts gemein! Und ich werde auch nicht mit denen in einen Bund treten, werde mit dem auch keinen Pakt abschließen - im Gegenteil! Und daher rate ich all meinen Mitmenschen immer wieder an, sich von dem Bösen zu

lösen, so dass sie mit dem Bösen nichts mehr gemein haben. Dann ist gut! (05.10.1957)

(8) Wie viele Menschen es doch so abzutun wissen, indem sie von sich aus behaupteten und heute noch behaupten, sie seien ein gläubiger Mensch, sie beten, sie seien ein Christ, und sie haben immer geglaubt, und sie haben zu Gott gebetet, und Er hat sie nicht erhört, und sie sind von dem Übel nicht frei geworden. Nein, Freunde, Sie müssen sich von dem Übel abwenden! Sie dürfen sich niemals mit dem, das Sie als Übel empfinden, abgeben. Und dürfen sich auch nicht mit dem Übel abfinden, indem Sie gleichgültig werden, wie viele doch gleichgültig geworden sind: „Da ist nichts mehr zu machen, da ist nicht mehr zu helfen. Ich werde so langsam dahinsiechen, es kann mir kein Mensch mehr helfen." Er sagt nicht von sich aus, dass Gott ihm helfen kann, ihm helfen wird. Wenn er den ersten Schritt zu Gott tut, damit wird ihm geholfen. Er, der Mensch, muss sich Gott nähern, er muss den Weg gehen, den Christus uns an- und auch aufgezeigt hat. Wir müssen Ihm folgen; der Mensch muss alles dazu tun. Tun heißt, zur Tat übergehen; sich nicht nur mit eigenen Worten trösten oder womöglich mit Worten Ihrer Nächsten trösten lassen; und sich nur in einen Glauben versetzen, dass Sie von sich aus sagen, dass Sie glauben, aber dieses Wort „Glauben" niemals in die Tat umsetzen. (04.12.1958)

(9) Vergessen Sie nicht, wenn Sie die Äpfel von einem Baum pflücken, so sind sie nicht alle gleich reif, genauso ist es bei Menschen. Der eine hat die Reife früher, der andere später. Und die Reife muss er erst haben, um empfangen zu können. Die Krankheit muss erst abgeladen werden, um für die Gesundheit Platz zu machen. Werfen Sie das Satanische ab und nehmen Sie, wenn Sie gut, glücklich und zufrieden leben wollen, das Göttliche an! (19.09.1950)

(10) Aber Ursache jeder Krankheit ist immer das Böse, das der Mensch aufgenommen hat und wenn Sie diese Unordnung beseitigen, müssen Sie in sich Ordnung schaffen. Sie müssen sich vom Bösen befreien; von jedem bösen Gedanken lossagen. Erst

dann können Sie das Gute empfangen und die Ordnung kommt wieder zustande. Es ist nicht leicht, sich von etwas zu befreien, was jahrelang den Körper belastet hat. Aber wenn Sie wollen und davon in Ihrem tiefsten Innern überzeugt sind, so kann dies augenblicklich geschehen. Ich betone jedoch nochmals: Die Reinigung muss gründlich sein! Ich will Ihnen das an einem Gleichnis erklären: Angenommen, Sie wollen klares, reines Wasser in (ein) Gefäß gießen. Soll dieses Wasser rein bleiben, so muss auch das Gefäß rein sein. War in diesem vorher Milch und befindet sich auch nur noch ein Tropfen drin, so wird das ganze klare Wasser trübe. Also muss man den früheren Inhalt zuerst ausgießen, dann das Gefäß gründlich waschen und mit einem sauberen Tuch austrocknen, damit auch nicht der geringste Geruch an die alte Flüssigkeit erinnert und so die neue, kostbare verunreinigt und verdirbt. Sehen Sie, so gründlich müssen Sie das Böse aus Geist und Körper verbannen. Dann erst kommt die göttliche Kraft voll zur Wirkung und kann Ordnung schaffen. Seien Sie also noch aufmerksamer und noch strenger mit sich selbst! (Alfred Hosp, „Kräfte des Geistes“, Eigenverlag, S. 226)

(11) Sie können nichts empfangen, wenn ich Ihnen etwas in die Hand legen will und Sie haben die Hand voll, und das, was Sie drin haben, ist schlecht. Wenn Sie das nicht abgeben, kann ich Ihnen das Gute nicht geben, dann fällt es auf den Boden, und Sie haben es nicht erhalten. Es nützt auch nichts, wenn ich Ihnen dieses Geschenk, das zu erhalten Sie gekommen sind, die Gesundheit, (...) vermitteln will, und Sie haben das Alte, das Schlechte, die Krankheit nicht abgelegt. Sie sollen rein werden, Sie sollen gut werden! (22.09.1950)

(12) Ich ersuche Sie doch laufend, dass Sie jetzt baldmöglichst den guten Weg einschlagen und dass Sie die Treue erst mal zu sich selbst halten und dass Sie wirklich all das tun, was Sie sich selbst versprochen; und dass Sie auch an das glauben, was Sie für sich nötig haben; und dass Sie sich wirklich auch an das Versprechen halten, wenn Sie sich von dem Bösen lossagen, dass Sie sich mit dem Bösen, mit diesem Übel, nicht mehr vereinigen, sondern mit dem, was Sie wirklich zum Guten führt und was Ihnen auch

gut tut. Damit Sie dieses Gute und die Güte Gottes in sich aufnehmen und dieses dann auch weitergeben können an Ihren Nächsten. (03.10.1958)

(13) Jetzt müssen Sie allem Bösen aus dem Wege gehen, Sie dürfen das Böse nicht mehr in sich aufnehmen, Sie müssen sich ein Fleckchen aussuchen, wo Sie die himmlische, die göttliche Ruhe wieder aufnehmen können, so dass dadurch dann die Ordnung in Ihrem Körper zustandekommt. Sie müssen Ihrem Körper Beachtung schenken, Sie dürfen sich nicht mehr mit dem Bösen verbinden, vorerst von dem lossagen, wie Sie sich auch losgesagt, indem Sie sagten: „Hier habe ich ein Kämmerlein, hier bleibe ich, hier stört mich keiner!“ Und da nehmen Sie alles auf, und da nehmen Sie auch die Kraft auf, so dass hier die Störung aus dem Körper beseitigt wird. (05.10.1958)

(14) Das Böse wird sich zur Wehr setzen. Das Böse wird immer alles dazu tun, damit es nicht beseitigt wird; und das Böse ist so hinterlistig und weiß sich überall ein- und anzuschleichen. (04.12.1958)

(15) Ihr wart ja alle nicht so rein, und die meisten waren überhaupt nicht rein, sie waren nur unrein. Und ich habe sie von dem Unreinen so weit befreit, dass sie heute rein sein können. Gott geb's, und Gott gibt's, dass der Mensch auch immer zur Reinheit stehen kann. Es fragt sich nur, ob der Mensch es will. (26.12.1958)

(16) Letzten Endes haben Sie auch in dem Glauben gelebt, es käme hier auf den Gröning an. Nein, es kommt auf Sie selbst an, es kommt auf jeden Einzelnen an, (...) auf Sie, auf Ihre Nächsten, gleich, wer es sein mag. Wie Sie zum Guten eingestellt, wie Sie bereit sind, das Gute in sich aufzunehmen. Und ob und inwieweit Sie fest zu Ihrem Wort stehen, das Sie sich selbst geben, indem Sie sich selbst sagen: „Ich will ab sofort mit dem Bösen nichts gemein haben. Und ich will und ich werde an das Gute glauben, alleine schon deshalb, weil ich es nötig habe und vor allen Dingen sehr nötig habe auch für meinen Körper.“ Also muss der Mensch sich an dieses sein gegebenes Wort halten. Er selbst ist

so geschaffen, dass er die göttliche Sendung empfangen kann. Meine lieben Freunde, wenn Ihnen dieses alles nicht genügen sollte, dann nehmen Sie die Bibel zur Hand, nehmen Sie die Heilige Schrift. Studieren Sie sie nicht nur; nicht nur, dass Sie sie in Ihrem Hirn aufnehmen, nein, beherzigen Sie das Gute, beherzigen Sie das, was Sie daraus als gut schon empfinden. So Sie es bejahen, sind Sie schon auf dem rechten Weg. (04.12.1958)

(17) Willst du das Glück dir erringen, dann musst du das Böse bezwingen. (handschriftlich)

Die Arbeit an sich selbst

(1) Jeder ist seines Glückes Schmied, denn was der Mensch sät, wird er ernten! (07.11.1958)

(2) Überlegen Sie jedes Wort und jeden Satz, den Sie sprechen und jeden Gedanken, den Sie aufnehmen, ob er es würdig ist, aufgenommen zu werden! Und überlegen Sie alles ganz genau, ob Sie auch richtig gehandelt haben! Rufen Sie sich täglich selbst zur Ordnung, das heißt zu Gott! Rügen Sie sich selbst! (07.11.1958)

(3) Wer andere besiegen will, muss erst sich selbst besiegen. (handschriftlich)

(4) Willst du das Göttliche erleben, so musst du danach streben. (handschriftlich)

(5) Strebe nach dem Leben - Gott, Gott in uns. (handschriftlich)

(6) Christus, Sein Leben müssen wir erstreben. (handschriftlich)

(7) Was ein Mensch an bösen Gedanken und Gefühlen im Laufe der Jahre aufnimmt, ohne sie von sich zu weisen, das speichert er und gibt es dann später verstärkt in Form von bösen Worten und Taten weiter. Keiner wird nämlich seine Schwierigkeiten dadurch los, indem er sie verdrängt, also bildlich gesprochen, unter den Teppich kehrt. Im Gegenteil, der zugedeckte Dreckhaufen wird immer unangenehmer und störender, bis er schließlich alles andere überlagert. Also ist es unumgänglich, nicht nur die Wohnung zu säubern und den Schmutz aus ihr zu entfernen, sondern genauso gründlich, ja noch gründlicher die innere Wohnung rein zu halten. (Alfred Hosp, „Kräfte des Geistes", Eigenverlag, S. 175)

(8) Wenn der eine oder andere von Ihnen einen Fehler macht, so wollen wir ihm deswegen nicht böse sein, im Gegenteil. Durch jeden Fehler des anderen haben wir und er die Gelegenheit zu lernen und es besser zu machen, denn erst durch diesen Fehler

werden wir auf die Sache aufmerksam und können sie richtig erklären. Lernen Sie immer aus Ihren Fehlern und denen der anderen. Wir sind alle nur Schüler auf dieser Welt - auch ich - und ich lerne jedes Mal am meisten, wenn ich bei Ihnen bin. Ich ziehe aus jedem Fehler meiner Umgebung die Lehre. Seien auch Sie aufmerksam und beobachten Sie scharf, damit Sie einmal selbstständig unterscheiden können, was richtig und was falsch ist. Sie sollen nicht von mir abhängig sein. Ich kann ja nicht immer bei Ihnen bleiben und einmal werde auch ich diese Welt wieder verlassen. Auch dann müssen Sie weiterhin im Guten leben und müssen wissen, was Sie wollen. (Alfred Hosp, „Kräfte des Geistes", Eigenverlag, S. 228)

(9) Also, lernen können Sie nur an all dem, was Sie selbst an Fehlern begangen haben oder wie die Fehler von Ihren Nächsten begangen worden sind. (07.11.1958)

(10) Einen Fehler begehen und sich nicht bessern, das erst heißt einen Fehler begehen. (handschriftlich)

(11) Wer standfest ist, wer den wahren, göttlichen Glauben in sich festhalten kann, siegt! (31.08.1950)

(12) Wenn Sie aber ziellos durchs Leben gehen, dann gibt es ein Durcheinander, dann kann überhaupt nichts Gutes sein. (03.10.1958)

(13) Das anhaltende Gute überwindet das Böse. (handschriftlich)

Göttliche Prüfungen

(1) Jedem werden Aufgaben gestellt, genau wie in der Schule. Wenn man die Prüfung für die Volksschule bestanden hat, kommt die höhere Ausbildung und auch da gibt es wieder Prüfungen und Abschlussprüfungen. Diese werden von Menschen gestellt. Die Prüfungen des Lebens stellt uns kein Mensch, sondern Gott! Und je schwerer die Prüfungen ausfallen, je weiter ist man in der Schule des Lebens fortgeschritten; je weiter nähert man sich dem guten Ziel. Wohl dem, der aus jeder Aufgabe und Prüfung seine Lehre zieht und die Prüfung besteht und nicht wieder zurückfällt. (12.01.1959, Brief)

(2) Ich habe so oft in den Vorträgen, (...) diese meine Lehre jedem Freundeskreis kundgetan, dass ich nicht alleine geprüft (werde), sondern jeder geprüft wird, ohne dass er es weiß. Ich natürlich mit dem Unterschied, dass ich es weiß. (26.12.1958)

Gebot der Nächstenliebe

(1) Wer Gott liebt, hilft den Menschen. (handschriftlich)

(2) Der Mensch ist ein Geschöpf der Liebe. Was in der Liebe geschaffen, kann nur in der Liebe leben. (Liebe ist Gott.) Was du liebst, musst du dir erhalten. (handschriftlich)

(3) Liebe dich, dann deinen Nächsten. Kein Leben ohne Liebe. (handschriftlich)

(4) Gibt es einen Grundsatz, nach dem man sein ganzes Leben richten kann? Ja - die Nächstenliebe! (handschriftlich)

(5) Liebe deinen Nächsten mehr als dich selbst. (handschriftlich)

(6) Der Mensch darf nicht vom, sondern für den Menschen leben. (handschriftlich)

(7) Sie sollen wissen, dass Sie zusammengehören. Sie sollen Ihren Nächsten lieben wie sich selbst. Das ist mein Wunsch, das ist mein Wille, dass dieses geschieht. Sowie dieses geschieht, dass die Menschen wieder zusammenfinden, so wird diesen allen die Möglichkeit der Hilfe zuteilwerden. (27.08.1949)

(8) Das ist das Wunderbarste, das ist die größte Stärkung und das Schönste und Größte, was man einem Menschen schenken kann: das Vertrauen, der Glaube. Kein irdisches Gut steht höher (...). (26.12.1958)

(9) Sie sollen Mensch zu Menschen sein. Liebe deinen Nächsten wie dich selbst! Nicht gehässig sein, nicht falsch, niemandem etwas Schlechtes antun, Sie sollen alle gut sein, gut untereinander. Sie sollen wissen, dass Sie zusammengehören, ob arm oder reich. (27.08.1949)

(10) Das kann man schon als Mensch tun: seinen Mitmenschen, vorerst den nächsten, zu helfen. Wenn es jeder tut,

dann ist ja wieder der Friede auf Erden. Und wenn ein Land, das heißt ein Mensch oder hier eine Nation der anderen gegenüber nicht gehässig ist, dann haben wir auch den Frieden auf Erden. Und das ist alles, das ist viel, da brauchen Sie nicht in Zank und Streit leben, der zuletzt zu einer Schlägerei ausartet, Schlägerei im Kleinen und Krieg im Großen. (19.09.1950)

(11) Die Gehässigkeit kommt ja von dem einzelnen Menschen, indem er das nicht einmal leidet oder duldet, dass es seinem Mitmenschen besser geht. Er gönnt ihm, wie der Mensch immer sagt, nicht das Auge im Kopf. Das muss aufhören, das soll besser werden. Liebet euren Nächsten - ich sage nach wie vor - mehr als euch selbst! Mir ist ein Mitmensch immer lieber, ich selbst vergesse mich, ich denke nicht an mein Leben, ich denke an das Leben meiner Mitmenschen. (01.09.1949)

(12) Mein Grundsatz ist der: das Volk soll erkennen, dass wir Menschen unter uns die Pflicht haben, uns gegenseitig zu helfen. (Datum unbekannt)

(13) Liebe Freunde, so Sie Gutes nicht nur an sich selbst, sondern schon an Ihren Nächsten tun, das ist ein wirklich wahrer Gottesdienst. Dann werden Sie auch den Lohn Gottes empfangen. Glauben Sie es mir. Nicht herzlos sein, sondern nehmen Sie viel Gutes, nehmen Sie die Liebe Gottes in sich auf, dann sind auch Sie ein anderer. Dann haben Sie keine Sorgen und Nöte, im Gegenteil: dann sind Sie ein lebensfroh bejahender Mensch. Sie zählen sich dann zu den glücklichsten Menschen (...). Wie glücklich ist der eine und der andere, wenn er hier und dort mal einem Menschen das Leben gerettet, wie man sagt, als Lebensretter ausgezeichnet wird. Was für ein glückstrahlendes Gefühl hat dieser Mensch zeit seines Lebens in sich. (...) Wer schon einem geholfen hat, auch dem Allernächsten, ich frage Sie, war das kein Glücksgefühl für Sie? Wenn Sie (ihm) nur eine Bleibe verschafft (haben), wenn Sie nur einen Stuhl gegeben oder das, was er sich nicht kaufen konnte, wenn es ein Bett war oder (...) ein Bekleidungsstück, es war doch ein Glücksgefühl! (...) Aber um wie viel wäre es schöner und um wie viel wäre es größer, ich meine hier

das Glücksgefühl, wenn Sie mehr haben und mehr geben können. Und noch größeres Glück wird über Sie kommen, wenn Sie mit ihrem Nächsten teilen. (...) All diese kalten Herzen, liebe Freunde, müssen ja wieder erwärmt werden. Man muss seinem Nächsten sagen, dass wir alle das gleiche Geschöpf sind, wir alle nur von einem geschaffen sind, wir wirklich alle nur einen einzigen Gott haben, zu dem wir gehören und dem wir zu folgen haben. Der Mensch ist (...) lieblos geworden. Und gerade deswegen habe ich kurz den Krieg erwähnt, der die Not und das Elend herbeigebracht. Die Menschen sind erkaltet. Sie sind brutal geworden. Sie gehen, wie sie oft so sagen (...) über Leichen. Gott verlässt keine Menschen, nur haben Menschen Gott selbst verlassen! (...) Und daher sind sie lieblos geworden. Daher sind sie erkaltet. Daher haben sie so ein kaltes Herz. Sie haben weder das Empfinden noch das Gefühl für ihre Nächsten. (...) Die Not und das Elend ist heute am größten. Und jetzt kommt Gott und ruft sie. Er ruft sie zurück, er ermahnt sie zum Guten. Ja, er mahnt sie (...) das Liebevolle, das er jedem geboten hat, jetzt in sich aufzunehmen, (...). (06.10.1958)

(14) Helfen ist Liebe. (handschriftlich)

(15) Ich würde es begrüßen, wenn Sie sich restlos zur Verfügung stellten, damit Menschen geholfen und geheilt werden können. Dann hat das Elend nicht nur eines Volkes, sondern aller Völker, aller Menschen, mal ein Ende. (27.08.1949)

(16) Nichts ist zu schwer für den, der liebt. (handschriftlich)

Soziales Engagement

(1) Ich sage: helfen und heilen. Helfen auf allen Gebieten, auch in sozialer Hinsicht. (1950, Gespräch)

(2) Die Not war damals Anfang der 20er Jahre in Danzig sehr groß. Mit wenigen Kameraden habe ich da einen Jugendring gegründet, um durch Sammlung von Bekleidungsstücken und Nahrungsmitteln und Geldspenden den Ärmsten zu helfen. (1957, Zeitung „Neues Blatt", Folge 6)

(3) Meine Absicht liegt darin, die jetzt im letzten Krieg zerstörten Kirchen wieder aufzubauen, und, wo dringend notwendig, auch in den einzelnen Gemeinden neue Kirchen entstehen zu lassen. Auf der anderen Seite Menschen, die ihr Hab und Gut durch ihre Krankheit verloren haben, wieder ein neues Heim zu geben. Und deshalb wird es in Zukunft so aussehen, dass nicht ich persönlich, sondern mein Werk, und das ist der Ring, von dem Sie in nächster Zeit zu hören bekommen werden, Sammlungen am laufenden Band durchführen wird, das heißt dass Menschen, die es haben, hierfür Spenden geben, damit wir die armen Menschen, die Armen - bisher Kranken - auch unterstützen und ihnen helfen können. Und so bleibt es auch nicht aus, was auch dringend notwendig ist, dass Sachspenden angenommen werden. (17.10.1949)

Mitgefühl statt Mitleid

(1) Wenn Sie einen Maßstab anlegen, (...) machen Sie sich selbst eine Vorstellung, was Sie tun (erhoffen) würden, wenn Sie in dieser oder jener Lage wären. (19.09.1950)

(2) Wenn Sie immer wieder an einen Kranken denken, ihn bemitleiden, das geht bei ihm dann so in Fleisch und Blut über, dass er nur bemitleidet sein will. Auch viele erwachsene Menschen, die jahrelang ein Leiden gehabt haben, sehnen sich danach zurück, weil sie das eine vermissen, das „Bemitleidetwerden". (01.10.1949)

(3) Ein Kranker glaubt ein mitleiderregendes Gesicht zu machen, dann geht es. Menschen, die tatsächlich nur ein Mitleidsgefühl erwecken, weil ihnen dieses schon in Fleisch und Blut übergegangen ist, haben auch nicht mehr die Kraft, das heißt, sie sind von ihrem seelischen Leid bedrückt. Und ihre Umgebung ist die, dass sie, statt den Kranken zu stärken, diesen noch schwächt. Es bräuchte so vieles nicht zu sein. Nicht gehen lassen, wer sich gehen lässt, verfällt! (22.09.1950)

(4) Auch hier kann ich genügend Beweise stellen, dass, (...) wenn diesem Menschen das schon in Fleisch und Blut übergegangen war, sich nur bemitleiden zu lassen, man ihm dann auch nicht helfen kann, ihn auch nicht auf den guten, den gesunden Weg bringen kann. (12.10.1950)

Neid und Hass müssen aufhören

(1) Nie neidisch sein! Der eine hat und der andere hat nicht. Das Beste und Größte, was Reichtum ist, ist ja nicht das Geld, wie Sie dachten. Reichtum ist Gesundheit, Gesundheit ist alles, mehr als Geld. Und deswegen haben Sie keine Berechtigung, über den anderen Menschen, der etwas mehr Geld hat, zu sagen, dass er reicher ist. (27.08.1949)

(2) Bisher waren Hass und Neid nicht nur unter den Deutschen, sondern unter allen Völkern der Erde. Auch dieses muss einmal ein Ende haben. Ein Ende hat es erst dann, wenn jeder den Glauben zurückgefunden hat. Dann gibt es keine Gehässigkeiten unter ihnen, unter den Völkern der Erde. Und der Weltfriede ist dadurch gesichert. (31.08.1949)

(3) Wir wollen keinen Menschen verachten, wir wollen die Bruderliebe und vor allen Dingen die Schwesterliebe in uns aufnehmen und gut zueinander sein, wollen zu unserem Christentum zurückkehren, das viele Menschen seit Jahrzehnten verloren haben, wollen den Weg zu Gott zurückfinden! (09.09.1949)

Feindesliebe

(1) Was gibt uns die Veranlassung, überhaupt untereinander bösartig zu sein? Ich sage: Liebet eure Feinde! (17.10.1949)

(2) Das will ich Ihnen in der Hauptsache sagen, so Sie ihm, Ihrem Nächsten, böse sind, dann tragen Sie das Böse schon hier hinein. Darum bin ich keinem böse. Warum sind Sie ihm böse? Niemandem böse sein, Freunde! Böse sein heißt, dass Sie das Böse aufgenommen haben, das ist schon teuflisch. Davon lassen Sie in Zukunft ab! (05.10.1958)

(3) Ich möchte kein Menschenleben auf dem Gewissen haben, das könnte ich vor dem Herrgott nicht verantworten. Also bleibe ich auf dem guten Weg, und ich wünsche und hoffe, dass auch Sie diesen Weg einschlagen. (19.09.1950)

Jeder Krieg ist satanisch

(1) Wo Gott, da die Liebe - wo Satan, da die Kriege. (handschriftlich)

(2) Im Kleinen sieht es so aus: Erst der Neid, dann kommt Zank und Streit und dann die Schlägerei. Im Kleinen. Im Größeren sieht es auch so aus: Ein Land, nicht das Land, sondern die Menschen eines Landes sind neidisch auf ihren Nachbarn. Erst der Neid, dann kommt Zank und Streit, und dann kommt, im Großen gesehen, der Krieg. So weit ist der Mensch gekommen. Wenn man auch vom Frieden redet, es ist unmöglich, den Frieden herbeizuführen. Sie als Deutsche sagen: „Was habe ich mit dem Engländer, Amerikaner, Franzosen, Russen oder sonst irgendeinem Menschen zu tun? Das ist mein Feind." Sie sind so weit gekommen, es wurde Ihnen mitgegeben, diese Menschen als Feinde anzusehen. Nein, es ist nur Ihr Nachbar, nicht Ihr Feind! (22.09.1950)

(3) Krieg, Krieg, Zank und Streit, Not und Elend, und jeder Krieg bringt immer einen Haufen Krankheit mit sich. Und das ist die seelische Krankheit. Was Einzelne hier schaden, können sie nie mehr gutmachen. Die haben einen Blutrausch, wie es auf der anderen Seite auch noch Menschen gibt, die einen Goldrausch haben. Und durch den gehen sie in einen Blutrausch über. Arme Menschen! (31.08.1950)

(4) Das satanische Werk heißt Vernichtung - auch Krieg. (All das Göttliche zu zerstören.) Der Mensch zeigt ganz offen, dass er dem Satan verfallen ist. Der Krieg hat große Schäden hinterlassen, alle diese werden nach und nach beseitigt (siehe Häuser usw.); den Menschen aufzubauen, daran denkt keiner, und wenn, dann wird der Einzelne aufs Schärfste bekämpft. (handschriftlich)

(5) Der Krieg 1914/18 so auch 39/45 hat große Schäden hinterlassen. Der Mensch befleißigt sich auf allen Gebieten des Wiederaufbaus. Was Menschenhände geschaffen haben und was nun zerstört ist, kann nur von Menschenhänden mit Gottes Hilfe (der göttlichen Kraft) wieder aufgebaut werden. Was aber

von Gott geschaffen und vom Menschen vernichtet, kann nur von Gott wieder aufgebaut werden. (Hier der wahre, göttliche Glaube. Umkehr.) (handschriftlich)

(6) Sie müssen hören und meine Worte - worum ich Sie immer wieder bitte - genauestens befolgen, Obacht geben, und überhaupt diesem nachgehen und weiterhin fest entschlossen sein, diesen guten Weg weiter zu gehen. Dann haben wir den Frieden auf Erden! (29.09.1950)

(7) Glauben auch Sie, dass es Gott möglich ist (...) die ganze Welt zu schützen? Gott hilft, wegen des freien Willens der Menschen, aber nur dann, wenn einige - und seien es auch nur wenige - um Frieden bitten, ohne dabei den geringsten Zweifel zu hegen. (Alfred Hosp, „Kräfte des Geistes", Eigenverlag, S. 114)

Satanische Menschen

(1) Der Satan hat nichts unversucht gelassen, sich in die Menschenleiber zu verkriechen. Und diese satanischen Menschen haben nur die eine Aufgabe, Schlechtes zu tun. Warum gibt es Menschen, die dauernd stehlen, lügen und betrügen müssen, die dauernd ins Gefängnis gesteckt werden? Das sind Menschen, die dem Satan verfallen sind, um nur Schlechtes zu tun und den anderen nur Schlechtes zu wünschen. Das können keine gesunden, normalen Menschen sein. Jeder Mensch, wie er zur Welt kommt, bringt den kleinen Teufel schon in sich mit. Das nennt der Mensch die Erbsünde. Er muss getauft werden, das ist gut, ich begrüße es. Aber wenn er nicht beseitigt wird, wenn die Eltern oder Angehörigen, Bekannten oder Verwandten teuflisch sind, so wird aus diesem Teufelchen ein Teufel, und es kann so weit greifen, dass der Satan persönlich in diesem Menschen Platz findet. Von diesen satanischen Menschen haben wir sehr viele auf dieser kleinen, göttlichen Erde. So gesehen müsste die Erde so schwer sein. Diese vielen Auseinandersetzungen, Zank und Streit, nur Krieg, nie Frieden, es wühlt auf der ganzen Erde. Kein Mensch weiß, woher das kommt! (31.08.1950)

(2) Ich kann von einem satanischen Menschen nicht verlangen, etwas Gutes zu tun. Das habe ich noch nicht festgestellt. Genauso wie Sie das festgestellt haben, wenn Sie einem Kind, in dem etwas Böses drin ist, auch dauernd auf die Finger klopfen, tut es das Schlechte doch immer wieder. Und nicht anders bei erwachsenen Menschen. Sie müssen stehlen, morden, rauben, nur Schlechtes tun. Sie können sie einsperren, soviel Sie wollen. Knapp 14 Tage draußen, schon gehen sie wieder rein. Sie können nichts dafür, und deswegen kann man vom schlechten Menschen nichts Gutes erwarten. (26.09.1950)

(3) Da könnte ich Ihnen vieles erzählen, wie diese satanischen Menschen aussehen, wie sie sich regen und bewegen, und viele sind so verführerisch, ihnen sieht man es gar nicht an. (31.08.1950)

(4) Und von diesem schlechten Menschen können Sie nicht erwarten, dass er etwas Gutes tun soll. Und wenn, so macht er eine gute Miene zum bösen Spiel. Er täuscht, er blendet Sie und tut, als ob er Gutes tun will. In Wirklichkeit will er Sie nur in die Falle locken. (12.10.1950)

(5) Wie mir gerade (...) mitgeteilt wurde, stand unten ein Mensch, der einem wie dem anderen Heilungssuchenden gesagt hat: „Gehen Sie da nicht hinein, das ist ein - wie hieß das? - ein Satanswerk." Ja, der Satansmensch wagt Derartiges zu sagen, er versucht, Sie wieder abzuziehen. Wer den Sieg davontragen wird, werden wir sehen. Die satanischen Menschen lassen tatsächlich nichts unversucht, den Menschen vom guten, vom wahren, göttlichen Weg abzuziehen. Sie können es nicht einmal leiden, wenn es einem Menschen gesundheitlich gut geht. Da sagt er: „Na, du siehst ja so schlecht aus, du scheinst Würmer zu haben oder (etwas) am Magen, du scheinst etwas auf der Lunge zu haben ..." Und so geht es weiter. Statt den Menschen zu helfen, geschieht das im Unterbewusstsein, denn der Satan lässt nichts unversucht, den Menschen etwas Schlechtes zu wünschen. (26.09.1950)

(6) Immer überzeugen, ob das ein satanischer Mensch ist oder nicht. Wenn ja, dann können Sie das sagen. (...) Wenn ein satanischer Mensch zu Ihnen kommt, sagen Sie ihm, (...) er hätte unter diesen Guten und Gottgläubigen nichts zu suchen. Er soll dahin gehen, wo er hergekommen, er soll dahin gehen, wo er sich wohl fühlt und soll Sie in Ihrem Tun und Wirken nicht hindern. (19.09.1950)

(7) Wie ich mich von diesen satanischen Menschen nicht verzerren lasse, so haben Sie dies auch nicht nötig. Denn diese Menschen werden nichts unversucht lassen, Sie von diesem wahren, göttlichen Weg wieder abzuziehen. Und so gibt es hier und dort immer wieder Menschen, die nichts unversucht lassen, Ihnen dieses auszureden, indem sie sagen, dass es Quatsch sei, ein Bluff, und es hielte nicht lange vor und Sie würden wieder krank. Diese satanischen Menschen sind tatsächlich in der Lage, den Menschen etwas aufzusuggerieren - obwohl man von mir behauptete, mein Tun

und Wirken wäre Hypnose oder Suggestion. In einen hypnotischen Zustand ist der Mensch tatsächlich schon vor Tausenden von Jahren von diesen satanischen Menschen versetzt worden. Der Mensch ist nicht frei, er kann nichts frei tun, er darf nicht einmal frei denken, er ist tatsächlich in einen hypnotischen Zustand versetzt. (19.09.1950)

(8) Hüten Sie sich vor satanischen Menschen! (01.09.1950)

(9) Es muss schon immer so kommen, dass der Mensch tatsächlich auch das Gute vom Bösen unterscheiden kann. Und wenn alles gleich wäre, dass es nur dauernd gut ginge, es wäre nicht gut! Und es ist richtig, dass es Menschen gibt, die satanisch sind, (...) sonst würden die Guten ja nichts von den Bösen merken. Nein, das muss schon so sein. (26.09.1950)

(10) Wenn ein Mensch etwas Schlechtes tut, wird er bestraft. (...) Das menschliche Gesetz (...) verbietet es den Menschen, etwas Schlechtes zu tun. Ich sage nach wie vor, wenn einer etwas Böses tut, geschieht die Strafe schon zu Recht, soweit sie richtig geklärt wird. (26.09.1950)

(11) Diese schlechten Menschen sind ja auch der Führung eines Staates und ihren Nebenorganen, der Polizei, bekannt, dass es immer wieder dieselben sind, die Schlechtes tun und dafür ihre Strafe von menschlicher Seite erhalten. Dass das zu Recht besteht ist klar. (12.10.1950)

(12) Es ist mir nicht unbekannt, dass Menschen, die (...) schlecht denken, schlecht sprechen und das Schlechte in die Tat umsetzen, dass diese Menschen eine Strafe erhalten müssen, weil sie ihre Mitmenschen ins Verderben zu stürzen versuchen. Es leuchtet mir ein, dass man diese Menschen, die nicht anders können als Schlechtes zu tun, festhält, dass man sie aus den Reihen aller Menschen herauszieht und sie sicherstellt. (29.09.1950)

Die Gezeichneten

(1) Man glaubt, die Gezeichneten sind die Krüppel, nein, das sind nicht die Gezeichneten vom Herrgott. Die Gezeichneten sind die, die den Glauben an unseren Herrgott verloren, die ihn beschmutzen, die nicht das Gute haben wollen, sondern all das Schlechte. (03.09.1949)

(2) Es ist Ihnen nicht unbekannt, wie es unter den Menschen heißt: „Hütet euch vor denen, die der Herrgott gezeichnet hat." Menschen haben das so auszulegen versucht, indem sie sagten: „Die Kranken, die Krüppel sind die Gezeichneten, hütet euch vor denen!" Ich sage: Nein! Die Gezeichneten sind die, die sich jetzt selbst herausstellen, indem sie Böses tun, und die ich nach und nach herauszustellen weiß. Das sind die schlechten Menschen, das sind die Gezeichneten! Denn die sondern sich ja von den guten Menschen ab. (...) Kurz gesagt, diese schlechten Menschen auszumerzen, wäre auch falsch. Denn wenn Sie wissen wollen und das auch spüren wollen, dass es tatsächlich einen Herrgott gibt, so ist dieses ja nur möglich, wenn es hier und dort einzelne wenige Schlechte gibt und geben muss, damit Sie auch den Unterschied verspüren. Sie müssen da sein und sie sind auch da und sie bleiben auch da. Aber das sind Einzelne, und die Guten werden sich von ihnen fernhalten. Das sind die Schlechten, das sind die Gezeichneten! (17.10.1949)

(3) Der Mensch sagt hier auf dieser Erde: „Hütet euch vor denen, die Gott sich gezeichnet." Er zeigt mit dem Finger auf den einen oder anderen Kranken mit den Worten: „Das ist eine Strafe Gottes!" Hiernach müssten alle Kranken die Gezeichneten sein. Das stimmt nicht! Ich sage zu diesem: Pfui Teufel! Die Gezeichneten sind die satanischen Menschen, die nichts unversucht lassen, den noch guten, gläubigen Menschen zu verführen und ihn von dem wahren, göttlichen Weg abzuziehen. Das sind die satanischen Menschen. Es gibt auch hier nur zwei Seiten, eine linke und eine rechte, lang und kurz, dick und dünn, gerade und krumm und so weiter, Gesundheit und Krankheit wie Leben und Tod. Genauso hier Plus und Minus, sonst hätten Sie kein Licht. (01.09.1950)

(4) Wer da spottet über Gott und Seinen Sohn, der erhält von Satan seinen Lohn. (handschriftlich)

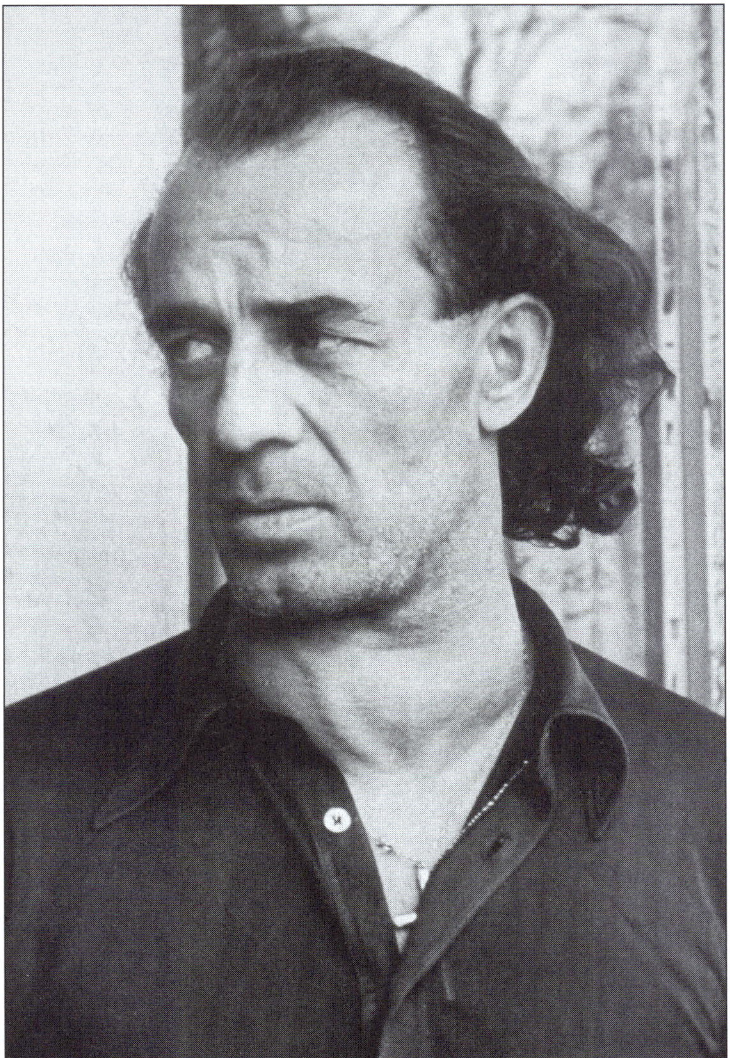

Gott straft nicht

(1) Das Recht hat (...) kein Mensch - zu sagen, dass der Herrgott den einen oder anderen Menschen straft oder zu strafen weiß. Ich sage dieses nach wie vor: Der Herrgott hat es nicht nötig Menschen zu strafen. Dafür gibt es ja den Satan, den Teufel. Der Herrgott lässt diesen Menschen, der es nicht wert ist, unter dem göttlichen Schutz zu bleiben, fallen. Der Teufel wartet nur auf diesen. Was der anstellt, ist seine Sache, dafür ist er der Teufel. Der Herrgott versucht nur, in jeden Menschen das Gute hineinzubringen und dieses in ihm zu festigen, soweit er den Glauben aufgenommen und gefestigt hat. (17.10.1949)

(2) Wie teuflisch doch der Mensch gesprochen, wenn er immer wieder sagte: „Hütet euch vor denen, die Gott sich gezeichnet." Ja, der Mensch wusste ja nicht, was falsch und richtig war. Er sagte: „Ja, meine liebe Frau, dass Sie krank sind, das schadet nichts, das ist die Schlechtigkeit, das ist eine Strafe Gottes." Genauso wie er sagte: „Dem schadet das gar nichts, den hat der Herrgott zu strafen gewusst." Also demnach müssten Sie alle, alle Menschen, denen ich bisher im Leben begegnet bin - denn ich kenne nur eines, nur kranke Menschen -, vom Herrgott gestraft sein. Früher, als ich noch nicht in die Weltgeschichte, das heißt an die Öffentlichkeit gezerrt wurde, habe ich heimlich gearbeitet - und seitdem „unheimlich". Aber immer wieder waren es kranke Menschen, die ich angetroffen habe. Ich habe aber nicht feststellen können bei diesen Kranken, dass es eine Strafe Gottes war. (...) Wenn ein Mensch es wagt zu sagen, das wäre eine Strafe Gottes - ich finde keine Worte dafür -, ich sage zu diesem: Pfui Teufel! (26.09.1950)

(3) Manche Menschen leiden unter schrecklichen Gewissensbissen, die ihnen von klerikaler Seite jahrzehntelang, mit dem Hinweis auf begangene Todsünden, anerzogen wurden. (...) Übrigens laden jene Menschen, die den anderen eine Strafe Gottes androhen, sehr große Schuld auf sich selbst. (Alfred Hosp, „Kräfte des Geistes", Eigenverlag, S. 209)

(4) Pfui Teufel! Wie ein Mensch sich solches erdreisten kann, den Herrgott in Schmutz und Dreck zu ziehen. Der Herrgott hat es nicht nötig, Menschen zu strafen. Er lässt sie nur abfallen. Er lässt sie abfallen, wie auch ich hier jedem Menschen nur Vorbild bin, dass ich alle schmutzigen Menschen abfallen lasse. Ich lasse sie eine gewisse Zeit laufen, dann lasse ich sie abfallen. (31.08.1950)

(5) Ihre heutigen Lebensumstände, meine Freunde, sind ebenfalls die Folgen vergangener Taten oder Unterlassungen. Merken Sie sich eines: Gott straft nie und schickt auch keine Krankheiten, denn von Ihm kommt stets nur das Gute. All das, was die Menschen quält, was ihnen zu schaffen macht, haben sie selbst verursacht. (Alfred Hosp, „Kräfte des Geistes", Eigenverlag, S. 105)

(6) Richte dich selbst nach dem Gesetz Gottes. Jeder richtet sich nach seinen Gedanken. (handschriftlich)

Niemand ist ohne Sünde

(1) Jeder muss sich seiner Schuld bewusst werden. (27.08.1949)

(2) Ich glaube, dass Sie schon da angelangt sind, (...) dass Sie erkannt haben, dass Sie wirklich nicht nur einen Teil, sondern eine große Schuld tragen. Ich gehöre nicht zu denen, die sagen, der Mensch ist schuldlos. Nein, er soll zur Selbsterkenntnis kommen. (05.10.1958)

(3) Sie werden selbst ehrlich werden und sagen: „Ja, ich will auch zu den Ehrlichen zählen, ich will offen und ehrlich sagen, ich war ein Schweinehund, ich habe den Schweinehund in mir, er hat mich geführt. Ich gebe zu, ich habe mich verlocken und verleiten lassen, ich war zu schwach. Ich konnte nicht anders, ich habe es nicht gewagt, ihm zu widerstehen, ich wagte auch nicht, gute Kraft aufzunehmen, um diesen Schweinehund aus mir selbst herauszubringen." Kommen Sie nicht zu mir und sagen Sie, Sie haben keinen in sich gehabt! Es gibt Menschen, oft genug auch im Freundeskreis, die den Schweinehund immer noch in sich tragen, die davon nicht ablassen können. Das ist die Macht der Gewohnheit. Es gibt Menschen, die sagen: „Ich kann nicht anders, ich muss ihn zwiebeln, ich muss sehen, ich muss feststellen, dass es dem schlecht geht, dass der sich ärgert und dass der herabgewürdigt ist, ich werde ihm schon zeigen, was eine Harke ist!" Und so vieles andere mehr! Verlangen Sie nicht, Freunde, dass ich jetzt weiter loslege, sonst werde ich noch persönlich, sonst würde ich die Menschen noch persönlich aufzählen. Diese Art Menschen dient heute noch dem Bösen. (05.10.1958)

Bruno Grönings Mission - Aufruf zur großen Umkehr

(1) Wann hört die Not und das Elend einmal auf? Wann wird das Krankheitsheer verringert? Wann gibt es mal einen Stopp? So, liebe Freunde, wie der Mensch es gewohnt ist, nicht. Er muss von diesen Gewohnheiten ablassen; er muss umkehren; er muss wirklich das werden und auch das tun, wozu Gott ihn bestimmt hat; (...) er muss gotthörig werden. (05.10.1958)

(2) Warum folgen Sie nicht dem, dem Sie zu folgen haben? Ich folge - folgen Sie auch! (05.10.1958)

(3) Eines weiß ich, dass für Sie viel Gutes bereit liegt. (...) Aber da müssen Sie den falsch gegangenen Weg zurückgehen, um das Gute wieder in Empfang zu nehmen, (...). Und je weiter Sie vom guten Weg abgegangen sind, je weiter müssen Sie zurückgehen. (03.10.1958)

(4) Ich bin nur hier, um allen die Wahrheit zu sagen, wie Gott für uns, für jeden Menschen doch alles so gut eingerichtet und dass wir ihm nur folgen müssen und das für uns aufnehmen, was Gott für uns bestimmt hat.(05.10.1957)

(5) Mein Tun und Wirken dient lediglich dazu, alle Menschen dieser Erde wieder auf den rechten Weg, auf den göttlichen Weg zu führen. Das ist die große Umkehr. Ich heile, um alle Menschen wieder gut zu wissen. (handschriftlich)

(6) Mein Auftrag, mein Ziel geht darauf hinaus, Menschen zu helfen, Menschen zu heilen. (31.08.1949)

(7) Warum sage ich „helfen und heilen"? Ja, ich muss dem Menschen helfen, um ihn heilen zu können. Helfen, nichts unversucht lassen, den Menschen aufzuklären, was eigentlich los ist, wozu ich eigentlich da bin. (31.08.1950)

(8) Ich will den Menschen auf den wahren, göttlichen Weg zurückführen. Die Brücke zu diesem Weg habe ich gebaut. Diesen Weg können Sie alle gehen. Wenn Sie diesen Weg gehen, dann haben Sie alles! Deshalb mein Wirken hier auf dieser Erde. Ich will den Menschen umformen. Viele sind tatsächlich satanisch geworden. Den Menschen, die teuflisch sind, die einen kleinen oder großen Teufel im Leibe haben, will ich diesen abziehen. Denn ich führe den Kampf mit dem leibhaftigen Satan, und ich kann dieses meistern, es macht mir nichts aus! Und Sie alle sollen wieder zu dem wahren, göttlichen Glauben zurückgeführt werden, Sie sollen den wahren, göttlichen Weg wieder gehen, damit Sie die Verbindung wieder erhalten und behalten. (01.09.1950)

(9) Er (der Mensch) hat sich von dem wahren Göttlichen gelöst, ist von ihm ganz abgekommen. Und jetzt gebe ich Ihnen die Verbindung, das ist die einzige Chance, die ich allen Menschen nur geben kann. (05.09.1950)

(10) Ich will nichts unversucht lassen, den Menschen von diesem Teuflischen, dem Satanischen abzubringen. Es gibt heute 10% gute Menschen und 90% schlechte. Ich will diese Zahl aber wenden. Ich möchte 90% gute Menschen und nur 10% schlechte. (22.09.1950)

(11) Ich hole den Menschen nur aus der Hölle heraus und entführe ihn in das Göttliche, in das Paradies. Nur muss er das zu nutzen wissen. (26.09.1950)

(12) Das ist meine Pflicht und Schuldigkeit, den Menschen frei zu machen, frei zu machen von dem Bösen. (05.10.1958)

(13) Das ist meine Hauptsorge überhaupt: dass ich mich um die Seele, die das rein Göttliche in dem Menschen wie in jedem Lebewesen ist, kümmere und sorge, dass die Seele frei wird, dass sie nicht mehr belastet wird von dem vielen Bösen und dass sie sich selbst wieder öffnet und dass der Mensch und jedes Lebewesen die wahre, göttliche Sendung empfangen kann. Sagen wir ruhig: Ich bin der kleine Seelsorger, ich sorge mich um die Seele,

ich öffne sie, und ich weiß, wie sie zu öffnen ist, um den Menschen zu befreien. (26.12.1958)

(14) Meine Pflicht ist eine viel größere, was die meisten aus meinem Freundeskreis heute noch nicht einmal ahnen können. Mein größtes Augenmerk ist immer darauf gelenkt, dem zu helfen, der dieser Hilfe sehr bedürftig ist. Vor allem dann, wenn auch nur für einen einzelnen Menschen die Gefahr besteht, dass nicht schnellstens das geschieht, was zu geschehen hat. Im anderen Falle ist er, der Einzelne, dem Bösen ausgeliefert, und er würde dann dem Siechtum verfallen. Am ehesten kommt das Böse immer bei dem Menschen, der vom Bösen umgeben ist. Und das Böse tut von sich aus zielbewusst alles, den einzelnen Guten mit Bösem zu überschütten, um ihn hernach dem Bösen ganz ausliefern zu können. Wer dieser Einzelne ist, muss nicht unbedingt hier auf dem Tonband gesagt werden. (...) Heute ist es dieser, morgen jener, übermorgen kannst du es sein! Und wie wäre es in dem Falle, wenn du plötzlich zu diesen Betroffenen zähltest und ich deinen Ruf nicht höre und das nicht tue, was ich hier zu tun habe, was doch einem großen Teil des gesamten Freundeskreises bekannt sein müsste? (04.12.1958)

(15) Ich habe Ihnen auch des Öfteren schon zu wissen gegeben, was mein eigentliches Ziel ist: Ich will jeden Menschen wieder zum Glauben zurückführen, denn jeder Mensch ist ein Wesen der Natur, jeder Mensch ist ein Kind Gottes. Wir Menschen haben nur einen Vater, und das ist unser Herrgott. Und weil viele Menschen vom Glauben abgekommen sind, so will ich sie wieder zum Glauben zurückführen. Ich will keinen Menschen mehr schlecht wissen. Einzelne wenige hat es gegeben und wird es auch wieder geben. (01.10.1949)

(16) Es sind viele Menschen zu mir gekommen, nicht nur jetzt, nein, solange ich auf dieser Erde bin, die haben sich nicht bedankt für die Heilung, nicht dafür, dass sie gesund geworden sind, nein, sie haben ihren Dank, ihren herzlichen Dank ausgesprochen, weil sie den göttlichen Glauben, den göttlichen Weg wiedergefunden haben. Dafür haben sie sich bedankt. Das ist ja mein Hiersein auf

dieser Erde, den Menschen zum wahren, göttlichen Weg wieder zurückzuführen! (26.09.1950)

(17) Ich wusste, warum ich kommen musste, warum es notwendig war. (...) Ich tue es für Sie! (05.10.1958)

(18) Es ist mein größtes Bestreben, Menschen, die vom wahren, göttlichen Glauben abgekommen sind, wieder auf diesen Weg zu führen. (19.09.1950)

(19) Ich bin für die ganze Menschheit da, ich muss meiner Pflicht genügen, ich muss helfen - das alles verlangt der Herrgott! (September 1949)

(20) Mein Wunsch ist es von jeher gewesen, nicht nur einem Menschen zu helfen, sondern allen Menschen, die auf dieser großen, göttlichen Erde leben, soweit sie es verdient haben, dass ihnen geholfen wird. (02.09.1949)

(21) Ich gebe Ihnen zu wissen, dass ich ohne Arbeit, ohne einem Menschen überhaupt zu helfen, nicht mehr leben kann. Ich muss helfen. Ich tue meine Pflicht, was die Ihre ist, bleibt jedem selbst überlassen. (27.08.1949)

(22) Ich gehe meinen Weg, ich gehe davon nicht ab. Ich bin und fühle mich verpflichtet, Menschen zu helfen und Menschen zu heilen, und dieses geschieht nur im Namen Gottes. (27.08.1949)

(23) Ich fühle mich verpflichtet, den Menschen das Gleichgewicht wiederzugeben, ihn so auszurichten, dass er die Materie beherrscht. Dem Menschen muss das Bewusstsein wiedergegeben werden, dass sein Körper nur dann ein wertvoller ist, so er sich in der göttlichen Ordnung befindet. Es darf niemals dazu kommen, dass der Körper den Geist bestimmt, sondern der Geist (bestimmt) den Körper. (handschriftlich)

(24) Ich will nicht aufrufen zur Revolution, was Sie auch schon (...) befürchteten. Nein! Das gibt es nicht. Ich beschwöre keinen

Hass herauf. Ich hetze Sie nicht auf. Nein! Ich rufe Sie zur Ordnung. Ich sage nur die Wahrheit, mehr nicht. (05.10.1958)

(25) Gott gibt Ihnen einen, Seinen Segen; darum werde ich bitten; dafür will ich beten; dafür werde ich das tun, was hier nicht nur meine Pflicht und Schuldigkeit ist, sondern was hier mein Erdenleben, mein Hiersein bedeutet. Denn ich bin mir meines Hierseins, meines Erdenlebens bewusst, wovon viele, die meisten Menschen, nichts wissen. (05.10.1958)

Eine Brücke zu Gott

(1) Der Satan hat seinerzeit, als er begann, diese Wühl- und Ketzarbeit aufzunehmen, den Menschen zu verlocken, den Menschen auf den Irrweg zu bringen, die Brücke gesprengt, die zum göttlichen Weg führte. Folglich war es dem Menschen nicht mehr möglich, auf diesen wahren, göttlichen Weg zu kommen. (...) Die Brücke war nicht mehr da. Es war nur alles ein künstliches Halten. Und jetzt kann ich Ihnen ganz kurz sagen, dass die Brücke wiederhergestellt ist. Man hat in der ganzen Welt aufgehorcht: Es gibt einen Menschen, der Wunder wirkt! Man nannte ihn erst den Wunderdoktor. „Dieser Mensch kann etwas, er hat schon so viel bewiesen. Hin, nur hin!" Ja, und wie stellte sich das der Mensch überhaupt vor? Er glaubte, er stünde tatsächlich vor einem Doktor, der ihn wieder zusammendoktert. Nein, so sieht es nicht aus. Diese Vorstellung ist falsch gewesen. Ich will ja weiter nichts, als mit dieser göttlichen Kraft dem Menschen das wiedergeben, was er verloren hat. Ich will den Menschen wieder dahin bringen, wo er sich einst befunden hat: auf den göttlichen Weg. Hier heißt es: Verdirb oder lebe! Wer leben will und wer weiß, dass es einen Herrgott gibt, wer einen kleinen Funken noch in sich hat, der weiß diesen Weg auch wieder zu gehen. Und wer diesen Weg geht, der geht den richtigen Weg, der geht den Weg des Friedens! (...) Ich will keinen Menschen dazu zwingen, das zu glauben, was ich gesagt habe. Sie können es glauben, Sie brauchen es nicht zu glauben. Sie brauchen auf meine Rede nicht zu hören. (...) Ich möchte hier keinen Maßstab anlegen. Ich will keinen Menschen kränken, im Gegenteil, ich will jedem Menschen die Hand reichen. (22.09.1950)

(2) Der Mensch ist, Tausende von Jahren zurück gesehen, von dem eigentlichen, von dem wahren, göttlichen Weg abgekommen, und er hat sich irreführen lassen von einzelnen wenigen, und das ist der Irrweg, den der Mensch, schon Generationen zurück gesehen, gegangen ist. Und die Menschen, die satanisch waren, die haben diese Menschen zurückgelockt von dem guten, göttlichen Weg und haben hinter sich die Brücke gesprengt, wie es sonst jeder andere auch tut. Wir brauchen nur ganz kurz

zurückzudenken an den letzten Krieg, in dem ja jeder, der einen Weg verlassen und über eine Brücke gegangen, diese Brücke hinter sich gesprengt hat, so dass es den anderen Guten nicht mehr möglich ist, mit den Bösen zusammenzukommen. Aber so dachte jeder von sich, er wäre der Beste. Und so wurde dieser Weg zu dem eigentlichen, wahren Göttlichen, den der Mensch hätte gehen müssen, unterbrochen durch die Brücke, die seinerzeit von den bösen, satanischen Menschen zerstört wurde. Und heute ist es schon so weit, dass diese Brücke wiederhergestellt ist, ich habe Jahre daran gearbeitet. Nicht, dass ich (...) in die Weltöffentlichkeit gezerrt werden wollte, aber trotzdem, ich bin den rechten Weg gegangen. Ich bin überall, auch unter diesen satanischen Menschen, gewesen, ich habe nichts aus dem Auge gelassen, um diesen Dingen näher auf den Grund gehen zu können, wo sie eigentlich hin wollten. Seit dem vergangenen Jahr, als ich, ohne dass ich es wollte oder etwas dazu tat, an die Weltöffentlichkeit gezerrt wurde, habe ich angefangen, diese Brücke zu bauen. Die Brücke ist fertig, so dass Sie alle wieder auf den göttlichen Weg zurückgehen können! Es hat hier und dort Menschen gegeben, die zu mir gekommen sind, mich gebeten haben, dass sie wieder ihren Glauben zurückerhalten, und viele Menschen sind gekommen, die sich schon bedankt haben. Sie haben nicht von der Heilung gesprochen, nein, sondern dass sie ihren, das heißt den wahren, göttlichen Glauben wiedergefunden haben und dass sie wieder das sind, was unsere Vorfahren vor Tausenden von Jahren mal waren und was der Mensch eigentlich sein müsste. Und dieses ist der einzige Weg! (19.09.1950)

(3) Ich habe die Gelegenheit so genutzt, um noch nebenbei die Brücke zu bauen, die zum göttlichen Weg führt. Es war keine schöne Zeit, aber ich habe es geschafft. (26.09.1950)

(4) Es sind so viele Menschen gekommen, die sagten, ich wäre ein guter Brückenbauer. (26.09.1950)

(5) Dieser Weg, den der Mensch bisher gegangen ist, ist ein falscher, und das ist der Irrweg, nicht mehr der göttliche. Aber auf dem schlechten Weg sein und dann von dem Guten etwas

erlangen, nein, das geht nicht. Also wollen wir Menschen versuchen, auf den guten, auf den göttlichen Weg wieder zurückzugehen. (...) Die Brücke ist da, die Brücke hält! Das kann keiner mehr bestreiten. Und wenn Sie diesen Weg gehen, werden Sie so nach und nach das erhalten, was Sie als Mensch auch wert sind. Dann wissen Sie, dann weiß der Herrgott auch, dass die Verbindung zum Herrgott, die der Mensch nicht mehr gehabt hat, wieder hergestellt ist, und Er sagt: „Jetzt sorge ich für den Menschen, nicht früher." Genauso kann die Birne nicht brennen, wenn sie keinen Anschluss zum Werk hat. Genauso schaffe ich die Verbindung wieder, und Sie können leben, Sie erfüllen dann Ihren Zweck als Mensch. (22.09.1950)

(6) Ich sehe hier den Kronleuchter vor mir. Um das Leben dieser Glühbirnen zu bewirken, muss Strom eingelassen werden. Dieser Strom wird künstlich erzeugt, kommt aber von einem Werk. Wenn die Verbindung vom Werk zur Glühbirne da ist, erfüllt die Birne ihren Zweck. Und ist die Verbindung abgeschnitten, dass irgendwo eine schlechte Hand sich darangemacht und die Verbindung zum Werk abgeschnitten hat, so können Sie nicht erwarten, dass die Glühbirne leben kann. Nur eine einzige schmutzige Hand kann das bewirken! Aber um darauf zu kommen, gibt es noch viel, viel mehr. Nehmen Sie ein Radiogerät, das in Ordnung ist, und eine ungezogene Hand, die an einem schlechten Menschenkörper ist, der so gestellt ist, nur Schlechtes zu tun, führt es so weit, dass es diesen Empfangsapparat zerstört. Sie schneidet die Verbindung zu dem Rundfunksender ab. Folglich können Sie auch nicht empfangen. Wie auch hier, wenn Störenfriede am Werk sind, wäre es überhaupt zwecklos, Ihnen so ein Gerät zu geben. Der Mensch muss all das Schlechte von sich räumen, von sich jagen, nichts unversucht lassen, ein guter Mensch zu sein. Und wenn jemand, der schlecht ist, es wagt, eine Hand an ihn zu legen, dann soll er sie abwehren und sagen: „Hier hast du nichts zu suchen, dieser Körper gehört mir, ich lebe mit diesem." Also, die Verbindung abzuschneiden ist leicht. So wie das hier in diesen zwei Beispielen geschildert ist, wird es Ihnen jetzt verständlich sein, dass der Mensch auch die direkte Verbindung zum Herrgott verloren hat. Wenn so ein Gerät oder

so eine Lichtleitung vom Werk abgeschnitten ist, kann sie erst wieder durch einen Fachmann in Ordnung gebracht werden. Aber dieser Fachmann muss jetzt Obacht geben, dass da keine schmutzige Hand mehr hinreichen kann, um dieses wieder zu unterbrechen, sonst sind die Birnen wieder tot und erfüllen nicht ihren Zweck. Vergleichen Sie die Birnen mit dem Menschen, dann haben Sie es. Oder vergleichen Sie das Radiogerät mit einem Menschen. Der Mensch empfängt hier die Heilwelle wie das Radiogerät die Radiowelle. Und dieser kleine Fachmann, der die Verbindung wieder zum Herrgott herstellen kann, will ich nicht nur sein, sondern ich kann schon ganz offen sagen, der bin ich! Ich will allen Menschen wieder das mit auf den Weg geben, was sie verloren haben, soweit sie bereit sind, diesen Weg wieder zu gehen, den Weg, auf dem sie schon früher waren, nur dass sie sich von diesen satanischen Menschen herabzerren ließen, die sagten: „Kommt, hier ist es schöner, hier ist es besser." Und so kamen sie nachher auf einen Irrweg. (22.09.1950)

Der Wegweiser

(1) Ich stehe vor den Menschen nur wie ein Wegweiser, der ihnen den Weg wieder weist, ihnen den Weg wieder zeigt, den sie seit Jahrtausenden so nach und nach verlassen haben. Dieser Weg ist der wahre, göttliche Weg. Denn als der Satan den Menschen von diesem Weg lockte, hat er hinter sich die Brücke gesprengt, die zu diesem Weg führte. Und folglich hat es nur einzelne wenige gegeben, die den wahren, göttlichen Glauben beherzigten, und die anderen sind jetzt auf dem Irrwege gefangen. Es gab und gibt auch heute noch ein großes Durcheinander. Damit Sie mich verstehen, ich gebe Ihnen so viel darüber nachzudenken, wenn ich Ihnen sage, die Brücke zu diesem göttlichen Weg habe ich wieder errichtet, und Sie können wieder zurück. Diesen Weg zeige ich Ihnen. (29.09.1950)

(2) Ich vermittle Ihnen den Weg des Emporsteigens, wie es auch manche andere tun; dadurch allein wird dem Menschen wirklich geholfen. Das Fundament von allem soll Suchen der Gottesnähe sein. (01.11.1954, Zeitung „Mensch und Schicksal)

(3) Ich will für die Menschen nur ein Wegweiser sein. Ein kleiner Brückenbauer bin ich gewesen, und jetzt bin ich der Wegweiser, indem ich den Menschen den richtigen Weg zeige, den Weg zum Herrgott. (26.09.1950)

(4) Ich will ihm (dem Menschen) nur den Weg zeigen, den Weg, den er zu gehen hat, wenn er gewillt ist, ein gutes Leben zu führen. Nur ein Wegweiser will ich sein, ich zeige ihm den Weg. Und dazu stehe ich hier auf dieser Erde. Es mag Einzelne unter Ihnen geben, die sich sagen: „Er nimmt sich viel heraus, der kleine Kerl!" O nein, das, was ich tue, und das, was ich sage, kann ich immer verantworten. (22.09.1950)

(5) Der Mensch ist so weit, er steht vor dem Abgrund. Und ich rufe den Menschen zurück, zurück auf den Weg, auf dem er sich einst befunden. (22.09.1950)

(6) Es ist doch besser, wenn man da wieder ist, wohin man gehört, wo alle nur einen Weg gehen; das ist doch viel leichter, als würden wir uns jetzt teilen und Sie wieder Ihren Irrweg gehen - dann stehe ich wieder alleine. Gut, dann kommen andere, folgen werden schon einige, die das Gute, das Göttliche bejahen, das heißt, sie beginnen da, wo sie sich selbst bejahen, da kommt das Göttliche zum Vorschein. (05.10.1958)

„Es gibt kein unheilbar“

(1) Der größte Arzt aller Menschen ist und bleibt unser Herrgott! (24.09.1949)

(2) Sie brauchen nicht zu fürchten, wenn der eine oder andere schwer gelähmt oder blind ist, dass ihm die Hilfe nicht zuteilwerden kann. Die Hilfe kann jedem Menschen zuteilwerden. (27.08.1949)

(3) Es gibt vieles, das nicht erklärt werden, aber nichts, das nicht geschehen kann! (04.09.1950)

(4) Heute sagte mir einer: „Es ist wieder ein Wunder geschehen!“ „Nein“, habe ich gesagt, „dies ist kein Wunder, das ist nur ein Wundern, wie es allgemein auch keine Wunder gibt.“ Wie man hier immer behauptet: „Das ist ein Wunder, was der Mensch da tut.“ Nein, falsch, es ist ein Wundern, Wunder wirken kann keiner! Und was der Herrgott tut, das Wunder, das Natürliche, die Natur selbst, das ist wohl ein Wunder. Aber für Sie ist es heute eine Selbstverständlichkeit, für Sie ist es kein Wunder mehr. Sie müssen es nur von der richtigen Seite betrachten. (26.09.1950)

(5) Wunder gibt es überhaupt keine, es ist nur ein Wundern. (01.09.1950)

(6) Das alles hat mit Wundern nichts zu tun. Man hat mir den Namen „Wunderdoktor“ zu Unrecht gegeben. Ich bitte den Herrn vorher um Hilfe und ich danke Ihm auch dafür. (1957, Zeitung „Neues Blatt“, Folge 5)

(7) Es ist kein Zauber, sondern es ist ganz natürlich, so hat Gott es bestimmt! (05.10.1958)

Heilversprechen werden nicht gegeben

(1) Ich kann (...) und darf auch keinem Menschen etwas versprechen. Ich lasse nichts unversucht, den Menschen zu helfen (...), soweit es mir möglich ist. (25.09.1950)

(2) Ich brauche auch einem Menschen kein Versprechen zu geben, aber Einem, zu dem ich gehöre, der mich hierhergesandt; und dem habe ich es gegeben, und dazu stehe ich. (26.12.1958)

Wer nicht hören will, muss fühlen

(1) Was der Mensch sät, wird er ernten. Nun, wenn Sie eine böse Saat gesät - Sie haben Böses in sich aufgenommen, und das, was Sie in sich aufgenommen haben, geben Sie weiter - kommt es auf Sie wieder zurück. Wer diese Erfahrung noch nicht gemacht hat, na ja, der ist nahe dran. (05.10.1957)

(2) Wehe, es wagt einer, etwas Böses zu tun. Für mein Auge wird dies immer sichtbar sein. Aber letzten Endes ist es so, dass man den Menschen gehen lässt. Man warnt ihn erst und sagt: „Gehe nicht den Weg, das ist ein schlechter, gehe nicht den Weg, da läufst du Gefahr!“ Ein Mensch warnt ja schon den anderen: „Vorsicht!“ (...) Sage ich auch: „Vorsicht, gehe nicht den Weg, dort ist die Gefahr, gehe nicht zu dem Menschen, sieh ihn dir erst richtig an, Vorsicht, Vorsicht, nochmals Vorsicht!“ Wer aber nicht hören will, muss fühlen! Da braucht man schon gar nichts mehr dazuzutun, mit einem Mal ist er drin, schon hat ihn das Schlechte, schon hat ihn die Gefahr gepackt. Und davor möchte ich den Menschen bewahren, das soll er nicht tun. Und deswegen die Arbeit und die Mühe, die man sich immer wieder macht, die ich mir gemacht habe und auch weiterhin machen werde: den Menschen auf den guten Weg zu führen. (26.09.1950)

(3) Wer durch die Schrottmühle gehen will, wer die Not und das Elend noch nicht kennt, der müsste es erst kennenlernen. Aber ich glaube, Sie haben einen Teil von diesem gekostet, und ich glaube auch sagen zu können, Sie wollen mit diesem Übel nichts gemein haben. Aber nun stehen Sie auch dazu! Wer heute noch nicht genug gelernt hat, da das Übel noch nicht so viel Schrecken über ihn gebracht, der beuge sich dem, der füge sich dem Übel und der ziehe eine weitere Lehre und gehe dem nach, um erst noch mehr zu lernen, bis er mehr von dem Übel erfasst ist, bis er da angelangt ist, wo viele es auch waren, die den Menschen keinen Glauben mehr schenken konnten und die sich verloren gesehen haben. (03.10.1958)

Ursachen von Krankheiten

(1) Wir alle leben in einer bestimmten Weltordnung. Ihr oberstes Gesetz ist Gott. Wenn wir diese Ordnung verlassen, verlieren wir unsere Grundlage; unsere Gesundheit leidet, wir werden krank. Nur, wenn wir wieder in uns Ordnung schaffen, kann die Gesundheit zurückkehren. (1957, Zeitung „Neues Blatt", Folge 7)

(2) Wie ist es überhaupt möglich gewesen oder wie kann es überhaupt möglich sein, dass Menschen krank wurden? (...) Der Mensch ist von Generation zu Generation anstatt besser schlechter geworden, das heißt, der Mensch hat seinen eigentlichen menschlichen Instinkt verloren. Und zwar hat es so weit um sich gegriffen, dass, wie Ihnen allen nicht unbekannt ist, es zwei Seiten gibt. Hier in diesem Falle eine gute und eine schlechte, das heißt eine gesunde und eine kranke. Und dann gibt es, das gehört nämlich zusammen, eine teuflische Seite und eine göttliche. Und all dieses hat der Mensch in sich aufgenommen. Warum? Weil er den Kontakt verloren hat, weil er sich von der Natur, von dem wahren, göttlichen Glauben abgesondert und die Verbindung zum Herrgott verloren hat. Der Satan lässt nichts unversucht und hat es hier zustande gebracht, dass er sich in die Menschenleiber festgesetzt, festgenagt hat. (...) Der Mensch hängt heute in der Luft. Er kann nicht selbst empfangen, was der Herrgott den Menschen sendet. Der Mensch ist tatsächlich im Laufe der letzten Jahrtausende schlecht und schlechter geworden, und dieses muss auch mal ein Ende haben. (01.09.1950)

(3) Jesus Christus wusste, dass jede Krankheit durch Sünde kommt. Deshalb ermahnte Er den Kranken nach der Heilung: „Sündige hinfort nicht mehr, dass dir nicht etwas Ärgeres widerfahre!" (handschriftlich)

(4) Weil wir nicht mehr heilig sind, sind wir nicht heil. (handschriftlich)

(5) Wie ist es überhaupt dazu gekommen, dass der Mensch krank geworden ist? Statt besser immer schlechter. Es sind mehr

Menschen geworden, es gab auch mehr Krankheiten. Woher? Der Mensch ist im Laufe der Jahre derart schlecht geworden, und wenn ein Mensch schlecht ist, so hat er ein „Ungewissen“, so eine Unruhe in sich, und die Unruhe bringt das Weitere. Seine Seele ist nicht rein, und er ist seelisch belastet, seelisch krank. Nicht, dass Sie die Schuldigen sind, nein, das sind die Vorfahren schon, (...) von denen Sie abstammen. Einer belastete den anderen! So ist auch das seelische Leid hier leicht spürbar, wenn die Eltern mit ihren Kindern hier waren, dass einer den anderen, das heißt ein Mensch den anderen seelisch belasten kann.

Als noch wenige Menschen auf dieser Erde waren, ist man dazu übergegangen, wenn der eine mal hier und dort irgendwo eine kranke Stelle in oder an seinem Körper verspürte, irgendetwas zu geben; man riss ein Kräutlein ab, irgendetwas, was auch zu den Lebewesen gehört. Wenn der Mensch das Kräutlein in die Hand nahm, dann verspürte er etwas, ja, es ging so etwas durch den Körper - und sein Leiden, seine Schmerzen hatte er verloren. Die ersten Menschen hatten so manches, sie nahmen auch das Kräutlein mal in den Mund oder legten das irgendwo auf: „Ach, das heilt schon“, ja, und das Auge war gesund, das Gehör war wieder da. Und man hat im Laufe der Jahre festgestellt, dass das Naturheilkräuter waren.

Der Herrgott hat uns auf diese Erde gesetzt und hat uns alles mit auf den Weg gegeben, dass wir uns auch heilen können. (...) Wenn wir als Menschen das auch getan haben, indem wir später uns von diesen Kräutern einen Tee gebraut haben, ihn getrunken, dann war unser Bauchweh, unser Kopfweh oder gleich was verschwunden. So ist man näher und näher darauf gekommen, bis es weiter um sich gegriffen hat; und der Mensch glaubte, sich von diesem Göttlichen, was der Herrgott uns auf dieser Erde gegeben hat, lösen und etwas Künstliches herstellen zu müssen. Da sah es anders aus. Der Mensch hat sich überhaupt von dem rein Natürlichen gelöst, er wurde verbildet, auf einen Weg geführt, der kein natürlicher, sondern ein künstlicher war. Und damit kann man einem Menschen nicht helfen. Die Natur heilt! Der größte Arzt aller Menschen ist und bleibt unser Herrgott. (...) Der Mensch wird auf dem natürlichen Wege ferngesteuert - von wem? An den wir alle glauben müssen, auf dem Weg, den wir alle gehen müssen (...). An den wir glauben müssen, ist allein unser Herrgott! Wir Menschen sind nur Kinder Gottes. Wir sind von dem wahren, göttlichen Weg abgekommen, wir sind einen anderen Weg gegangen. Und deswegen sind wir aus dieser Fernsteuerung herausgekommen. Wir werden nicht mehr gesteuert, der Mensch läuft wild umher, er hat sich abgesondert vom göttlichen Weg und kann nicht mehr geführt werden. (07.09.1950)

(6) Ich stehe nach wie vor dafür, dass die Grundursache aller Krankheiten ist, dass das Volk künstlich durchgehalten wird. Ich bin ein Mensch, der nicht studiert hat und der der Wissenschaft nicht nachgelaufen ist, sondern der aus eigener Erfahrung und aus Eingebung dieses erprobt hat. Ich bin zu dieser Überzeugung gekommen, obwohl ich kein Arzt bin. Kunst und Wissenschaft sagen: „Fort von der Natur, hinein in die Kultur." Und hier liegen die Ursachen der Krankheiten! Die Industrie ist schuld! Sie hat Mittel hergestellt, um den Menschenkörper total zu verseuchen. Ich habe zu den Ärzten schon immer gesagt: „Überall sehe ich Mord, Mord, Mord! Herr Doktor, Sie sind eine Vertriebsstelle für die Hersteller von Medikamenten." Ich stehe nach wie vor dafür: Naturheilkräuter. Die Natur gibt den Menschen alles durch das, was der Herrgott für uns wachsen lässt. Warum alles künstlich herstellen? Woraus werden diese Präparate hergestellt? Aus allem möglichen Zeug! Die Zusammensetzung kann der Menschenkörper unmöglich vertragen. Wenn heute ein Kranker zum Arzt geht und etwas verschrieben bekommt, heißt es immer „dafür" statt „dagegen"! (...) Ich stehe auf dem Standpunkt, den Menschen alles verständlich zu machen, mit Tatsachen zu kommen, ihnen alle diese schädlichen Dinge vor Augen zu führen (...). Fort mit Kunstdünger - fort mit künstlichen Medikamenten! Denn wer war der erste Arzt und was war die erste Medizin? Die Natur! (11.07.1949)

(7) Das Blut ist bei 99% aller Menschen verseucht. Zuerst verwandle ich das Blut! Ist direkt verstockt im Körper; hat keinen richtigen Lauf mehr; liegt fest; Blut ist vergiftet! (11.07.1949)

(8) Es gibt so viele Krankheiten. Der größte Teil aller Menschen leidet an Blutkreislaufstörungen. (31.08.1950)

(9) Jeder dieser abgebauten Körper weist einen großen Energiemangel auf. Hier ist es sehr notwendig, der Menschheit anhand von Gleichnissen klarzumachen, dass die Energien für alle Lebewesen vorhanden sind und auch das Notwendigste sind, um existieren, besser gesagt leben zu können (...). Je größer der Verlust an Energien ist, desto länger oder öfter bedarf es einer Wiederaufladung, bis der Körper so viel an Energien aufweist, dass er wieder einsatzfähig ist. (...) Der Körper ist im Ganzen gesehen nur dann widerstandsfähig, wenn die Widerstände im Körper selbst ihre vollen Energien besitzen. (handschriftlich)

(10) Wenn eine Störung in einem kleinen, kindlichen Körper ist, dann wird er die Nahrung nicht so leicht annehmen, erst dann, wenn die Störung beseitigt ist. Aber dann fürchten die Mütter, dann fürchten die Eltern, das Kind würde verhungern, es muss ja Nahrung haben. Nein, da ist ein Zeichen gegeben, dass in diesem Körper eine Störung vorhanden ist! Ursache gleich Wirkung! Welches aber ist die Ursache? Die Wirkung ist da, ja! Nun, natürlich ist die Mutter schuldlos, ist der Papa schuldlos, sind die Nachbarn oder die Familienangehörigen schuldlos ... - Nein, die sind nicht schuldlos! Mal zurück, also mal Rückschau halten! Wer hat die Mutti geärgert? Wer hat sie in Schrecken versetzt? Was ist da, was war, was war in letzter Zeit? Was war in der allerletzten Zeit? Und das ist auf das Kind zurückgefallen. Richtig! Natürlich hat die Mutter sich geärgert darüber, natürlich hat sie alles in sich aufgenommen, aber schuldlos ist keiner. Da hätte ja die werdende Mutter dafür sorgen müssen, (...) dass sie sich von solchen Menschen, die sie schon durchschaut hat, dass sie stören könnten, nicht umgeben lassen durfte, das heißt, dass sie sich da herauszieht aus dem Kreis oder aber zuvor schon dafür sorgt, dass sie alle einwandfrei gut sind, dann wäre die Störung nicht gekommen.

Wenn die Mutter und der Vater nicht dafür die Vorsorge treffen, kommt es ja in vielen Familien vor, dass die Eltern sich zeit ihres Lebens um das eine Kind kümmern müssen, in dessen Körper eine Störung vorliegt, erst eine kleine, danach eine große.

Die Störung wächst mit dem Körper und verbreitet sich. Sie haben zeit ihres Lebens darunter zu leiden. Wie sorgen sich dann die Eltern um das Kind! Was kostet sie das für Sorgen und Nöte! Wäre es nicht leichter, da vorzubeugen, liebe Freunde, da vorzuarbeiten, dass Derartiges nicht zustande kommt?! Es wäre doch viel, viel leichter, noch bevor dieses alles ist, Ordnung zu schaffen. Da mussten sie nicht erst verheiratet sein (...). Hätten sie vorgesorgt, hätten sie in ihrem Verwandten- und Bekanntenkreis aufgeräumt, hätten sie Wahres gewusst, hätten sie es ihnen sagen können. Wenn sie nicht feige gewesen wären und ihnen die Wahrheit gesagt hätten, hätten sie vieles aus dem Wege geräumt. Und beim Mann genau das Gleiche: dass er störungsfrei ist und dass er mit seiner Frau ein störungsfreies Eheleben führen kann und dass dann auch aus diesem eine gesunde Familie zustande kommt, das ist Bestimmung Gottes, nicht ihre, nein, Gott hat es so bestimmt. Das Gefühl spricht da zu beiden Geschlechtern, da kommt die Empfängnis, und da kommt das aber zustande. Mit Störung erzeugt gibt immer Störung, trägt das Kind zeit des Lebens, wenn nicht da gerade einer kommt, der diese Störung zu beseitigen weiß.

Während dieser Zeit, da die Mutter das Kind unter ihrem Herzen trägt und weitere Störungen aufnimmt, wird das Kind ganz gestört sein und das Schlimmste ist noch kurz vor der Geburt. Wenn da die Mutter Schiffbruch erleidet, das heißt, wenn sie von ihren Angehörigen angegangen wird und immer wieder in Schrecken versetzt wird, alles verlagert sich hier in den Körper des kleinen Kindes, das doch unschuldig ist. Und dann: „Ja, wie ist das dann möglich, wo habe ich Böses getan, ich habe doch immer Gutes getan, ich bin doch ein gläubiger Mensch, ich gehe doch zur Kirche, in meiner Familie ist doch alles in Ordnung!" Dann sage ich: „Lieber Freund, liebe Frau, hast du vergessen, hast du deine Pflicht vorher getan? Ja oder nein? Jetzt, wo du in den Ehestand getreten, jetzt, wo du auf dem besten Wege bist, eine Familie zustande zu bringen, wo der Vater sich verpflichtet hat, diese Sorgen auf sich zu nehmen, wirklich dafür zu sorgen, hast du in deiner Umgebung auch Ordnung geschaffen?" Jetzt aber, da das Kind (...) die Störungen im Körper hat, werden die Eltern wieder gestört, die Mutter ist zerrissen, der Vater ist zerrissen, dann kommen die herzlichen Verwandten auch, die so tun, als ob. Auch sie bauen ab, verfallen in dieses Leid! -Wie konnte das nur sein? Ja, zu guter Letzt geben sie den Glauben an das Gute, geben sie den Glauben an Gott auf. „Das ist doch nicht gerecht, Kinder, ich kenne euch doch, ihr seid doch immer lieb und nett zueinander gewesen." Und so weiter und so fort. So sie aber ehrlich sind, werden sie selbst von sich sagen: „Ja, ich war nicht immer ehrlich, und ich habe vieles aus Feigheit angenommen, und ich habe aus Feigheit die Wahrheit verschwiegen, ich habe es nicht gewagt, meinen Nächsten die Wahrheit zu sagen, obwohl ich schon einige Erfahrung gesammelt hatte, aber ich war feige." Ja, das hat dieser Mensch sich nachher selbst zuzuschreiben.

Jetzt werden Sie sagen, ja, jetzt erteilt der Gröning uns hier Rügen! Nein, Freunde, ich sage nur, wie der Mensch gelebt, wie die Macht dieser Gewohnheit ihn erfasst hat, und dass er nichts anderes mehr glauben konnte, nur an das, was er von Menschen eingegeben erhielt! Da beginnt die Not, da beginnt das Elend! Ich könnte hier viele, nicht Gleichnisse, sondern Tatsachen hervorbringen, wie die eine und die andere Ehe, die nachher zu einer Familie wurde, Schiffbruch erlitten hat. Erst war jeder in einem, seinem Boot, das ihn über Wasser hielt, ein Boot wurde abgetreten, weil zwei sich hernach in einem Boot befanden, und in diesem einen Boot gab es nachher Zuwachs; und die Belastung, die erregte Bewegung war derart stark, dass das Boot immer mehr Wasser in sich aufnahm und somit hier die Familie langsam, aber systematisch zugrunde gegangen ist. Niemand aber weiß, woher das kommt! Wenn jeder das Seinige gewusst (...), wenn er nur um dieses Wissen nicht gebracht worden wäre, hätte er sich in diesem Boot ruhig verhalten; jeder hätte alles dazu getan, was notwendig war, auch wenn die Wellen darüber geschlagen und viel Wasser in das Boot hineingekommen, so hätten sie in Ruhe das Wasser wieder ausgeschöpft. Niemand wäre beunruhigt, denn sie konnten ja glauben, sie kommen ja von Gott, Gott hat sie geschaffen. Sie haben sich nicht gefürchtet: „Das ist Natur, das ist Gott. Er jagt uns ja keine Angst ein, Er macht uns nur auf diese Gefahrenzone aufmerksam; wir sollen nur das Nötige dazu tun. So wir die Ruhe bewahren, können wir es tun." Wer sie aber nicht bewahrt, wer um diese, um das Heiligste gebracht worden ist - das ist die

Ruhe -, der wird alles durcheinanderbringen und wird Weitere seiner Nächsten nach sich ziehen. Und so haben die meisten Familien, so haben die meisten Menschen Schiffbruch erlitten, so sind die meisten Menschen untergegangen, sie sind dem Siechtum verfallen, sie waren vollständig durcheinander, es war niemand da, der sie beraten und belehren konnte. (05.10.1958)

Alle Leiden sind seelisch bedingt

(1) Irgendeine Disharmonie im Äußeren beweist, dass eine geistige Disharmonie vorhanden ist. Wie das Innere, so das Äußere. Die einzigen Feinde des Menschen sind in ihm selbst. Und des Menschen Feinde werden seine eigenen Hausgenossen sein. (handschriftlich)

(2) Ich bin mit den größten Kapazitäten von Ärzten zusammen gewesen, die alles bestreiten wollten und sagten: „Alles ist nicht seelisch bedingt. Sie haben sich geirrt!" Und ich habe gesagt: „Sie haben angenommen, dass ich mich geirrt habe." Ich habe ihnen den Beweis gestellt. Die Tatsache ist, dass alle Leiden seelisch bedingt sind, es gibt nicht ein Leiden, das nicht seelisch bedingt ist. Sie haben es nicht gewusst, Sie können ja das Leben nicht „zurück-leben", Sie leben oder erleben das Leben Ihrer Zeit, nichts anderes. (31.08.1950)

(3) Und das, was den Menschen jetzt so durch den Körper gefahren ist von Generation zu Generation, das seelische Leid, es wurde größer und größer. Der Mensch sündigte weiter und weiter, mehr und mehr, und ich glaube, dass Sie mich verstehen, wenn ich sage, dass er durch dies Sündhafte, das der Mensch schon früher begangen und jetzt noch mehr, krank sein muss. Ist mir klar. Ich habe mich viel mit Menschen unterhalten - nicht nur mit Deutschen -, mit Wissenschaftlern, auch mit Ärzten, und ich behaupte, noch und auch weiterhin, dass alle Leiden seelisch bedingt sind. Der eigentliche Ursprung ist das Seelische. (26.09.1950)

Jedes Wohnhaus ist ein Krankenhaus

(1) Früher gab es Wohnhäuser. Als die Menschheit immer mehr zurückfiel, gab es Wohn- und Krankenhäuser. (...) Und heute haben wir statt Wohnhäusern nur Krankenhäuser! Es wurden auch die Wohnhäuser umgewandelt in Krankenhäuser. Wenn ich mal Zeit habe, gehe ich in jedes Haus und werde in jeder Wohnung einen kranken Menschen finden. (...) Aus den Wohnhäusern wurden Krankenhäuser, und es steckt ein Mensch den anderen an. Einer war krank, dann sind alle krank. (01.09.1950)

(2) Wir können mit Bestimmtheit sagen, dass 90% aller Menschen krank sind. Was hat man sich zuerst, als die ersten Menschen auf dieser Erde waren, (...) geschaffen? Einen Unterschlupf! Heute nennt man es Haus, Wohnhaus. Aber als man feststellte, dass es kranke Menschen gab, hat man Krankenhäuser gebaut. Und das hat so weit um sich gegriffen, dass wir gar keinen Unterschied mehr haben zwischen Wohn- und Krankenhäusern, wir haben nur noch Krankenhäuser. Ich kann in jedes Haus, in jede Wohnung gehen, überall ist zumindest ein Kranker. Also haben Sie keine Wohnhäuser mehr, (...) nur noch Krankenhäuser. (07.09.1950)

(3) Unter Garantie sind 90% aller Menschen krank, der eine ist mit einem schweren Leiden behaftet, und der andere oder die anderen mit einem leichteren Leiden, das aber auch zu einem größeren Leiden führen könnte. (01.09.1950)

(4) Die Krankheit hat sich ausgedehnt über die ganze Erde, über diese Erde, auf der wir leben. (22.09.1950)

Wer hat ein Recht auf Heilung?

(1) Christus hatte auch nicht alle, wie es in einem Buche geschrieben steht, geheilt. (05.10.1958)

(2) Paracelsus hat recht, wenn er sagt: „Zu heilen sind alle Krankheiten, nur nicht alle Menschen". (05.10.1957)

(3) Ich gebe Ihnen zu wissen, wer eine Berechtigung auf Heilung hat: Eine Berechtigung hat der Mensch, der bereits den göttlichen Glauben in sich trägt und mit ihm gelebt hat. Eine Berechtigung hat ferner, wer den Glauben an unseren Herrgott, den Glauben an unseren himmlischen Vater verloren hat, aber jetzt wieder bereit ist, ihn in sich aufzunehmen, und ebenfalls bereit ist, mit ihm zu leben. (September 1949)

(4) Wer empfängt und wer hat ein Recht auf Heilung? Ein Recht hat nur der, der den göttlichen Glauben in sich trägt. Ich gebe Ihnen zu wissen, dass Sie alle, so wie Sie hier und überall in dieser großen und göttlichen Welt leben, nur Kinder Gottes sind. Der alleinige Arzt, der Arzt aller Menschen, ist und bleibt unser Herrgott. Nur Er kann helfen. Er hilft aber nur dem Menschen, der den Weg zu Ihm gefunden hat oder aber (...) bereit ist, den Weg anzutreten, den Glauben in sich aufzunehmen und mit ihm zu leben. Sie brauchen nicht an den kleinen Gröning zu glauben, aber Vertrauen müssen Sie mir entgegenbringen und dem Herrgott für Seine große Tat, für Seine große Macht, für Seine Herrlichkeit danken. (27.08.1949)

(5) Ich gebe Ihnen zu wissen, dass Sie zu mir das Vertrauen und an unseren Herrgott den Glauben haben und ihn stärken und diesen göttlichen Glauben Ihr ganzes Leben in sich tragen müssen. Nicht nur, wie es bisher Menschen gegeben hat, die glaubten, wenn sie täglich oder die Woche einmal das Gotteshaus betreten, dass sie schon die Menschen wären, die sich zu diesen zählen können. Nein, so ist es nicht, man soll nicht beten und hinterher gleich ein anderer, ein schlechter Mensch sein. Nein, mit dem Glauben leben, dann können Sie kein schlechter Mensch sein,

dann sind Sie es wert, als Mensch angesprochen zu werden. (15.10.1949)

(6) Sie sollen aufgeklärt werden, damit Sie genauestens wissen, wie Sie sich zu verhalten haben. Ich gebe Ihnen zu wissen, dass Sie mir das größte Vertrauen entgegenbringen müssen und den Glauben an unseren Herrgott mehr stärken denn je. (31.08.1949)

(7) Haben Sie Vertrauen zu mir. Haben Sie Glauben, den Glauben an unseren Herrgott, dann haben Sie alles! (03.09.1949)

(8) Hier ist nur das eine in den Vordergrund zu schieben, dass Sie mir das größte Vertrauen entgegenbringen und den größten und festesten Glauben an unseren Herrgott haben, nicht nur Minuten oder Stunden, Monate, Jahre, sondern überhaupt Ihr ganzes Leben, das ist Grundbedingung. (01.10.1949)

(9) Wenn Sie zu mir gekommen sind mit dem größten Vertrauen, so empfangen Sie auch das, was Sie brauchen, um gesund zu werden. Das ist die Heilwelle. (07.09.1950)

(10) Wer mit Misstrauen hierhergekommen ist, kann auch wieder mit Misstrauen nach Hause gehen. Wer aber mit Vertrauen zu mir gekommen ist, den bitte ich, diese wenigen Worte zu beherzigen und das zu empfangen, was er braucht, um gesund zu werden. (01.09.1950)

(11) Wer sich hier dagegenstellt, dem wird diese Hilfe niemals zuteilwerden. Es gibt Menschen, die es nicht verstehen können, einmal aus Dummheit, zum anderen aber ist es tatsächlich so, dass sie dieses nicht in sich aufnehmen können oder dass sie gar das schmutzige Leben vorziehen. Diese Menschen verachte ich, verachte sie solange, bis sie den Weg, den Weg zu unserem Herrgott wiedergefunden haben. (31.08.1949)

(12) Der eine hat die Reife früher, der andere später. (...) Unreifes Obst kann man nicht essen, der Apfel muss erst seine Reife haben, ehe Sie ihn essen, und wenn er die Reife hat, so

werden Sie auch gesund bleiben. Unreifes Obst isst man nicht. Einen noch unfertigen Anzug können Sie auch nicht anziehen. So ist es auch bei den Menschen: der eine hat die Reife früher und der andere später, der eine ist gleich aufgeschlossen, die anderen kommen nach und nach. Es ist logisch: auf einem schmalen Weg gehen die Menschen nicht nebeneinander, sondern hintereinander. Deswegen darf man die Unvernunft nicht sprechen lassen. Noch einmal: Nichts verlangen, sondern erlangen! (31.08.1950)

(13) Ich habe jedem Menschen immer wieder zu wissen gegeben: Wer den Weg zu mir gefunden, der soll die Angst und vor allen Dingen das Geld zu Hause lassen. Was er mitzubringen hat, ist allein seine Krankheit und außerdem die Zeit, die Sie ja alle immer wieder am laufenden Band zu opfern gewusst haben. (31.08.1949)

(14) Was ich hier vorzubringen habe, geht bestimmt jeden einzelnen Menschen an, ganz gleich, welcher Nation oder Konfession er angehört, ganz gleich, ob er arm ist oder reich, mir ist jeder Mensch gleich, auch die Hautfarbe spielt hierbei keine Rolle und noch viel weniger die Muttersprache. (handschriftlich)

(15) Ich frage keinen Menschen nach Religion und Nation. Alle sind sie Menschen, alle Kinder Gottes. Ich bin wohl katholisch getauft und verleugne meinen katholischen Glauben nicht. Aber deswegen kann ich nicht sagen: Wer ein Protestant ist oder wer einer Sekte angehört, den stelle ich beiseite. Nein, das geht nicht. (31.08.1949)

(16) Ich bin nun mal ein Deutscher und befinde mich heute noch auf deutschem Boden. Ich fühle mich verpflichtet, erst mal hier zu helfen, wo ich stehe. Aber alle Menschen, die auf dieser großen, göttlichen Erde leben, haben eine Berechtigung, genau dasselbe zu verlangen, was auch Sie haben. Jedem soll das Große und Gute, das Reichste, was es überhaupt gibt, zuteilwerden. Nicht Reichtum an Geld, sondern Reichtum an Gesundheit. (31.08.1949)

(17) Mensch ist Mensch, wir Menschen sind alle nur Kinder Gottes, da gibt es keinen Unterschied. Ich räume auch hier dem Deutschen das Recht nicht ein, dass er mich für sich allein beansprucht. (05.09.1950)

(18) Ich darf und werde niemanden benachteiligen noch bevorzugen. (04.12.1958)

(19) Ich bin bereit, allen Menschen zu helfen, alle Menschen zu heilen. (09.09.1949)

(20) Werfen Sie die Krankheit ab und nehmen Sie die Gesundheit in sich auf. Dieses geschieht im Namen Gottes! Sie brauchen nicht gleich Misstrauen zu haben, wenn Sie in diesem Augenblick noch nichts verspüren. Meistens geschieht es ja sofort. Aber Sie müssen so weit sein, dass Sie sich frei machen von Ihren Sünden, frei von Ihrer Schlechtigkeit, um die Gesundheit aufnehmen zu können. Ich gebe Ihnen zu wissen, dass die Gesundheit etwas Großes, etwas Gutes, dass sie das rein Göttliche ist. Und der Herrgott geht nicht an die Menschenleiber, die sich von den Sünden noch nicht befreit oder die gar nicht daran denken, den Weg zu Gott anzutreten. (09.09.1949)

(21) Um das aufzunehmen, was der Herrgott Ihnen mit auf den Weg geben will, müssen Sie rein dastehen, muss Ihr Körper, muss Ihr Herz, muss all das, was Sie an und in Ihrem Körper besitzen, rein sein. (03.09.1949)

(22) Soweit Sie aufnahmefähig sind, soweit Sie frei sind, soweit Sie sich von dem Schlechten befreit haben, können Sie das Gute in sich aufnehmen. Das Gute ist die Gesundheit. (27.08.1949)

(23) Ich habe gesagt, dass es am Menschen liegt, ob ich ihm helfen kann, gleich, was für ein Leiden er hat. Es liegt nicht an mir, es liegt am Menschen! Allen zu helfen, kommt nicht in Frage, denn hier geht es um gute und um böse Menschen. Zum Beispiel können meine Freunde mit sonst jemand kommen: Wo ich weiß, dass der Mensch sich nicht ändert, ist nichts zu machen. (28.09.1949)

(24) Es kommt nicht auf Gröning, sondern es kommt auf Sie selbst an. (05.10.1957)

(25) Es liegt aber hier am Menschen selbst, wie er sich frei gemacht hat, um die Heilung zu empfangen, das heißt, er muss rein sein. Er muss wissen, dass er kein Gotteslästerer ist. Er muss wissen, dass er sich verpflichtet und verbunden fühlt, mit dem Herrgott zu leben. Dann ist er rein. (...) Die Gesundheit ist etwas Gutes und bleibt nur in dem Körper, der rein dasteht. (27.08.1949)

(26) Ich wünsche Ihnen von Herzen das Allerallerbeste. Ich wünsche Ihnen die beste Gesundheit. Seien Sie rein, machen Sie sich frei von aller Schmutzigkeit, beseitigen Sie den Satan aus Ihrem Leib. Nehmen Sie den Herrgott in sich auf, lassen Sie den Herrgott in Ihrem Herzen wohnen, und dann werden Sie Ihr Leben lang auch die Gesundheit erhalten. (September 1949)

(27) Ein geheilter Körper ist ein von Gott gesegneter Mensch. (handschriftlich)

Es liegt am Menschen, gesund zu werden

(1) Ich bitte, nicht die Frage zu stellen, was ich heilen kann, sondern wen ich heilen kann. Es liegt nicht an mir, sondern an jedem Kranken selbst. Wenn heute 100 Menschen gekommen sind, um Hilfe und Heilung zu erhalten, so kann es sein, dass heute 99 geheilt werden und einer nicht. Und wenn morgen wieder 100 kommen, so kann es vorkommen, dass 99 nicht geheilt werden und nur einer geheilt wird. (05.09.1950)

(2) Es liegt hier immer an den Menschen. Wie ich gesagt habe: wer es wert ist, dass ihm geholfen wird. Es geht hier nicht um Geld, es geht um den Glauben! (11.07.1949)

(3) Sollte ich Sie belügen, sollte ich sagen, dass es hier auf einen ankommt, wie ich es bin? Nein, Freunde, es kommt auf Sie selbst an, wie Sie das Gute aufnehmen! Wann können Sie es aufnehmen? Nicht früher, bis Sie sich selbst von dem Bösen gelöst, dass Sie wirklich mit dem Bösen nichts mehr gemein haben! Früher kommt die Aufnahme nicht! Früher ist es nicht möglich! Also, jetzt öffnen Sie Ihr Herz und schütten Sie wirklich alles aus! Fort mit all den Sorgen und Nöten! (05.10 1958)

(4) Es liegt nicht an mir, Sie können haben, was Sie wollen. Und es ist falsch, wenn Sie fragen: „Was kann er heilen?" Nein, Sie müssen die Frage stellen: „Wen kann er heilen?" Sie können sich genauso sperren. Ich bin ja nicht verpflichtet, dem Menschen zu helfen, der keine Hilfe haben will. Sie können sich sperren, aber dann ist es nicht meine Schuld. (05.09.1950)

(5) Allen kann ich nicht helfen, sondern es kommt auf den Menschen an. Deshalb nicht fragen, was ich heilen kann, sondern die Frage stellen, wen ich heilen kann. Genauso können Sie daliegen, ich sage: „Steh auf!" Und Sie sagen: „Nein, ich stehe nicht auf." Und so können Sie trotzen, „Nein" sagen, „Das tue ich nicht." Ja, dann können Sie eben nicht gehen, müssen liegenbleiben. (04.09.1950)

(6) Der Mensch sagt nicht von sich aus, dass Gott ihm helfen kann, ihm helfen wird. Wenn er den ersten Schritt zu Gott tut, damit wird ihm geholfen. Er, der Mensch, muss sich Gott nähern, er muss den Weg gehen, den Christus uns an- und auch aufgezeigt hat. Wir müssen Ihm folgen; der Mensch muss alles dazu tun. Tun heißt, zur Tat übergehen. (04.12.1958)

(7) Christus hatte auch nicht alle - wie es in einem Buche geschrieben steht - geheilt, die geheilt werden wollten, nein - auch nicht alle blieben gesund, wie es da heißt „geheilt". Viele hatten auch diese Heiligung, Sie sagen „Heilung", wieder verloren, auch das hat es gegeben, gibt es heute auch. Es liegt immer an dem Menschen, wenn er vom Guten, wenn er von Gott wieder abkommt, dass er sich wieder dem Bösen hingibt, dass er sich wieder verlocken, verleiten lässt, dass er übermütig wird, da kommt das zustande. (05.10 1958)

„Nicht verlangen, sondern erlangen!“

(1) Ich räume keinem Menschen das Recht ein, von mir etwas zu verlangen, sondern nur zu erlangen. Sie sollen erlangen, Sie sollen empfangen, das empfangen, was Sie brauchen, um gesund zu werden. (31.08.1950)

(2) Verlangen Sie doch ruhig - ich tue es doch nicht, das habe ich nie getan. Wie ich in der Vergangenheit gewesen bin, das heißt in dem Leben zurück, so bin ich heute; und so wie ich heute bin, will ich immer sein. Mich können Sie nicht umkrempeln. (05.10.1958)

(3) Ich möchte nicht verfehlen, Ihnen dieses auch mit auf den Weg zu geben: dass der Mensch das, was er verlangt, nie erhalten darf und nie erhalten wird. (22.09.1950)

(4) Menschen sagen: „Ich muss gesund werden.“ Sie müssen sagen: „Ich werde gesund!“, denn verlangen können sie nichts. (17.10.1949)

(5) Ich habe es nicht nötig, dass Menschen sagen: „Das und das kann er nicht“, und dass Menschen einem vielleicht ein Muss auferlegen, dass ich es tun muss. Nein, ein Mensch hat kein Recht, von mir Derartiges zu verlangen, dass ich ihm helfen und ihn heilen muss. Ein Mensch nicht! Dieses Verlangen habe ich, ich verlange es selbst von mir, weil ich mich berufen fühle, Menschen zu helfen und sie zu heilen. Und ich schenke mein Leben allen Menschen dieser Erde und helfe ihnen, wo ich nur kann, soweit sie bereit sind, meine Hilfe anzunehmen. Ich will helfen und heilen! Ich gebe dieses den Menschen auf den Weg. Wer dieses hier verstanden hat und wer bereit ist, die Hilfe und Heilung entgegenzunehmen, der mache sich frei und lasse die Krankheit hier oder werfe sie nach und nach ab. (31.08.1950)

(6) Es hat Menschen gegeben, die sich erdreisten wollten: „Der Gröning muss aus dem Haus kommen, er muss uns helfen, er hat die göttliche Kraft, er darf nicht drin bleiben." Auch gibt es Menschen, die einem nicht vom Leibe gehen und sagen: „Ich gehe nicht früher, bis ich gesund geworden bin." Das gibt es auch. Ich würde mich hüten, wie auch Sie, unreifes Obst zu essen. Wenn Sie unreifes Obst essen, besteht die Gefahr, dass Sie krank werden. Ich lasse das immer reifen und esse es nur, wenn es reif ist. Und wenn Sie Ihre Gesundheit erhalten wollen, dann essen Sie es auch nur reif; Sie lassen sich die Zeit, bis es reif ist. Genauso könnte ich auch hier sagen: „Ja, wenn ich diesem menschlichen Befehl nachgehe, dass er sagt, du musst helfen, dann begehe ich auch eine große Sünde, denn der Mensch hat noch lange nicht die Reife, er tut selbst von sich aus nichts dazu, er wirft das Schlechte nicht ab." Da müsste ich ja auch schlecht werden, wie Sie von unreifem Obst krank werden. Das darf und werde ich nicht tun! (22.09.1950)

(7) Niemand kann mich zwingen! Was ich tue, muss ich tun, weil mein Inneres es mir befiehlt. (1957, Zeitung „Neues Blatt", Folge 3)

(8) Nichts verlangen, sondern erlangen! Der eine früher, der andere später. (19.09.1950)

(9) Jetzt bitte ich Sie, die Zeit von sich aus nicht zu bestimmen, dass eine Heilung so schnell wie nur irgend möglich geht, sondern all die Dinge über sich ergehen zu lassen. (...) Bestimmen Sie bitte von sich aus keine Zeit, es geht über kurz oder lang, es kann mitunter nur Sekunden dauern. (01.10.1949)

(10) Besser ist es, wenn er (der Mensch) überhaupt nichts erwartet und völlig (sich) in die Ruhe begibt. Dann kann plötzlich das Unerwartete, das Göttliche geschehen. (Alfred Hosp, „Kräfte des Geistes", Eigenverlag, S. 141)

(11) Sie alle werden das erhalten, wie Sie es zu erhalten haben. (09./10.09.1949)

(12) Ich habe überhaupt nicht die Absicht gehabt, Ihnen gleich die Hilfe zu geben. Ich halte schon, was ich verspreche, nur muss man mir Vertrauen so weit entgegenbringen. Und wenn es nicht gleich geschieht, geschieht es später, an Ort und Stelle, restlos. Es bedarf nur alles seiner Zeit! Schön, dass Blinde sehen und Gelähmte gehen, aber es ist immer noch nicht so 100%ig, denn Sie müssen sich erst umstellen. Meistens geht es schnell, aber wer sich darauf versteift, dass es schnell geht - das Recht steht keinem Menschen zu, Derartiges zu verlangen. Nur nicht drängen und verlangen, sondern den Herrgott bitten und immer und immer dafür danken. (10.09.1949)

(13) Es ist ganz logisch, dass Sie nicht alles gleich so verarbeiten können, wie Ihnen das in Worten gegeben ist. Wer das sagt, der lügt! So schnell geht es nicht zu verarbeiten. Und deswegen muss man langsam, langsam, aber sicher treten. Mit Gewalt ist nichts zu machen. Es leuchtet Ihnen auch ein, dass hier nur die Zeit sprechen kann. (...) Nichts verlangen, sondern erlangen! Ich räume keinem Menschen das Recht ein, dass er von mir etwas verlangen kann. Was ich verlange, das ist Schmutz und Dreck, das ist die Krankheit, das Schlechte, das Schlechte, das dem Menschen schon in Fleisch und Blut übergegangen ist, in sein Denken, in sein Wesen. (05.09.1950)

(14) Ich weiß, dass es Menschen gibt, die zu Gott beten, die von Gott alles Mögliche verlangen. Sie verlangen sogar, dass Gott ihnen die Totozahlen sagen soll, und alles hat man von mir auch verlangt. Sie verlangen alles Mögliche. Sie verlangen auch, so wie sie zu Gott selbst sprechen (...): „Gib mir meine Gesundheit wieder". Gott gibt ihnen ja alles, aber er (der Mensch) zieht ja aus all dem dann keine Lehre, wenn Gott ihm gleich all das so geben würde. Er hat kein Recht und nicht das geringste Recht, um das Geringste zu verlangen. Erlangen kann er's nur! Und so er, der Mensch, sich vom Bösen löst, so er gewillt ist, das Gute, das Göttliche in sich aufzunehmen, dann tut er recht und dann wird er das auch an sich selbst, am eigenen Körper empfinden. Verlangen können wir nichts, gar nichts! (05.10.1957)

(15) Jeder will sofort gesund werden. Ich sage aber: Innere Schulung tut not! Ich versuche darum immer, in knappen Worten oder Beispielen den Heilungssuchenden zu schulen. Aber es geschehen oft auch geradezu „Wunder“, auch ohne diese. In solchen Fällen sind es umso größere Gaben von oben. (01.11.1954, Zeitung „Mensch und Schicksal“)

Nicht jeder Wunsch wird erfüllt

(1) Wenn ich sage: „Hier, mein Herr, darf ich Sie für das weitere Leben führen?“, beantworten Sie mir diese Frage mit: „Ja“. Dann sage ich: „Seien Sie mir bitte nicht böse, wenn Sie sich ein Ziel in den Kopf gesetzt haben und dieses Ziel nicht erreichen, dass Sie es deswegen nicht erreichen, weil Ihr Ziel die größte Gefahr für Sie sein kann.“ Dann können Sie sich aufs Motorrad, ins Auto oder in die Eisenbahn setzen oder setzen wollen, Sie werden das Ziel - was Sie sich als Ziel gesetzt haben - nie erreichen, da droht Gefahr. Das Motorrad ist nicht imstande, es fährt bis zu einer gewissen Grenze und bleibt stehen. (31.08.1950)

(2) Hilfe erhält der Mensch ebenfalls. Ich kann genauso jeden Menschen führen, dass er nicht in der Lage ist, irgendwo ins Unglück zu gehen noch ins Unglück geführt zu werden. Er wird verhindert, obwohl er vorerst schimpft, wenn er sein Ziel nicht erreicht, wie er sich das so gedacht. Er weiß auch nicht, wie das kommt. Und das tue ich hier an Menschen, die sagen: „Ich lege mein Leben in Ihre Hände, führen Sie mich bis zu meinem Ende!“ Und ich führe diese Menschen tatsächlich nur auf den guten Weg, und da halte ich sie fest, so dass sie niemals auf den schlechten Weg kommen können. Hierzu sage ich Ihnen nur eines: Es ist Ihnen nicht unbekannt, was im vergangenen Jahr von dem Motorradfahrer, der sein Ziel nicht erreichen konnte, in der Zeitung stand. Er hatte mir vorher sein Leben in die Hand gegeben und mir das größte Vertrauen geschenkt, ihn weiter zu führen, so dass ich ihm sagte: „Schön, das werde ich tun, aber schimpfen Sie bitte nicht, wenn Sie mal Ihr Ziel nicht erreichen können, das hat dann seine Richtigkeit, denn dann tue ich es nur deshalb, damit Sie nicht Gefahr laufen.“ Es hätte dann eben nicht ein, sondern noch mehr Menschenleben gekostet. Und so konnte er mit seinem Motorrad fahren, wie er wollte, er kam über eine bestimmte Grenze nicht hinaus, der Motor arbeitete nicht mehr. Zurück ist das Motorrad so gefahren, wie es noch nie gefahren ist, wo er sonst eine Viertelstunde zu dem Weg brauchte, hat er dies nun in sechs Minuten geschafft. Aber zu seinem eigentlichen festgesetzten Ziel ist er nicht gekommen. Er hat nichts unversucht

gelassen, ist auch in der Werkstatt mit seinem Rad gewesen. Die haben es untersucht und haben gesagt, es taugt nichts mehr, der Motor ist hin. Die Tatsache aber hat ergeben, dass er nicht hin war. Auch mit Autos habe ich Derartiges gemacht. Nicht anders ist es auch im Gehen, im Tun und Wirken überhaupt. Der Mensch wird geführt, gelenkt! (19.09.1950)

(3) Wundern Sie sich nicht, wenn Sie Ihr Ziel nicht erreichen! Ein Mensch muss eilen, er muss den Zug erreichen, im anderen Fall geht ihm das Geschäft weg. Er hat es eilig, geht zum Bahnhof. Auf diesem Wege geht er in eine Parkanlage und erlaubt sich, etwas abzubrechen. Ein Beamter dieses Parkes sieht es und sagt: „Bitte Ihre Personalien!" Der Mensch regt sich auf und sie kommen in Zank und Streit. Er kommt mit zur Wache, wird um die Personalien befragt, und währenddessen fährt sein Züglein ab, ohne diesen Menschen. Er schreit und ist wütend, ja, und sein Geschäft ist ihm durch die Lappen gegangen. Aber eine Stunde oder zwei Stunden später, er hat alles durcheinander gebracht, gezankt, geschrien, eine oder zwei Stunden später erfährt er, dass dieser Zug verunglückt ist und fast alle Insassen getötet. Jetzt geht er denselben Weg zurück und entschuldigt sich und bedankt sich noch. (31.08.1950)

(4) Ich gebe es nie so, wie ein Mensch es will, sondern ich gebe es so, wie ich es empfange (...). Das kann und darf und muss ich auch betonen oder euch herausstellen: wie ich es von Gott selbst empfange! Ich kann da nichts ändern und ändere auch nichts. (26.12.1958)

Gesundheit ist nicht käuflich

(1) Ich lebe nicht von den Menschen, sondern für die Menschen. (handschriftlich)

(2) Mein Lohn ist deine Gesundheit. (handschriftlich)

(3) Mein Leben soll nicht daraus bestehen, dass ich aus dieser Heilung oder überhaupt aus Heilungen, wie ich sie bereits an Tausenden von Menschen vollzogen habe, einen Verdienst herausschlage. Ich bin ein armer Mensch gewesen, geldlich gesehen, und will dieses auch bleiben. Dies soll auch ein Gelöbnis für alle Menschen dieser ganzen Erde sein. (02.09.1949)

(4) Was immer mein Wunsch gewesen ist und auch immer bleiben wird: Menschen gesund und gut zu sehen, Menschen auf den guten Weg zu führen; dieser gute ist der göttliche Weg. Das soll mein Lohn sein! Geld und all das Verlockende will ich nicht sehen. (29.09.1950)

(5) Jeder von Ihnen wird auch fragen: „Ja, warum tut der Gröning das? Vielleicht um sich Reichtümer zu beschaffen?" Es gibt viele, die glauben, ich arbeite nur deswegen, um mir einen guten Namen zu verschaffen, um ein berühmter Mensch zu werden. Ich wollte es gar nicht und wurde es doch! Zum anderen ist es nicht richtig, dass ich deswegen den Menschen helfen und sie heilen will, um etwas zu verdienen. Mich können Sie jeden Tag auf den Kopf stellen, ich habe keinen Raum oder irgendetwas, wo ich das Geld oder sonstige Werte beiseite lege. Ich habe auch nichts in der Tasche. (01.09.1950)

(6) Ich will von Ihnen kein Geld. Heute war eine Dame hier, die wollte mir ein kleines Geschenk machen. Ich habe hier noch keine Geschenke angenommen, ich habe noch kein Geld angenommen, nein, aber ich weiß, es gibt so viele arme Menschen. Da habe ich gesagt: „Wollen Sie es bitte diesem armen Menschen schenken! Wenn Sie es dem schenken, ist es genauso, als wenn ich das persönlich empfange!" Ich kann nicht dafür, ich teile, ich gebe

auch das Letzte. Im Unterschied zu Menschen, die nur nehmen möchten, zum größten Teil nur materialistisch eingestellt sind. (26.09.1950)

(7) Sie können kommen, woher Sie wollen, ich frage keinen Menschen nach seiner Religion noch nach seiner Nation, wenn er die Hilfe braucht, das heißt nicht nur die Hilfe allein, sondern auch die Heilung. Aber er kann nicht kommen und sagen: „Hier haben Sie ein paar hunderttausend Mark, und jetzt heilen Sie mich!“ Dann tue ich weiter nichts, dann sage ich ihm das, was ich zu sagen habe, wozu ich mich verpflichtet fühle. Und es kann vorkommen, wie es auch schon oft vorgekommen ist, dass ich ihm die Tür gewiesen habe: „Hier sind Sie falsch am Platz!“ Denn ich sehe diese Menschen als die schlimmsten an, die hier gerade nichts unversucht ließen, sich die Gesundheit für Geld zu erkaufen. Das gibt es nicht! Es stört mich nicht, wenn Menschen etwas besitzen, im Gegenteil, ich freue mich mit den Menschen, die etwas besitzen, aber sie dürfen nie vergessen, dass sie auch nur Menschen sind. Denn bei mir gibt es keinen Unterschied, mir ist der Arme genauso lieb wie der Reiche und der Reiche genauso lieb wie der Arme. Es gibt keinen Unterschied! (19.09.1950)

(8) Eine Frau, verheiratet, vier Kinder, ist übel dran. Ihr Mann ist einer von den Reichsten der Reichen, ist reicher als der König selbst. Nebenbei bemerkt, war dieser Mann auch in meinem Haus mit seiner Frau. (...) So kam der Ehemann mit seiner Frau, der alle Versuche angestellt, um für seine Frau die Gesundheit zu erkaufen. Tausende, gar Millionen hat er dafür ausgegeben, immer per Flugzeug schickte er sie, von einem Land ins andere, zu den größten Kapazitäten - keiner konnte helfen. Zu mir kommt er, setzt sich an den Tisch, nimmt sein Scheckbuch vor und sagt: „Was verlangen Sie von mir, so Sie meiner Frau die Gesundheit geben?“ Er hatte zwei Dolmetscher mit, ich hatte einen. Meine Antwort war hierauf: „Vertrauen und Glauben.“ Vorausschicken muss ich noch, dass er sagte: „Das kommt mir auf ein paar Millionen nicht an. Nennen Sie nur eine Zahl, wie viel Sie wollen, mir ist jede Summe recht.“ Meine Antwort war: „Vertrauen und Glauben.“ Da sprang er auf, das konnte er nicht verstehen. Er tobte fast in

meiner Wohnung. So etwas ist ihm in seinem Leben noch nicht passiert. So was ist ihm noch nicht begegnet, bisher habe er alles mit Geld machen können. „Und der kommt hier an und sagt: ‚Vertrauen und Glauben!' " Nebenbei bemerkt: „Einen größeren Idioten als so einen, in diesem Fall, als Gröning es ist, gibt es nicht wieder." Das ist die Auffassung dieses Menschen. Ich habe weiter nichts getan, als ihm nachher die Tür geöffnet, und da wusste er alles. (03.10.1958)

(9) Menschen, die viel Geld besitzen, die reich an Geld und Besitztum sind, sind auch ebenso reich, manchmal noch reicher an Krankheit. Aber es ist noch keinem dieser Menschen gelungen, sich die Gesundheit zu kaufen. Auf der anderen Seite gibt es arme Menschen, die weder Geld noch sonst etwas besitzen, die sind auch meistens arm an Krankheit. Das ist ein Unterschied. Also das Geld ist nicht ausschlaggebend! (...) Wenn Sie mir sonst etwas bieten würden, dass ich tatsächlich mit diesem Geld vielen Menschen helfen könnte, so würde ich es ablehnen, wie ich es immer abgelehnt habe. Es hat sogar Menschen gegeben, die sich Derartiges erdreistet, indem sie sich sagten: „Ich gebe hunderttausend", und was weiß ich, oder drei Millionen Dollar oder gar sechs, „ich will den Menschen sehen, der Wunder wirkt auf dieser Erde, ich kann es mir ja leisten." Diesen Menschen habe ich nur sagen lassen: „Ich lasse mich für Geld nicht sehen, denn ich bin kein Ausstellungsstück!" Diese Menschen sollen sich Derartiges nicht erdreisten, indem sie glauben, wenn sie Geld haben, können sie sich alles leisten. Ich will Sie nicht beleidigen. Wenn der eine oder andere unter Ihnen ist, der Geld und Besitztum hat, freue ich mich, wenn Sie etwas besitzen. Aber wenn Menschen es wagen und glauben, sich mit ihrem Geld alles leisten zu können - sie können sonst alles kaufen, was von Menschenhand geschaffen, werden sich aber nie das erwerben können, was von Gottes Hand kommt. Die Gesundheit kann man nicht kaufen. Das ist das, was ich von vornherein ablehne! Und wer glaubt, dass er ein Anrecht hat, der irrt sich. Sie werden alle genommen, wie sie kommen! (22.09.1950)

(10) Für keine Milliarden, nicht für das ganze Geld bin ich käuflich zu erwerben. (18.01.1959)

(11) Ich muss betonen, dass ich nicht bestechlich bin. Sie können mir geben, was Sie wollen. Sie können mich auch mit nichts locken. Und das ist das Gute dabei! (01.09.1950)

(12) Da kommt ein Mensch und sagt: „Ich biete Ihnen hunderttausend Mark, kommen Sie, und ich gebe noch hunderttausend drauf, ich stelle Ihnen alles zur Verfügung, ich habe alles, nur Heilung möchte ich haben!" - So etwas hat es auch noch nicht gegeben, dass ein Mensch sich die Gesundheit erkaufen konnte, nicht einmal von einem Arzt; und es ist gut, dass es so eingerichtet ist, und hier bei mir erst recht. Denn Sie werden verstehen, dass ich mit dieser göttlichen Gabe kein Geschäft machen darf und es auch nicht wage, und ich will es auch nicht. Menschen sagen: „Wie wollen Sie denn leben?" So bleibe ich eben Almosenempfänger! (01.09.1950)

(13) Ich bin wie ein Almosenempfänger. Wo Menschen vielleicht glaubten - weil sie nur von sich ausgehen und weil sie selber das größte Bestreben haben, nur Geld zu verdienen -, ich wollte auch Geld verdienen, so haben sie sich hier in diesem Falle geirrt. Wenn ich das gewollt hätte, dann zählte ich heute schon zu den reichsten Menschen dieser Erde. Reich an Geld und Besitztum. Ich bräuchte mich gar nicht mit den armen Kranken herumzuärgern noch behängen zu lassen, noch bräuchte ich den Ärger aufzunehmen, wo man nichts unversucht lässt, mich auf die Knie zu zwingen. Aber doch bin ich auf der anderen Seite ein reicher Mann geworden - reicher, als Sie alle zusammen sind. So einen reichen Menschen wie mich gibt es keinen zweiten! Das kann ich hier ehrlich sagen und mit Bestimmtheit: reich an Kraft, um Menschen helfen und sie heilen zu können. Ich glaube mit Bestimmtheit sagen zu können, dass das mehr ist, und da ich Letzteres für das Richtigere halte, sage ich: Komme, was da wolle, ich gehe von meiner Berufung nicht ab! (29.09.1950)

(14) Wenn ich dieses alles, das heißt mein Tun und Wirken, so ausnutzen würde, dann wäre ich tatsächlich, ohne mich damit zu rühmen oder zu prahlen, schon der reichste Mann der Welt. Was hätte ich wohl dann noch nötig, mich mit den armen Kranken zu

plagen! Ich könnte vielleicht oder ganz bestimmt die schönsten Tage hier verleben - das könnten Sie sich alle nicht leisten! Dann wäre ich reich an Geld und Besitztum, und ich frage Sie jetzt mal so ganz kurz: Wäre das richtig, wenn ich das so getan hätte oder so zu tun gedenke? Oder wenn ich so bleibe, wie ich bin, dass ich kein Geld annehme, dass ich nichts von diesem haben will, dass ich mein Leben den Menschen schenke, mein Leben, das Leben dieser Erde? (19.09.1950)

(15) Jeder Mensch sagt, wenn er Geld hat, hat er alles. Einen dummen Menschen gibt es nur, den das alles nicht lockt. Sie können sagen, ich mache alles verkehrt. Aber es wird sich ja herausstellen, ob das richtig ist oder nicht. (29.09.1950)

(16) Wenn es einen dummen Menschen auf dieser Erde gibt, will ich es auch sein. Es hat ja auch Menschen gegeben, die sagen: „Ja, Sie müssen doch für Ihr weiteres Leben sorgen!" Ja, wenn ich das wollte, ich würde Sie alle aufkaufen können. Ich bräuchte tatsächlich nur eine kurze Zeit zu arbeiten, suchte mir die schweren Kapitalisten heraus. Wenn ich nur das angenommen hätte, was man mir angeboten hat, dann zählte ich heute zu den Reichsten der Welt. In wenigen Stunden hätte ich das! Aber wie schlecht es doch wäre, würde ich es wagen, zu den Menschen so zu sprechen und anders zu handeln. Und ich sage Ihnen: Ich habe keinen Pfennig Geld und freue mich, bin stolz darauf, ein armer Mensch zu sein, arm an Geld und Besitztum, aber reich, steinreich an Kraft, um Menschen helfen und sie heilen zu können. Ich glaube doch, ich bin den richtigen Weg gegangen, das ist mehr wert als dieses tote Stückchen Papier oder vielleicht Gold oder sonst etwas. Nein, daran ist mir nicht gelegen, das brauche ich nicht! (26.09.1950)

(17) Bei einem haben sie Pech, der sich nicht knechten, auch nicht kaufen und verlocken lässt - das bin ich. Werde aber dafür von vielen Menschen als ein Dummer hingestellt. Macht nichts! Dieser dumme Mensch will ich hier auf dieser Erde sein. Ich würde es nicht wagen zu sagen, dass Sie dumm sind. Einer muss der Dumme sein, und der will ich sein. Aber ob ich es bin,

das wird sich herausstellen. Jedenfalls bin ich jedem Menschen Vorbild. Ich zeige, dass ich mich als Mensch verpflichtet fühle, meinen Mitmenschen zu helfen. (19.09.1950)

(18) Als Jesus Christus hier auf der Erde war, hat Er auch kein Geld genommen. Wer Geld nahm, waren seine Jünger. Auch hier war ein Unverschämter darunter, der die Geldsucht hatte, der sich sagte: „Wenn der dauernd vom Sterben spricht, wovon sollen wir dann leben? Er hat uns mitgezogen, und wir müssen für unser weiteres Leben sorgen." So hat er seinen Herrn, seinen Meister, verkauft, für nur 30 Silberlinge. Und diesen Judas, den habe ich auch an meiner Seite gehabt, nur hat dieser eine mehrere Ableger. Aber das ist ja klar, Jesus hat auch Seine Jünger gewechselt, sie kamen und gingen. Es waren nicht immer dieselben, bis auf die letzten zwölf, und von diesen Zwölfen wurde einer untreu, der die Geldgier bekam. Und die anderen? Wenn ich heute hier in meine nächste Umgebung schaue - ich bin Tag und Nacht wach. Der Geist dieser Menschen, die in meiner Nähe sind, ist willig, aber das Fleisch wird auch schwach. Und das wiederholt sich, es hat sich nichts geändert. Mir sagte hier einmal ein Minister: „Ja, hat sich denn in diesen 2000 Jahren nichts geändert?" „Doch", sage ich, „sehr viel. Statt besser ist es schlechter geworden!" Der Mensch kommt nicht zur Vernunft. Er denkt nicht an das, was ihm immer wieder vor Augen gehalten wird, er fällt immer wieder in das schlechte Fahrwasser, und er kommt davon nicht mehr ab. Aber wer nicht hören will, muss fühlen, dann ist es nicht meine Schuld! Wenn ich einen Menschen warne und er dennoch nicht hören will, da muss er fühlen. Er muss es dann sogar manchmal mit seinem eigenen Leben bezahlen. Aber dann ist es auch nicht meine Schuld. (19.09.1950)

(19) Der Reichste der Reichen, der über größere Besitztümer verfügt, sagt, wenn die Stunde sich ihm naht und er seinen Körper in Vergessenheit gebracht: „Das ist doch mein Eigentum, hier bin ich Herr, hier bestimme ich, und hier habe ich Menschen, über die ich bestimme, und jeder hat das zu tun, so wie ich es will!" - Aber das hält nicht lange an, weil er sich selbst vergessen hat, sich selbst erhöht. Dabei hat er seinen Körper abgewrackt, er hat seinem

Körper nicht das zukommen lassen, was Gott für ihn bestimmt, er war entkräftet, und jetzt lag er darnieder. Und jetzt, da will er, der Mensch, alles geben, nur seine Gesundheit wiederhaben. Glauben Sie, dass das möglich ist? Ich nicht, deshalb nicht, weil ich davon überzeugt bin, denn das wäre mehr als ein Judas-Lohn. Nein, die Gesundheit kann sich keiner erkaufen, so viel Geld gibt es ja gar nicht. Denn das Geld, das ist ja die Erde, das ist ja auch von Gott so geschaffen, dass wir ein Zahlungsmittel haben - ein Gestein, Erde, (...) die selten ist, und das ist die Währung, das ist die Deckung des Geldes, wo das Geld doch nur ein Zahlungsmittel ist. Also, mit Gott selbst zwei Geschäfte machen, Ihm dafür dieses Geld, Sein Besitztum zu geben: „Da hast Du alles, und jetzt gib mir meine Gesundheit!“ Glauben Sie, dass Gott das so will? Ja? - Nein, ich nicht. Aber wehe dem, der dieses Geld annimmt und sagt: „Gut, ich gebe dir die Gesundheit, dafür gib mir das Geld!“ Natürlich kriegt er sie nicht, die Gesundheit, das Geld ist er nur los, und der andere hat das Geld. Was ist das für eine Tat? Das ist nicht teuflisch, sondern satanisch! Also, jeder muss sich das selbst erarbeiten. Dieser, der Reichste der Reichen, hatte sich selbst und auch seinen Körper vergessen, er dachte nur an seinen Großbetrieb, an sein Besitztum, da er alles zusammenraffte. Das war ihm alles, und das war ihm genug. Und jetzt war er ein Herr, der sich auch „ein Gott“ nannte oder wie Menschen dieses Sprüchlein haben, in dem sie sagen: „Jetzt lebe ich wie ein kleiner Gott in Frankreich!“ (05.10.1958)

(20) Nein, dazu können Sie mich nicht verlocken und verleiten, für kein Geld, für keine guten Worte, nicht für „Bitte-bitte-Machen“, nein - gar nicht. Was ich nicht tun darf, das tue ich nicht! Wenn ich auch als solcher herausgestellt wurde, alles entstellt wurde, ich tue es nicht, habe es nie getan. Nicht zu meiner Entschuldigung, aber die Menschen verlangen nur; sie glauben, das wäre so richtig - nein! Das ist nicht richtig! (05.10.1958)

(21) Der Edle denkt an die Pflicht. Der Niedrigdenkende an den Gewinn. (handschriftlich)

(22) Ein Heiliger häuft keine Schätze; je mehr er gibt, desto mehr besitzt er. (handschriftlich)

„Reich sein heißt gesund sein!"

(1) Reich sein heißt gesund sein! Der größte Reichtum, den der Mensch nur besitzen kann, ist und bleibt die Gesundheit. Geld ist Macht, Gesundheit ist Allmacht! (19.09.1950)

(2) Das Größte, was ein Mensch besitzen kann, ist und bleibt die Gesundheit! Wer gesund ist, hat alles und kann sich sein Brot gut verdienen. Wer krank ist, muss zusehen, wie der Gesunde eben sein Brot verdient und es essen kann - wie der Kranke nicht dazu in der Lage ist, weil ihm der Appetit und weil ihm überhaupt die Mittel fehlen. Gesundheit ist alles! Aber die Gesundheit kann ein Mensch nur erhalten, wenn er mit dem Glauben an unseren Herrgott lebt. (24.09.1950)

(3) Der Mensch glaubt reich zu sein, wenn er Geld und Besitztum hat. Nein. Dafür ist er auch reich, auch sehr reich, auch sehr, sehr reich, man kann auch sagen „steinreich" - an Krankheit. Gott sei Dank ist es im Leben so, dass dieser Mensch sich die Gesundheit auch nicht einmal für Geld kaufen kann. (07.09.1950)

(4) Das Gute, das Göttliche können Sie sich mit Geld, mit Gold, auch Brillanten, mit sonst etwas, das Sie haben, nicht erkaufen. Wenn Sie die ganze Welt bereisen müssten - das können Sie, aber die Gesundheit erkaufen nicht. Geld ist Macht, Gesundheit ist Allmacht! Und das ist das größte Reich, das verstehe ich unter „reich sein". Wer einen anderen Reichtum bevorzugt, wer da glaubt, dass ihm das mehr sagt und mehr gibt - dann bitte! Mit dem habe ich noch nichts gemein, der muss erst eine Lehre daraus ziehen. Aber Sie sind ja nicht so begütert, Sie besitzen ja nicht so viel. Sie sind in allem gesehen arm. Und Sie können reich werden, (...) wenn Sie sich jetzt erarbeiten, dass Sie alles dazu tun, um wirklich reich zu sein, und so Sie wirklich im Dienste Gottes stehen - Gott gibt Ihnen einen, Seinen Lohn, und der ist nicht klein, der ist groß! So ist es auch schon vielen Menschen ergangen, die im Leben viel Böses getan, deshalb, weil sie vom Bösen behaftet waren. Und wenn sie einmal im Leben Gutes getan, dafür erhielten sie ihren Lohn. Und jetzt an diesem Punkt angelangt,

könnte ich Ihnen viele aufzählen, die heute zu unseren Freunden zählen, diese früher vom Bösen Behafteten, die Böses taten und zu all dem nur einmal Gutes an einem ihrer Nächsten - und schon wurden sie von dem Bösen befreit. Schon ging das Übel von ihnen ab, schon kam das Gute, das sie bejahten, zu dem sie heute noch stehen und dadurch vielen, vielen Menschen auch zu ihrem Glück, zu ihrem Heil, zu diesem Reichtum verhelfen, den sich doch jeder selbst erarbeitet. So ist es richtig. (03.10.1958)

(5) Ich weiß, dass es hier und überall auf der Erde Menschen gibt, die sich die Gesundheit schon lange ersehnen. Nur war kein Mensch bis dato in der Lage, überhaupt den Menschen das zu geben, damit sie tatsächlich ein gesundes, glückliches und gesegnetes Leben führen können. Ich will nichts unversucht lassen, Ihnen allen dieses für Ihr weiteres Leben mit auf den Weg zu geben. Und deswegen bitte ich Sie alle, ich bitte Sie sogar von ganzem Herzen: Nehmen Sie das als ein Geschenk Gottes hin. Das ist das Schönste, das Beste, was ich Ihnen als ein Vermittler Gottes mit auf den Weg für Ihr weiteres Leben geben kann. Der größte Reichtum, den ein Mensch besitzen kann, ist und bleibt die Gesundheit! (23.09.1950)

(6) Die Gesundheit, das ist das Kostbarste, was man einem Menschen, genauso auch auf der anderen Seite einem Tier oder aber auch dem pflanzlichen Leben, geben kann. (23.09.1950)

Jeder Versuch führt zum Übel

(1) Ich warne Sie, nur einen Versuch anzustellen; versuchen Sie nicht, denn jeder Versuch wird Ihnen zum Übel! (...) Sie haben sehr vieles versucht, und Sie wissen genau, dass Sie dadurch erst recht vom Übel erfasst worden sind. Ich versuche auch nicht, ich ersuche Sie, wie immer, jetzt endlich das anzunehmen, was für Sie bestimmt ist. Nicht von mir - was von Gott so bestimmt ist. (04.12.1958)

(2) Der Mensch versucht - Gott ersucht. (handschriftlich)

(3) Wie Sie immer wieder nur dem Bösen dienten - denn Sie hatten sich ja mit dem Bösen abgegeben, viele sogar schon abgefunden, denn Sie haben sich verloren gesehen. Sie hatten keine Kraft mehr, sich von dem Bösen zu befreien. Natürlich keine Kraft deshalb mehr, weil Sie alles Mögliche selbst versucht haben und auch viele Versuche anstellen ließen von Ihren Nächsten. Sie selbst gaben sich und gaben das Gute auf, und Ihr Nächster sagte: „Ach, ich habe alles versucht, ich kann nicht helfen!" Ja, meine lieben Freunde, wer so weit gesunken ist, wer so weit von dem guten, göttlichen Weg abgekommen ist, und wer sich heute nicht mehr beraten, nicht belehren lässt, wer heute nicht mehr den Rat Christi befolgt, wer das heute nicht mehr tut, wer heute nicht mal mehr den Gedanken aufnimmt, das zu tun, sondern nur daran glaubt, das müsste alles so kommen, so wie er es sich denkt, (...) und das wäre dann alles ... - nein, meine lieben Freunde, das ist nichts. Was es ist? Doch nur das Böse! Der Versuch, die Versuchung wird immer das Übel sein. Und von diesem sind Sie erfasst. (04.12.1958)

(4) Versuche soll man nicht machen! (23.09.1950)

(5) Der Mensch wechselt zu oft, hat aber nie das Richtige erfassen können. Er versucht alles Mögliche und nie hat er das Richtige finden können. (05.10.1958)

(6) Er glaubt, er wäre hier auf dieser Erde, um nur alle möglichen Versuche anzustellen. Nun, liebe Freunde, haben Sie noch nicht genug Versuche angestellt? Wer noch nicht fertig ist damit, der möge das noch weiter tun, bis er die Lehre hieraus gezogen, dass die Versuche ihm nur Unheil gebracht haben. (05.10.1957)

(7) Wollten Sie noch weitere Versuche anstellen? Wer noch weiter Versuche anstellen will, der ist zu früh hier, denn der hat ja draußen noch etwas zu tun, der muss noch Versuche anstellen, der kann dann später kommen. Wem aber die vielen Versuche, die er an sich selbst getan und die auch seinem Nächsten wirklich zum Übel geworden, sodass er hieraus eine Lehre gezogen, der soll jetzt aufhorchen, der soll jetzt auf all das hören, was Gott ihm sagt! Er hat weiter nichts zu tun, als die Verbindung zu Gott aufzunehmen. (05.10.1958)

Sorgen - die Krankheit aller Menschen

(1) Krankheiten sind oft Folgen von Sorgen, man soll aber die Sorgen nicht anerkennen. Darum frage ich oft den Menschen: „Warum lassen Sie unangenehme Ereignisse so auf sich wirken? Warum machen Sie sich also Sorgen? Wer sich Sorgen bereitet, der hat sie. Machen Sie sich frei und denken Sie viel besser: Ich bin in meinem Inneren erlöst. Dann sind sie es auch.“ (15.11.1954, Zeitung „Mensch und Schicksal“)

(2) Denn das ist ein Krankheitsquell, den wir immer verkennen. Wir sorgen uns (zum Beispiel) um einen Angehörigen. Wir sind verzweifelt. Der Schlaf bleibt weg; die Ruhe fehlt. Das alles wirkt sich am Körper aus. Oft genügt für die Krankheit nur ein Telegramm. Wenn der Briefbote an der Haustür klingelt und uns gegenübersteht, durchfährt uns ein Schreck: „Herr im Himmel, was mag passiert sein!“ Der Schreck greift an unser Herz, verkrampft den Kreislauf, die Atmung will versagen. Der Schreck ist etwas Böses. Wir dürfen ihn nicht in uns aufnehmen. (1957, Zeitung „Neues Blatt“, Folge 7)

(3) Auch hier (...) das eine Wörtchen „Krieg“, dass Menschen heute schon wie ein Wrack darniederliegen, indem sie sagen: „Nun hat man gearbeitet, man hat geschafft, und nun soll alles wieder vernichtet werden“. Und wenn ich gesagt habe: „Wo denken Sie hin, ist der Krieg schon da? Warum machen Sie sich heute schon darum Sorgen? Abwarten, noch ist nichts da. Und wenn die Vorbereitungen vielleicht getroffen werden, damit ist noch nicht gesagt, dass der Krieg schon vor der Tür steht und der Mensch sich schon Sorgen machen soll.“ Ich möchte Ihnen die Menschen aufzählen, wie sie heute schon kopflos geworden sind. Krieg! Da möchte ich Sie auch alle bitten: Wenn Sie Menschen antreffen, die sich schon für später Sorgen machen, bitte die Sorge abzunehmen und zu sagen, ob er damit etwas ändern kann oder nicht. (12.10.1950)

(4) Wenn Sie sich Sorgen machen, bekommen Sie dann das Verlorene zurück? Und wenn Sie sich vorher schon etwas aufsuggerieren: „Ja, was wird dann werden ..." Wird da etwas besser dabei? Und meistens tippen Sie daneben. Warum? Das kann Sie nur erregen. Wenn Sie geradeaus gehen, dann kann das nicht passieren. (...) Sie müssen das Leben mit anderen Augen betrachten. Es gibt Menschen, die sich so viel Sorgen vorher machen. Ja, kommt das Gute wieder, wenn Sie sich Sorgen machen? Nein, das wird immer schlechter. Das ist die Krankheit aller Menschen, dass sie sich Sorgen machen! (04.09.1950)

(5) Sie haben einen kostbaren Gegenstand in der Hand. Plötzlich lassen Sie ihn fallen, ohne dass Sie es wollten. Die Scherben sind da. Jetzt weinen Sie und grämen sich. Jetzt frage ich Sie: Wird es wieder ganz, wird es wieder in Ordnung gehen, wo das schon so vernichtet ist, bekommen Sie es wieder? Dieses nicht. Vielleicht ein anderes. Ja? Aber deswegen, von dem Weinen, von dem Grämen, von den Sorgen, die man sich sonst macht um diesen Gegenstand, gleich, was es sei, wird es nicht besser. Das ist an praktischen Beispielen aus dem menschlichen Leben herausgegriffen, da lernt man es am besten verstehen. (25.09.1950)

(6) Lassen Sie ab von all dem Unguten, der Verzweiflung, der Trauer und Hoffnungslosigkeit. (Alfred Hosp, „Kräfte des Geistes", Eigenverlag, S. 68)

(7) Sie dürfen nicht mehr grübeln, und ihre Sorgen müssen Sie auch abgeben. All das belastet Sie und natürlich auch Ihr Herz. (Alfred Hosp, „Kräfte des Geistes", Eigenverlag, S. 74)

(8) Nicht grübeln, nicht verzagt sein! (...) Belasten Sie sich bitte nicht, lassen Sie mir die Sorgen. (...) Geben Sie mir doch die Sorge! (04.09.1950)

Die zerstörerische Kraft der Angst

(1) Wir müssen innerlich frei werden. (...) Wenn ein Mensch geängstigt ist, wie soll dieser überhaupt in der Freiheit leben? Angst, so auch vor Krankheit, ist übelstes Gift. Jeder Mensch hat stets kleinste materielle Giftstoffe in sich, die Angst löst sie aus. Der Mensch selbst gibt somit die Giftstoffe frei. (15.11.1954, Zeitung „Mensch und Schicksal")

(2) Alles wovor man Angst hat, wird stärker, kommt von der bösen Seite, ist das Böse. (Alfred Hosp, „Kräfte des Geistes", Eigenverlag, S. 23)

(3) Wenn Sie fürchten, dass Ihr Brötchengeber Sie entlassen wird, dann kommt es auch so, denn die Furcht ist da, das Böse ist da und Sie werden entlassen. (05.10.1958)

(4) Die Angst kommt vom Bösen. Ja, ist das Böse! Wer sie aufnimmt, verliert die Verbindung zu Gott. (Alfred Hosp, „Kräfte des Geistes", Eigenverlag, S. 71)

(5) Die Menschen haben vor dem Bösen noch viel zu große Angst, und solange sie sich fürchten, hat es Macht über sie. Erst wenn wir das Göttliche bejahen, haben wir den Schutz und werden unangreifbar. Daher muss ich (...) immer wieder sagen: Vertraue und glaube! (Alfred Hosp, „Kräfte des Geistes", Eigenverlag, S. 58)

(6) Der Mensch soll nicht feige sein. (05.10.1958)

Nur nicht ärgern

(1) Wenn Sie Ärger bekommen, wenn Sie sich in einem seelischen Leid verfangen, dann verlieren Sie den Appetit, können nicht schlafen, finden keine Ruhe. So greift eins das andere an. Wenn Sie jetzt täglich Ärger hätten, würden Sie ein Wrack werden, es würde so lange gehen, bis Sie in sich zusammenbrechen. (...) Und es ist immer wieder dasselbe, dass der Mensch durch ein seelisches Leid erfasst und plötzlich krank wurde. Es greift eines ins andere. Die schwersten Krankheiten sind da vorgekommen. (01.09.1950)

(2) Ja, das kommt so schnell; abends gesund zu Bett gelegt, viel Böses aufgenommen, manch einer (hat sich) noch geärgert, das heißt den Ärger aufgenommen, die Erregung, und morgens wollt er das Bett verlassen; es war nicht möglich. (05.10.1957)

(3) Nicht ärgern, wenn Ihnen Menschen einen Schaden zufügen. Die Hauptsache ist, Sie bleiben leben, Sie bleiben gesund. Sie können sonst alles verlieren. Das hat man ja im letzten Krieg gesehen, dass Menschen ihr Hab und Gut verloren haben und trotzdem heute noch lebensfroh sind. (04.09.1950)

(4) Wenn Ihnen einer ein böses Wort sagt, gesagt hat, dann geht es so: Dann haben Sie zwei, drei böse Worte und mehr von sich gegeben - ein Zeichen, dass Sie das Böse aufgenommen. Wenn der andere Ihnen das Böse vorerst gegeben hat, Sie das angenommen, dann konnten Sie Ihren Körper nicht mehr beherrschen, haben ihm (dem anderen) eine runtergehauen. Und wenn jetzt wirklich sehr viel Böses geschehen ist und Sie um Ihre ganzen Energien, die Energien Ihres Körper, wie er sie braucht, gebracht worden sind, brechen Sie zusammen. Wenn Sie es jetzt noch sehen: „Er (der Körper) liegt! Was habe ich getan? Das wollte ich nicht!" - zu spät, Sie haben das Böse angenommen! Ich möchte das jetzt nicht mit eigenen Augen sehen, jetzt einen Menschen hier hereinlassen, der dem einen und dem anderen eine Ohrfeige gibt. Was würden Sie tun? Sie würden schreien, Sie würden brüllen wie ein Löwe und würden sich auf diesen

Menschen stürzen, und eine Panik wäre hier im ganzen Freundeskreis. Sagen Sie „Nein" - ich sage „Ja"! (05.10.1958)

(5) Das will ich Ihnen in der Hauptsache sagen: So Sie Ihrem Nächsten böse sind, tragen Sie das Böse schon hier hinein. Darum bin ich keinem böse. Warum sind Sie ihm böse? Niemandem böse sein, Freunde! Böse sein heißt, dass Sie das Böse aufgenommen haben, das ist schon teuflisch. Davon lassen Sie in Zukunft ab! (05.10.1958)

(6) Da ist das weitere Zeichen dafür gegeben, dass Sie schon dem Bösen verfallen, dem Bösen ausgeliefert sind. Sie sind ein unzufriedener Mensch geworden. Sie sind wirklich nicht mit sich und mit all dem zufrieden, das in Sie eingedrungen ist, das in Sie weiterhin eindrängt, denn Sie befassen sich immer wieder mit all dem Übel, das Sie empfunden haben. (04.12.1958)

„Geben Sie mir Ihre Krankheiten, Sorgen und Nöte!“

(1) Geben Sie mir Ihre Krankheit, Ihre Sorgen und Nöte und alles Schlechte, ich nehme alles, ich war ja auch mal Lumpensammler! Ich weiß aus diesem Schlechten etwas zu machen. (...) Ich kann neue Sachen herstellen, kann aus Altem Neues machen, überholen, alles reparieren. (04.09.1950)

(2) Ich glaube mit Bestimmtheit sagen zu können, dass Sie all Ihre Sorge, all Ihr Leiden mir übergeben. Ja, Sorge auch! Wie ich damit fertigwerde, ist meine Sache! Ich habe schon so viel aufgenommen und kann noch mehr dazunehmen. Und das ist erst der Anfang; es sind ja so wenige Menschen, die zählen eigentlich noch gar nicht, bei den Unzähligen, wie sie hier auf der kleinen, göttlichen Erde sind. (04.09.1950)

(3) Das Schlechte will ich Ihnen abnehmen, ich weiß, dass es für Sie eine Belastung ist. Das ist alles! Und viele tausend sind mir hierfür schon dankbar. Es hat mich nicht schwach gemacht, im Gegenteil, ich werde immer stärker. (29.09.1950)

(4) Ich will doch von Ihnen nichts weiter als die Krankheit, nichts weiter als die schlechten Gedanken, nichts weiter als das Böse überhaupt, das vorher über Ihnen stand. (05.09.1950)

(5) Ich kann Ihnen die Schmerzen abnehmen, und wenn ich sie Ihnen abgenommen habe, so fühlen Sie sich froh, frei und wohl. (01.09.1950)

(6) Ich tue nur Gutes! Wenn einer den Satan im Leibe hat, dann versuche ich, ihn herauszunehmen, wenn nicht, lasse ich ihn noch laufen. (04.09.1950)

(7) Wenn Sie Schmerzen kriegen, sofern das nicht der Regelungsschmerz ist, nehme ich Ihnen das ab, wenn Sie mich geistig rufen. (31.08.1950)

(8) Abwerfen und das Neue empfangen! Jetzt sehen Sie zu, dass Sie die Gesundheit empfangen, das heißt das Neue. Den Dreck wirft man ab, und die Gesundheit empfängt man. Und nicht an die Krankheit denken! (04.09.1950)

(9) Werfen Sie diesen Schmutz ab, Sie haben sich das selbst aufsuggeriert. Sie können es aber loswerden, wenn Sie es mir jetzt schenken. Tun Sie es! (...) Wer mir sein Leiden geschenkt hat, hat kein Recht mehr, danach zu fragen. Es gibt Menschen, die suchen die Krankheit wieder. Das haben Sie alle nicht nötig. (...) Wenn ich etwas verschenkt habe, so darf ich diesem nicht mehr nachweinen. (05.09.1950)

(10) Also, jetzt öffnen Sie Ihr Herz, und schütten Sie wirklich alles aus! Fort mit all den Sorgen und Nöten! (05.10.1958)

Die Macht der Gedanken

(1) Deine Gedanken gestalten dir das Leben, wie du es lebst. (handschriftlich)

(2) Der Mensch wird durch sich selber aufgebaut oder zerstört. Im Waffensaal des Denkens schmiedet er die Waffen, mit denen er sich seinen eigenen Untergang bereitet. In gleicher Weise bildet er die Werkzeuge, mit denen er sich himmlische Wohnungen der Freude, der Kraft und des Friedens erbauen kann. Mit Gottes Macht ist wohlgedacht. (handschriftlich)

(3) Richte dich selbst nach dem Gesetz Gottes. Jeder richtet sich nach seinen Gedanken. (handschriftlich)

(4) Wie du täglich denkst, so Gott dich lenkt. (handschriftlich)

(5) Ein Mensch kann den anderen durch Gedanken beeinflussen. (01.10.1949)

(6) Der Gedanke bewegt den Menschen zur Tat. (handschriftlich)

(7) Alles, was von Menschenhand geschaffen, liegt auf dem geistigen Weg. Einst existierte es ja gar nicht. Der Mensch hatte nur einen Gedanken aufgenommen. Begonnen hat es so: er hat den guten Willen, etwas Gutes zu schaffen. Dann war er bestrebt, es zu tun. Er bewegte sich zur Ruhe, nahm sie in sich auf, und da kam der gute Gedanke, den er aufgenommen hat. Und jetzt sein Wille dazu - und er setzte diesen Gedanken in die Tat um. (07.11.1958)

(8) Was ein Mensch an bösen Gedanken und Gefühlen im Laufe der Jahre aufnimmt, ohne sie von sich zu weisen, das speichert er und gibt es dann später verstärkt, in Form von bösen Worten und Taten weiter. (Alfred Hosp, „Kräfte des Geistes“, Eigen Verlag, S. 175)

(9) Dessen müssten Sie sich bis heute schon bewusst sein: So Sie doch nur einen einzigen bösen Gedanken aufnehmen, haben

Sie doch immer wieder festgestellt, dass weitere böse Gedanken in Sie eingedrungen sind und Sie hernach auch böse Worte gesprochen haben. Also alles, was Sie in sich aufnehmen, müssen Sie wieder von sich geben. Haben Sie das nicht getan? Waren Sie nicht schon dem Bösen verfallen? Denn indem Sie, meine lieben Freunde, nur einen bösen Gedanken aufnehmen, werden Sie zum Diener des Bösen, werden Sie zum wirklichen Diener des Satans! Das lassen Sie sich gesagt sein! Wie oft habe ich es Ihnen gesagt, dass Sie wie jeder Mensch und alle Lebewesen göttlich sind - und niemand kann Ihnen das Göttliche absprechen - Sie bleiben es! Nur mit dem Unterschied, dass der eine mehr oder weniger dem Bösen verfällt, dem Bösen dient, dass er sich mit dem Bösen abgibt, dass er sich mit dem Bösen abfindet oder dass er sich ganz dem Bösen hingibt; dass er es als leichter, als besser empfindet, (um) ein schmutziges, ein dreckiges Leben zu führen! Wie er das von sich aus für richtig hält, was er unter diesem einen Wort „Leben" überhaupt versteht. Da ist doch die Gefahr! Und gerade deswegen, weil hier die Gefahr dem Menschen droht, müsste er sich über alles klar sein, er müsste sich überhaupt hüten, nur einen bösen Gedanken aufzunehmen. Er hat es nötig, mit Gott verbunden zu sein. (04.12.1958)

(10) Sehen Sie, da kommt dieser Gedanke und Sie wissen gar nicht, woher. Wenn es ein Übel ist (...), dann kommt dieser Gedanke von der bösen Gedankenquelle. Ist es ein guter, dann kommt er von der guten, von der göttlichen Gedankenquelle. Das müssten Sie heute schon unterscheiden können. (07.11.1958)

(11) Hüten Sie sich vor den Gedanken, vor allem vor den bösen! Und Sie werden tatsächlich dann zur bösen Tat übergehen, übergehen müssen, weil Sie mit bösen Gedanken überfüllt sind. Sie können nicht anders. (04.12.1958)

(12) Wer immer wieder nur böse Gedanken aufnimmt, der wird wirklich zum Diener des Bösen. (04.12.1958)

(13) Hüten Sie sich vor jedem bösen Gedanken. (...) Lehnen Sie ihn ab, und sprechen Sie meinetwegen vor sich hin (...): „Ich

will mit diesem bösen Gedanken nichts zu tun haben, ich will jetzt einen guten Gedanken!" Dann lenken Sie sich selbst ab, schauen zum Fenster, schauen Sie dahin, wo das Gute, das wirklich Göttliche sich zeigt. Sie würden sagen, Sie schauen so mal in die Natur hinein; Sie schauen, wie jetzt gerade im Frühjahr alles zu wachsen beginnt, wie das Leben wieder auftaucht, wie vor unseren Augen alles ergrünt (...). So Sie die Natur genau betrachten, werden Sie empfinden, und Sie werden bald wahrnehmen, dass diese bösen Gedanken Sie verlassen haben. Mit diesem Schauen haben Sie schon die Verbindung zu Gott aufgenommen. (Datum unbekannt)

(14) Die Seele ist einer wundervollen, schönen Blüte in der Größe meiner geöffneten Handfläche vergleichbar. Wenn ein Mensch das Gute will, dann öffnet sich seine Seele wie eine Parabolantenne - und die göttliche Kraft strömt voll hinein. Nimmt jedoch ein Mensch einen einzigen unguten Gedanken auf, so schließt sich augenblicklich seine Seele und die Verbindung zu Gott ist unterbrochen. Die Seele ist also das Empfangsgerät für den Heilstrom: Der gute Wille öffnet den Seelenspiegel und die Kraft kann fließen. Sie lässt jedoch nicht das geringste böse Gefühl hinein, weil sie sich blitzschnell schließt. Daher ist die Seele der Sitz des Gottesfunkens im Menschen, an den nichts Böses heran kann. (Alfred Hosp, „Kräfte des Geistes", Eigenverlag, S. 209)

(15) Bemühen Sie sich ehrlich, keinen Augenblick in einem unguten Gedanken zu verweilen, denn dann ist die Verbindung zu Gott sofort unterbrochen. (Alfred Hosp, „Kräfte des Geistes", Eigenverlag, S. 57)

(16) Ich könnte Ihnen hier an Ort und Stelle das auch beweisen, dass es so ist, dass Sie Ihr Leiden gedanklich, das heißt seelisch festhalten können. (12.10.1950)

(17) Sie nehmen so viele, muss sagen, blöde Gedanken auf. (...) Nicht da Gedanken reinziehen, die Sie gar nicht brauchen, mit denen Sie nichts anzufangen wissen. (...) Da wird der Mensch nachher durcheinander, dann geht es erst richtig um die eigene

Kraft, um die Energien. Ja, um Gedanken aufzunehmen, brauchen Sie viele Energien. (05.10.1957)

(18) Sie haben keine Ahnung, wie viel Energie ein einziger Gedanke benötigt; und wie viele Gedanken nehmen Sie tagsüber auf? Und wie oft kommt ein Kräfteaustausch mit anderen Menschen zustande? Sehen Sie, das müssen Sie alles mit der guten, göttlichen Kraft bestreiten, die Sie morgens aufnehmen sollen. Ja, sie muss so weit reichen, dass Sie abends noch genügend besitzen, um nicht erschöpft zu sein. Jedes Mal, wenn sie zu viel abgegeben haben und Ihre Lebenskräfte dadurch abbauen, müssen Sie wieder von Neuem mit dem Aufbau beginnen. Ein Werk ist leicht durch irgendeine Unachtsamkeit zerstört. Aber wie lange dauert es, bis es wieder aufgebaut ist? Sehen Sie, liebe Freunde, so ist es auch bei Ihnen. Ein einziger böser Gedanke, den Sie aufnehmen, baut Sie augenblicklich ab und zerstört all die Ordnung in Ihrem Körper wieder, die Sie so mühselig mit Gottes Hilfe erlangt haben. Ich betone daher nochmals: Immer die göttliche Kraft aufnehmen und immer genügend aufnehmen, damit dem Körper eine gewisse Ladung verbleibt. (Alfred Hosp, „Kräfte des Geistes“, Eigenverlag, S. 224)

(19) Die Atomphysik, die kommt schon darauf, (...) indem sie zu all dem übergeht, indem sie sagt: „Alles hat eine, seine Ausstrahlung.“ Ja, das stimmt; Sie auch, und jede Ausstrahlung ist verschieden. Was der Mensch in sich hat, das strahlt er aus. Hat er nur einen bösen Gedanken, (das) strahlt sofort, demnach wie der Gedanke ist. (05.10.1957)

(20) Ich weiß, wie ein Menschenhirn arbeitet, und ich weiß, wie gefährlich es ist, wenn man nicht über genügend Abwehrkräfte verfügt, um diese Gedanken, die man einst gelöscht hat, von sich zu halten. (18.01.1959)

(21) Sie können ja gar nicht denken, Sie können nur Gedanken aufnehmen. (07.11.1958)

(22) Bevor der Mensch zu Bett geht, soll er die Ereignisse des ganzen vergangenen Tages der Reihe nach an seinem geistigen

Auge vorbeiziehen lassen. Er muss, soweit er dazu imstande ist, jedes Ereignis, jeden Gedanken überprüfen, ob er Recht oder Unrecht war. War der Gedanke, das Wort oder die Tat unrecht, so muss er diese von Herzen bereuen und fest entschlossen sein, es nächstes Mal besser zu machen. Jeden bösen Gedanken, den ein Mensch aufnimmt, nicht bereut und von sich weist, muss er einmal in die Tat umsetzen. Darum ist es so wichtig, liebe Freunde, dass Sie Ihre Gedanken kontrollieren und beherrschen.

Ich habe jetzt immer vom „Gedanken aufnehmen" gesprochen. Sie werden sich vielleicht wundern, dass ich diesen Ausdruck gebrauche; aber es ist tatsächlich so. Die Gedanken, die jede Sekunde in Ihrem Kopf herumschwirren, die sind nicht von Ihnen, liebe Freunde; die nehmen Sie nur auf, wie das Radiogerät die Rundfunksendungen aufnimmt. Sie selbst können bestimmen, ob Sie die guten oder bösen Gedanken, die gute oder böse Sendung empfangen wollen. Denn das, was Sie wollen, nehmen Sie auf und so sind auch Ihre Gedanken. Darum sage ich immer wieder: Der Mensch handelt nach seinem Willen - wie der Wille, so der Gedanke - der Gedanke bewegt den Menschen zur Tat!

Und ich wiederhole, liebe Freunde: Jeden Gedanken, den Sie aufnehmen und nicht wieder durch ehrliche Reue von sich weisen, den müssen Sie einmal in die Tat umsetzen; ob Sie dann wollen oder nicht. Wenn beispielsweise einer von Ihnen jemanden hasst und sich immer wieder denkt: „Den bring ich um!" Und einmal begegnet er seinem Feind allein - ganz egal wann; es kann nach 10 oder 20 Jahren sein - dann ist der Augenblick der Ausführung da. Seine Gedanken werden zur Tat und er macht dem Leben seines Feindes kaltblütig ein Ende. Danach aber kommt er zur Besinnung und sagt entsetzt: „Ja, ich weiß nicht, wie konnte das nur geschehen? Ich wollte doch gar nicht; es kam zu plötzlich über mich und da habe ich es getan." Aber dieses Bekenntnis nützt ihm dann wenig vor dem Richter und es glaubt ihm niemand, dass er es jetzt ehrlich meint und über diese Tat entsetzt ist und doch war es so, liebe Freunde, in jenem Augenblick wollte er seinen Feind nicht umbringen. Die Gedanken aber, die er früher immer wieder aufgenommen hatte, zwangen ihn zu dieser Tat. Darum: Wollen Sie nur das Gute und nehmen Sie es immer auf! (Alfred Hosp, „Kräfte des Geistes", Eigenverlag, S. 221)

(23) Mensch sein heißt gut sein, gut zueinander, alle Ihre Gedanken, alle Ihre Worte zum Guten bringen, das heißt in die Tat umsetzen. (31.08.1950)

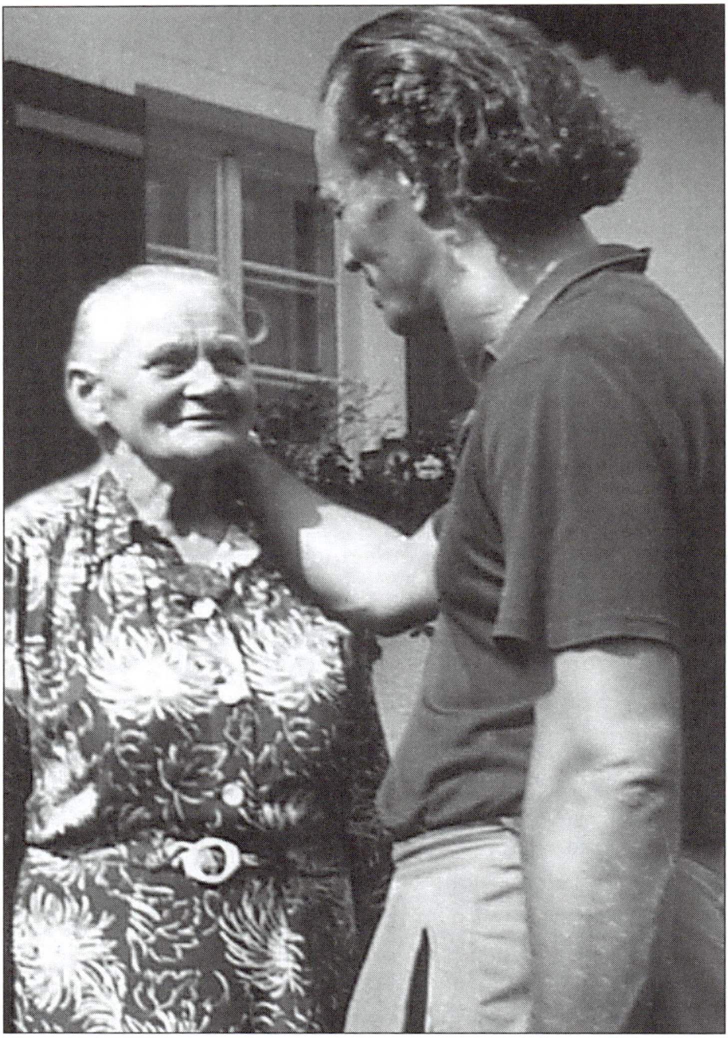

Mit der Krankheit nicht beschäftigen

(1) Wenn ein Mensch an sein Leiden denkt, wenn ein Mensch an seine Schmerzen denkt, kann ich sie nicht abnehmen. (27.08.1949)

(2) Nicht zu sehr anstrengen, nicht auf der Krankheit sitzen, das heißt sich nicht mit der Krankheit beschäftigen. (07.09.1950)

(3) Wenn er (der Mensch) sich mit seinem Leiden beschäftigt, ist es unmöglich, dass er überhaupt empfängt. (07.09.1950)

(4) Der Mensch weiß nicht mehr, dass Gott zu ihm spricht und dass Gott so vieles für ihn bestimmt hat. Er hat dieses nicht angenommen und ist auch heute kaum noch in der Lage es anzunehmen, weil er sich selbst sperrt und weil er sich selbst immer wieder mit dem Bösen abgibt. Immer wieder steht er mit dem Bösen in Verbindung. Immer wieder kommen böse Gedanken. Immer wieder beschäftigt der Mensch sich mit dem, das er als Unheil an seinem Körper empfunden hat. Er hegt und pflegt es. Er tut alles Mögliche. Er weiß weiter nichts anderes mehr zu tun, da die Macht dieser Gewohnheit ihm so in Fleisch und Blut übergegangen ist, weil er nicht mehr anders kann. Er beschäftigt sich wirklich mit dem Unheil, und damit wrackt und würdigt er seinen Körper herab. Das ist ein Mensch, der sich wirklich unbewusst, wirklich von Gott gelöst hat, der zu Gott keine Verbindung mehr hat. (05.10.1958)

(5) Was nützt es überhaupt, wenn ein Mensch nur Böses, nur Schlechtes in seinem Köpfchen hat? Denn von dieser Zentrale wirkt es sich auf den ganzen Körper aus. Die Fäulnis geht von da nun weiter, wenn er das festhält, wenn er sein Köpfchen voll belastet mit schlechtem Zeug. Wenn Sie sich selbst mit viel Schlechtem seelisch belastet haben und diese Belastung nicht freigeben wollen, so werden Sie nie in der Lage sein, das Gute, das Göttliche zu empfangen. Machen Sie sich frei! Überlegen Sie, was

Sie eigentlich wollen. Überlegen Sie bitte, wonach Sie hierher gekommen sind! (22.09.1950)

(6) Wenn Sie die Krankheit freilegen, dass ich Sie Ihnen abnehmen kann, ist es gut; wenn Sie daran festhalten, dann darf ich daran auch nichts tun. Das siebte Gebot verbietet es: „Du sollst nicht stehlen!“ Wenn ich dem Menschen mit Gewalt die Krankheit abnähme, würde ich sündigen! Ich darf nicht stehlen! Wer seine Krankheit liebt, hält sie fest. Wer sie vergessen kann, dem nehme ich sie, wenn er sie freigibt. Nicht nur in Gedanken, auch in Taten. Sie müssen auf mein Wort hören. Ich will Sie nicht beeinflussen. Wenn Sie die Krankheit freigeben, dann nehme ich Ihnen alle Leiden ab! (31.08.1950)

(7) Es soll der eine oder andere seine Krankheit nicht festhalten, nicht so stark daran denken, sondern lockerlassen. Er soll fragen: „Was geht in meinem Körper vor?“ Solange er an seiner Krankheit festhält, habe ich keine Berechtigung daranzugehen. (31.08.1949)

(8) Ich bitte Sie von ganzem Herzen, beobachten Sie Ihren Körper, stellen Sie sich die Frage: „Was geht in meinem Körper vor?“ Denken Sie dabei bitte nicht an Ihr Leiden. Sie haben das Recht, sich davon zu überzeugen, wie der Herrgott Seine Kraft durch mich auf Sie einwirken lässt, indem Er Ihnen allen die Gesundheit wiedergeben will. Sie werden verspüren, dass sich vieles in und an Ihrem Körper bemerkbar macht. Wie Menschen sagten: „Es ist so ein komisches Gefühl, ein Gefühl, das ich noch nie gehabt habe.“ Und gerade deswegen, weil dieses einmalig ist, lässt es sich von den allgemeinen Gefühlen, wie Sie sie bisher gehabt haben, gut unterscheiden. Beobachten Sie bitte nur Ihren Körper, und es geschieht schon das, was geschehen soll. (03.09.1949)

(9) Nicht mit den Gedanken woanders sein! Horchen Sie in sich hinein, fühlen Sie, was in und an Ihrem Körper vorgeht! Nicht die Krankheit festhalten. (31.08.1950)

(10) Horchen Sie in sich hinein, denken Sie nicht an Ihr Leiden, das Sie mir geschenkt haben. Wer es wiederhaben will, braucht nur daran zu denken, schon gebe ich es ihm wieder. Wer es nicht haben will, der wirft es ab, denkt auch gar nicht daran, und ich habe es auch mit heißem Dank angenommen. Umsonst nehme ich nun auch nichts, ich muss Ihnen etwas anderes dafür geben. Es ist viel leichter als die Krankheit - das ist die Gesundheit. (...) Es liegt aber an Ihnen selbst, wie Sie empfangen. (...) Nie etwas aufsuggerieren, indem Sie sagen, wenn ich das und das tue, werde ich wieder krank. Natürlich muss ich Sie warnen! (04.09.1950)

(11) Wer seine Krankheit liebt, hält sie fest, wer sie sucht, wird sie finden. Sie schalten sich dann automatisch wieder auf die Krankheit, das heißt auf das Leiden zurück. Das ist das, was nicht sein darf! (29.09.1950)

(12) Nehmen Sie doch nicht mehr die bösen, die kranken Gedanken auf. Die dürfen keinen Einlass mehr haben. (05.10.1957)

(13) Ich bitte Sie, in aller Zukunft nicht mehr an Ihr Leiden zu denken, sondern ich bitte Sie, Ihren Körper zu beobachten, was in und an Ihrem Körper geschieht. Und dabei werden Sie alle die Feststellung machen, dass die bisher kranken Organe wieder lebendig geworden sind, wieder gesund geworden sind. (23.09.1950)

Der Mensch übt Selbstsuggestion aus

(1) Der Mensch ist so verbildet, dass er Selbstsuggestion ausübt. Wenn Sie irgendein Leiden haben, so stellen Sie sich vor oder bilden sich das ein, Sie hätten diese oder jene Krankheit. Ich könnte Ihnen das haargenau auseinanderlegen. Aber es nimmt zu viel Zeit in Anspruch. Tatsache ist, dass Sie sich Ihre Krankheit selbst einsuggerieren und von dieser dann nicht mehr loskommen! (...) Die Mutti hat zum Beispiel ein schweres Magen- oder Darmleiden gehabt. Sie hat über diese und jene Schmerzen den Kindern gegenüber geklagt. Sie stirbt. (...) Das eine Kind wächst heran und kriegt auch Schmerzen mit einem Mal - Magen- oder Darmschmerzen. Todesursache der Mutter laut Totenschein war Krebs! Das Kind wächst heran: „Dasselbe, das hatte die Mutter, das habe ich auch; die Mutti ist an Krebs gestorben, da muss ich das auch haben." Es ist noch nicht einmal Krebs, aber Sie schalten auf dieses Organ hin, schalten auf Krankheit. Wenn Sie jetzt von diesem Gedanken nicht loskommen, so bekommen Sie wirklich Krebs, weil das Organ ja von der Befehlsstelle, vom Hinterkopf aus, wo alle Nervenstränge durch den Körper ziehen, angesprochen wird. Sie schalten auf den Magen, selbstverständlich geht das durch, legt sich auf dieses Organ. Sie schalten auf Krebs! Das Organ wird daraufhin geschaltet, der Nerv arbeitet nicht weiter, es ist kein Leben mehr drin, es gibt ein Nagen - der Krebs nagt ja auch, deshalb heißt es Krebs -, und es nagt, und es geschieht tatsächlich: es gibt Krebs. (...) So entstehen auf diesem Wege Krankheiten, also der Mensch suggeriert sich die Krankheiten selbst ein. Jetzt sagen Sie, das stimmt nicht - ich lasse mich in Stücke reißen und behaupte, was ich gesagt habe, wogegen sich auch kein Mensch stellen kann. (31.08.1950)

(2) Nicht suchen! Suchet, so werdet ihr finden. Wenn Sie die Krankheit suchen, finden Sie sie auch. (04.09.1950)

(3) Der Mensch suggeriert sich selbst die Krankheit auf! Er beschäftigt sich damit und hält sie fest. (04.09.1950)

(4) Es ist richtig, dass Sie sich tatsächlich das Leiden selbst aufsuggerieren, dass Sie es festhalten, und das geschieht im Unterbewusstsein. (05.09.1950)

(5) Da sagt die Mutti, wenn das Kind krank ist, das und das darf es nicht. Oder: „Nein, wenn ich aufstehe und die Treppen herunterlaufe, das kann ich nicht, ich darf nicht schnell gehen, ich darf nicht viel Treppen steigen, ich darf auch nicht viel tun, ich darf nicht dies, nicht das, nicht jenes." Der Mensch suggeriert sich das eigene Leiden selbst auf. Nicht nur das, sondern er tut das seinen Mitmenschen noch an. Ich muss zum größten Teil nicht den eigentlichen Kranken heilen, sondern den Angehörigen. Denn (...) ein noch einigermaßen gesunder Mensch ist tatsächlich in der Lage, einen Kranken, der ein Schwächling ist, der sich nicht mehr helfen kann, der auf andere Menschen angewiesen ist, zu beeinflussen. Er ist wehr- und ehrlos, er liegt danieder, und der gesunde Mensch kann mit ihm machen, was er will, und nicht nur in der Tat, sondern auch geistig, indem er ihm das immer wieder einredet, er sei krank, er müsse sterben.

Und das Schmutzige ist, dass ein Mensch es wagt, dem anderen zu sagen: „Du musst bald sterben." Wenn einer seinem Mitmenschen schon das mit auf den Weg gibt und ihm sein weiteres Leben abspricht, das kann er nicht mehr gutmachen! Wie ein Mensch sich am anderen Menschen versündigt hat, könnte ich Ihnen in Tatsachen berichten. Ich habe viele Fälle gehabt, wo Kranke zu mir kamen, wo ich genau wusste, dann und dann ist seine Stunde abgelaufen, dann hört der Körper auf, hier auf dieser Erde zu existieren. (...) Aber es wäre unmöglich, wenn ich hier und dort mal sagen würde: „Dann und dann ist die Stunde abgelaufen." Ich habe auch schon viele Ärzte an meiner Seite gehabt, die guten Willens sind, denen ich gesagt habe: „Herr Doktor, mit diesem Leben ist es zu dieser und jener Stunde zu Ende." Und ich habe diesem Kranken noch Hoffnung gegeben und habe ihm die Schmerzen genommen. Er sagte selbst: „Ich weiß, dass ich bald sterben muss, aber dass der Gröning mir noch die Schmerzen abgenommen hat, ist so etwas Gutes, etwas Großes, was mir noch kein Mensch angetan hat." Ich habe auch einzelnen Ärzten den Vorwurf gemacht, dass es das größte Verbrechen sei, wenn man dem Menschen vorher sagt, dann und dann müsse er sterben. Es sind Menschen zu Hunderten zu mir gekommen und haben gesagt: „Mein Arzt sagt, ich lebe nur noch acht Tage, zehn, vierzehn Tage, oder zwei, drei Wochen, Monate oder vielleicht etwas länger. Helfen Sie! So sieht es aus.“ Und dieser Mensch kann den Gedanken, den ihm der andere Mensch gesagt hat, nicht mehr vergessen, nicht loswerden, nicht verlieren. Und wenn ich gesagt habe, so sieht es nicht aus, dann sah das auch nicht so aus! Ich habe gerade hier einen Brief geöffnet von einem schwerkranken Mädel, hatte offene Tb, beide Lungenflügel zerfressen und was noch mehr ist, wo die Ärzte gesagt haben: „Höchstens acht Tage.“ Und das Mädel ist mit ihrem Vater zu mir gekommen und hat gewartet. Währenddessen sie wartete, waren die acht Tage verstrichen, und endlich hatte sie das Glück. Und jetzt ist es schon über ein Jahr her. (19.09.1950)

Hypnose und Suggestion sind das Böse

(1) Viele sagen: „Was der Gröning tut, kann nur Hypnose sein." Auf der anderen Seite sagt man, es wäre Suggestion. O nein, ich suggeriere keinem Menschen etwas ein. Ich verdumme auch keinen Menschen, denn durch Hypnose wird er verdummt! Richtig ist, dass der Mensch in einem hypnotischen Zustand lebt, das habe ich schon als kleines Kind gewusst. Der Satan, der hat den Menschen in einen solchen Zustand versetzt, so dass er tatsächlich nicht mehr diesen wahren, göttlichen Weg findet. Und ich tue diese Brücke auf, die er versperrt hat, und diese Brücke ist fertig, dass Sie darüber auf den göttlichen Weg kommen. Der Kranke steht unter meinem Schutz, der Kranke steht unter göttlichem Schutz, soweit er Hilfe und Heilung haben will. (31.08.1950)

(2) Es ist keine Einbildung, keine Suggestion. Ich würde mich schämen, mich dieses Teufelswerks zu bedienen. (05.09.1950)

(3) Hypnose ist das Böse! Das darf der Mensch nicht anwenden! Ich übe keine Suggestion aus, jeder hat den freien Willen. (Datum unbekannt)

Geistige Kundgaben und ihre Gefahren

(1) Es ist für die heutigen Menschen sehr schwer, das Richtige vom Falschen zu unterscheiden. Sie alle haben eine Bildung, bei den meisten ist es jedoch eine Einbildung. Das Pendeln sowie zum Beispiel auch das mediale Schreiben sind deshalb so gefährlich, weil keiner kontrollieren kann, von welcher Seite diese Eingebungen kommen. In den meisten Fällen ist es das Böse, das die neugierigen und wankelmütigen Menschen auf die falsche Fährte locken will. (Alfred Hosp, „Kräfte des Geistes“, Eigenverlag, S. 36)

(2) Ein Mensch, der keine echte Hellsichtigkeit besitzt, läuft immer Gefahr von niederen, selbst unwissenden Geistwesen gefoppt zu werden, wobei oft eine Kundgabe aus höchster Sphäre nur vorgegaukelt wird. Lassen Sie sich jedoch nicht täuschen, auch wenn es wie Engelszungen gesprochen klingt. Daher möchte ich nochmals darauf hinweisen und Sie bitten, alles zu unterlassen, was Sie vom Bösen auf irgendeine Weise abhängig macht. (Alfred Hosp, „Kräfte des Geistes“, Eigenverlag, S. 132)

(3) Wie gut es ist - und ich sag's überall, dass die Menschen nicht in eine Spinnerei verfallen, dass sie sich was einbilden, was in Wirklichkeit nicht ist! (07.11.1958)

(4) Viele Menschen haben eine Bildung, bei den meisten ist es jedoch eine Einbildung. Sie vermeinen etwas zu sehen oder zu hören. Das meiste entspringt aber nur aus ihren Wünschen, eigenen Vorstellungen oder ihrer Geltungssucht. In den geistigen Bereichen gibt es viele Täuschungen, umso mehr, weil die meisten Medien nicht wissen, wer sich wirklich hinter dem sogenannten 'Hohen Geistwesen' verbirgt, für das es sich medial ausgibt. Meist handelt es sich jedoch um ganz niedrige, ja böse Geister, die sich des Körpers willensschwacher und leichtgläubiger Menschen bedienen, um Verwirrung zu stiften. Die Gefahren bei solchem Tun liegen jedoch zusätzlich darin, dass sich - aus zunächst harmlos erscheinenden Spinnereien - schwere Besetzungen ergeben

können, die zur Abhängigkeit, zum Wahnsinn und schließlich bis zum Selbstmord dieser Menschen führen können, da sie dann nicht mehr Herr über ihre Gedanken und Gefühle sind. Ich warne Sie, liebe Freunde, das Böse lauert immer und überall - um die Neugierigen und jene, die stets noch mehr wissen wollen, vom guten, vom göttlichen Weg, abzubringen. Sie werden durch phantastische Kundgaben und Versprechungen verlockt und verleitet, indem Ihnen das Wahre, das Natürliche vorenthalten wird. Wie es drüben wirklich ist, weiß sowieso keiner, der hier verkörpert ist. (Alfred Hosp, „Kräfte des Geistes", Eigenverlag, S. 72 bis 73)

Die Ausstrahlungen von Filmen

(1) Der Film, der jetzt gedreht wird (ein Dokumentarfilm über Bruno Gröning), (dadurch) wird er (der Mensch) ebenfalls schon gesunden. (09.09.1049)

(2) Ich bin zu dem Film „Das Gewand" und „Quo Vadis?" und so ähnlich guten Filmen (gegangen), die tatsächlich hier für alle Menschen von großem Wert sind. (26.12.1958)

(3) Noch gar nicht lange her, da kam eine Ärztin zu mir aus der russischen Zone, die ihren Körper nicht mehr beherrschen konnte,(...). Wie kam sie zu diesem Unheil? (...) Ich sagte: „Sie haben mal einen Film gesehen, der nicht gut war, und das haben Sie so in sich aufgenommen. Und von da ab haben Sie diese Störungen in Ihrem Körper!" Sagte sie: „Mein Gott - ja!" Sehen Sie, Freunde: Nur was gesehen, gleich aufgenommen in den Körper und kann nicht stehen, kann nicht gehen, zwei müssen halten; zwei Menschen müssen halten! Na, wo gibt's denn so was? Keine Kraft im Körper, alles dahingegeben; dem Bösen verfallen. Das Böse bleibt aufgenommen. (05.10.1957)

Die Kraft des Wortes

(1) Von einem Wort ist alles entstanden. (handschriftlich)

(2) Im Wort liegt die Bedeutung. (handschriftlich)

(3) Was der Mensch sät, das wird er ernten. Dies bedeutet: Alles, was ein Mensch in Worten oder durch die Tat aussendet, wird zu ihm zurückkehren: Er wird empfangen, was er gibt. Aus deinen Worten wirst du gerechtfertigt werden, und aus deinen Worten wirst du verdammt werden. Der Mensch, der die Macht des Wortes kennt, achtet sehr sorgfältig auf sein Sprechen. Er braucht nur die Wirkung seiner Worte zu beobachten (...). Durch sein gesprochenes Wort macht der Mensch sich ständig Gesetze. (handschriftlich)

Nicht über Krankheiten sprechen

(1) Hier wird von Krankheit nicht gesprochen, hier dürfen Sie nicht mal den Gedanken aufnehmen oder sich womöglich in den Glauben versetzen, Sie müssten jetzt über Krankheit sprechen! Oder dass Sie womöglich glauben, Sie hätten das Recht, zu verlangen, dass die Krankheit hier behandelt wird - nein! Auch nicht eine Silbe von Krankheit wird hier gesprochen. (05.10.1958)

(2) Ich bitte Sie, davon Abstand zu nehmen, mir Ihre Leiden aufzuzählen. Sie brauchen mir von Ihren Leiden nichts zu erzählen. Ich bin imstande, Menschen zu sagen, (...) was sie an Krankheiten haben. Ich bin imstande, Ihnen noch viel mehr zu sagen, vielleicht auch das, woran Sie bisher gar nicht denken konnten. Deshalb bitte ich Sie, mich nicht zu belästigen, denn wenn jeder Einzelne seine Leiden aufzählen würde, was würde das für Zeit brauchen und was würde das für ein Durcheinander geben! Ich hoffe, dass Sie mich verstanden haben, und bitte Sie, nicht einzeln hier anzukommen. (31.08.1949)

(3) Zählen Sie mir ja nicht Ihre Leiden auf! (01.09.1950)

(4) Freunde, kommen Sie mir nicht mit Krankheit an; ich verlasse sofort den Raum! Mir ist auch von menschlicher Seite das Recht nicht zugesprochen; von göttlicher Seite erst recht nicht. Ich habe mit dem Bösen nichts gemein! Und das ist das Sündhafte: dass der Mensch sich immer wieder mit dem Bösen abgibt, immer wieder das Böse verfolgt. „Ich kann nicht hören!", „Ich kann nicht sehen!", „Ich kann nicht stehen!", „Ich kann nicht gehen!", „Ich kann nicht essen!", „Ich kann nicht schlafen!", „Ich kann dieses, ich kann das, ich kann jenes nicht, nicht mehr tun!" Damit befasst er sich. „Meine Schmerzen", „Meine Krankheit" und was er alles aufzählt. Stellt Behauptungen auf, es gehört zu ihm. Nein, das gehört nicht zu ihm! (05.10.1957)

(5) Wenn Menschen zu mir gekommen sind, setzen sich irgendeinen Floh in den Kopf: „Ich muss jetzt den Gröning fragen, muss ihm alle meine Krankheiten aufzählen." Dann sage

ich von vornherein: „Da kann ich nichts machen, da habe ich den Kopf voll.“ Da war eine Frau, nichts Gefährliches: Gebärmutterkrebs, Schmerzen am laufenden Band. Die hatte auch den Kopf so voll - ich konnte nicht ran. Ich musste sie erst ablenken, und nachher ging es. (...) Es gibt auch Menschen, die weinen und jammern - so ist es unmöglich. (04.09.1950)

(6) Auch Sie selbst haben alles Mögliche angestellt, um hier Ihre Gewohnheit den engsten Freunden dieses Freundeskreises aufzusuggerieren. Es war einfach Ihr Glaube, dass Sie alles sagen mussten, so wie Sie es gewohnt waren, Ihre Sorgen und Nöte vorzutragen, alles flog über den Mund. Eine kleine Zwischenfrage: Ist das nicht ein Übel, diesen Dreck, womit wirklich der Körper behaftet ist, noch in den Mund zu nehmen? Ist doch ein übler Geschmack. Ich müsste hier sagen, das ist eine Geschmacklosigkeit vonseiten vieler Menschen. (05.10.1958)

(7) Wie unwissend doch der Mensch ist, wie er dieser Macht, der Macht der Gewohnheit verfallen, indem er in dem Glauben lebt, er müsse über das Übel sprechen, er müsse das seinem Nächsten sagen und er müsse seinen Nächsten dahingehend angehen, dass er alles Mögliche versuchen möge, dass er von dem Übel frei wird. Nein, das wird nichts! Im Gegenteil. Er steckt eher an, er würdigt damit seinen Nächsten herab. Er wird entmutigt. Der Nächste, der das zu hören erhält, wird schwach. Er verfällt in das Leid, er leidet mit, Sie würden sagen: Mitleid kommt in ihm auf. Und mit diesem können Sie keine Hilfe von Ihrem Nächsten erwarten. Es genügt, es würde genügen, und es hätte auch genügt, wenn er nur seinen Nächsten angegangen, dem er da selbst die Frage stellen würde, ohne zu sprechen: „Was ist mit dir? Dich bedrückt etwas. Du bist betrübt. Du bist so schwach. Du brauchst mir nichts zu sagen, das sehe ich dir an!“ (05.10.1958)

„Weg mit Ratsch und Tratsch!“

(1) Wie der Mensch die Zeit vergeudet, indem er über seine Nachbarn, Verwandten, Bekannten spricht, wie der eine und der andere lebt. Lieber Freund, frage dich selbst, wie du lebst. Kümmere du dich erst um dein Eigenleben! Sorge du erst dafür, dass du wirklich wieder in die göttliche Führung kommst! Lass deinen Nächsten noch ganz in Ruhe! Wenn du über ihn reden willst, wenn du ihn verurteilen willst, das ist schon das Böse! Geh du erst den Weg, damit du ihn, deinen Nächsten, belehren kannst, damit du ihn auch auf diesen Weg führen kannst, damit du ihm auch Wahres sagen kannst, wie du es selbst erfahren hast. Aber rede nicht so leichtsinnig dahin! Du bist nicht selbst dabei gewesen, du weißt es nicht, warum, wieso, weshalb er da und dort Böses getan, womöglich Böses gesprochen hat - in Wirklichkeit: haben soll -, wovon du niemals überzeugt bist. Kurz gesagt, weg mit dem Ratsch, weg mit dem Tratsch!

Hat nicht erst mal jeder Mensch mit sich selbst zu tun? Muss nicht erst jeder für sich sorgen, damit er das Heil erfährt, um seinen Nächsten auch dahin zu führen, dass auch er in den Genuss des Guten, des Göttlichen kommt, wie ihm auch das Recht zusteht? Sollten wir nicht unseren Mitmenschen belehren? Sollten wir nicht die Wahrheit sagen? (...) Wie oft haben Menschen gefürchtet, ob es ihr Vorgesetzter, auch die Eltern waren oder der Nachbar, der Bräutigam, die Braut oder was weiß ich, wer: Verwandte, Bekannte ... „Nur nicht die Wahrheit sagen, dann gibt es einen Krach - das kann ich nicht!“ Aber das Verstecktsein, Freunde, das Hinter-dem-Rücken, das ist das Gemeine und das kommt auf Sie zurück. Machen Sie sich frei davon! Kümmern Sie sich erst gar nicht darum! Und wenn es Ihnen wert ist, gehen Sie, überzeugen Sie sich, und dann werden Sie etwas anderes wahrnehmen, dann stimmt das alles gar nicht. Aber Sie sind mit in diesen Ratsch und Tratsch verwickelt, weil Sie dafür ein Ohr hatten, weil Sie dafür die Zeit gegeben, weil Sie die Zeit nicht genützt haben. Sie haben die Zeit vergeudet! Und so unnütz sollen wir die Zeit nicht vergeuden. (05.10.1958)

(2) Nicht verurteilen, sondern beurteilen. Wie gesagt, beurteilen kann ich nur dann - ob es ein Mensch ist oder wer oder was es ist -, wenn ich den Menschen oder den Gegenstand, um den es geht, genauestens kenne. Dann kann ich ihn beurteilen. Wenn ich den Menschen nicht kenne oder den Gegenstand nicht kenne, dann kann ich ihn sehr leicht, ob ich es will oder nicht, verurteilen aufgrund meiner Unkenntnis. Also, Kenntnisse muss der Mensch schon haben! Und hier liegt ja der wichtigste Kernpunkt überhaupt, dass man die Pflicht hat, sich von seinem Nächsten so zu überzeugen, damit man ihn durch all das, was er nicht nur an sich selbst, sondern an seinem Nächsten, womöglich auch schon für ihn getan hat, leicht erkennen und sich von diesem überzeugen kann. (26.12.1958)

(3) Wie sind Sie überhaupt im Leben? Was haben Sie getan? Was haben Sie gesagt? Welche Gedanken haben Sie aufgenommen? Waren es immer gute Gedanken? Zeigten Sie nicht das größte Interesse, Böses zu hören, das heißt, was für Sie Sensation gewesen ist, um überhaupt einen Gesprächsstoff zu haben; um nicht ganz einzuschlafen, um nicht ganz zu erschlaffen, gab es so viel Interessantes. Es gab viel zu hören, es gab auch viel zu lesen, es gab auch viel des Bösen zu sehen. Aber dabei war, ist und wird vorerst auch ein großer Teil der Menschheit bleiben. Denn er ist es einfach so gewohnt. (04.12.1958)

(4) War dem nicht so, wenn einer Ihrer Nächsten auf Sie zukam oder Sie ihm irgendwie, - wo, -wann begegnet sind, dass er Ihnen Böses gesagt, Sie das Böse aufgenommen, und Sie das Böse nachher wieder weiter von sich gegeben haben? Und dass Sie sich nachher so daran gewöhnt haben, möglichst viel Böses zu hören, und dass Sie gar nicht mehr gemerkt haben, dass Sie viel Böses gesprochen und zu guter Letzt auch zur bösen Tat übergegangen waren? Es ist Ihnen gar nicht zum Bewusstsein gekommen, dass Sie hiermit zum Diener des Satans geworden sind. (...) Ja, so weit ging Ihr Glaube nicht! Und hiervor hat Christus uns so oft gewarnt! (04.12.1958)

(5) Natürlich wird euch das ein und das andere, was ihr bisher noch als privat gekannt und gezeichnet habt, auch zum Übel werden, dass ihr sagt: „Nein, das mache ich nicht mehr. Diese und jene Unterredung, dieses und jenes Gequatsche, diese und jene Unterhaltung, nein, das gefällt mir nicht mehr, das ist nichts, ich empfinde das als so dumm, so schmutzig - Zeitvergeudung! Da gehe ich lieber spazieren, da gehe ich lieber in Gottes freie Natur." Dieses Empfinden haben heute schon viele, viele Menschen erhalten. Aber zwingen will ich niemanden, jeder soll das selbst erkennen, jeder soll selbst dazu übergehen. (26.12.1958)

(6) Wovon sie nichts verstehen, (davon) sollen sie lieber nicht reden! Es gibt ja Menschen, die sich gerne reden hören. Wie kommt so ein armes Menschenkind dazu, Äußerungen zu machen, wovon es gar keine Ahnung hat, gleich, ob es arm oder reich ist? Dafür hat der Mensch nie Zeit gehabt, aber davon will er mehr wissen, mehr als tatsächlich die geschulten Menschen, Menschen, die hierin ihren Beruf gefunden haben. Auch die wollen sie übertönen. Ich sage, das sind Dreckspatzen, die können nicht dafür. (29.09.1950)

(7) Wer schweigen kann, der kann auch reden. (handschriftlich)

Jeder Körper ist ein göttliches Geschenk

(1) Ich weiß, dass es früher Menschen gegeben hat (...), die da gesagt haben: „Das Fleisch ist satanisch, das ist das Böse!" Schauen sie, Freunde, das Gegenteil von dem gebe ich Ihnen als Beweis, wie es auch der reinen Wahrheit entspricht: Jeder Mensch und auch diese Körper, die Gott geschaffen hat, sind und bleiben göttlich, sind und bleiben auch göttlich, wenn dieser vom Bösen erfasst und auch vom Bösen geführt wird. (07.11.1958)

(2) Sie sollen Ihrem Körper Beachtung schenken, da er ja ein göttliches Geschenk ist. Und diesem hatten Sie im Leben kaum mehr Beachtung geschenkt. Nur wenn der Körper von dem Übel erfasst worden war, dann, ja dann haben Sie alles Mögliche versucht und haben sich dann nicht mehr auf sich selbst verlassen können, sondern auf Ihren Nächsten, indem Sie da glaubten, er wird es schon tun, auch wenn er versucht, Ihnen zu helfen. Und dieser Versuch ist Ihnen doch in allen Fällen immer zum Übel geworden. (03.10.1958)

(3) Jeder Mensch müsste wissen, was ihm sein Körper wert ist, zumal er diesen seinen Körper benötigt, um nicht nur sein Leben zu fristen, sondern er hat ja auch schon Pflichten, Aufgaben übernommen, um für seine Nächsten zu sorgen. Und gerade da braucht er ihn. (05.10.1958)

(4) Wie oft habe ich es Ihnen gesagt, dass Sie jedem Geschenk, das Sie von Ihren Mitmenschen erhalten haben, Beachtung geschenkt haben. Sie haben es geschützt, Sie haben es geschont, Sie haben es laufend behandelt, dass sich da kein Schmutz dransetzen, dass der Dreck da nicht hineindrängen konnte. Sie haben, wenn dieses Geschenk mal nicht ganz in Ordnung war, wenn Sie das nicht selbst in Ordnung zu bringen gewusst haben, dann haben Sie einen Fachmann aufgesucht, der dieses wieder instand setzte! Keinen Laien, keinen, der unwissend ist, sondern der wissend ist, der hierin Bescheid weiß, der da in dieser Fabrikation tätig war

oder ist, oder dass es sogar sein Beruf ist, dass er hiervon nicht nur was, sondern wirklich das versteht, was hierzu notwendig ist, um dieses Geschenk wieder instand setzen zu können. Ja, immer zum Fachmann gehen! Nun, das ist so das Irdische, und Sie wussten diese Geschenke anzunehmen. Sie wussten auch selbst zu schenken und waren erfreut darüber, wenn der Beschenkte sich gefreut, und zeigten sich auch dankbar dem Schenker gegenüber für das wundervolle Geschenk. Und Sie waren auch ihm gegenüber ehrlich, obwohl Sie es zuvor gar nicht mal so wollten. Aber er hat Ihnen nun mal das Gute geschenkt, und das vergessen Sie nicht, und Sie werden immer daran erinnert, sowie Sie sich damit befassen, mit diesem Gegenstand, mit diesem Geschenk.

Nun frage ich Sie, was ist denn Ihr Körper, wer hat Ihnen diesen geschenkt? Haben Sie den nur so ohne Weiteres bekommen? Ist er von Ihrem irdischen Vater, von Ihrer irdischen Mutter? Es hat ja mit Gott nichts zu tun - in diesem Glauben leben Sie auch. Doch, meine lieben Freunde, dieser Ihr Körper ist ein göttliches Geschenk! Und Sie haben ihn auch immer bei sich, Sie wohnen doch in ihm, Sie nützen ihn doch. Wenn in ihm eine Unstimmigkeit aufgetreten, so versuchen Sie, diese zu beseitigen, aber Sie tun nie etwas, dass die Unstimmigkeit beseitigt wird, denn Sie wissen nicht die Ursache; Sie denken gar nicht so weit zurück; Sie befassen sich gar nicht damit; sie ist nun plötzlich da.

Aber müssten Sie nicht Ihrem Körper noch viel, viel mehr oder überhaupt nur Beachtung schenken, weil Ihnen dieser Ihr Körper doch das Wertvollste ist? Müssten Sie nicht wirklich alles dazu tun, sich diesen einen Körper zu erhalten? Denn Sie haben ihn doch dauernd bei sich! In allem gesehen, was Sie tun und lassen, werden Sie nicht dabei erinnert an das göttliche Geschenk? Alle anderen Geschenke, die Sie von Menschen erhalten haben - es ist nicht ein Stück, es sind mehrere, aber es sind einfach Geschenke, die Sie nicht so oft sehen -, die könnten Sie mal vergessen. Aber dass Sie Ihren Körper in Vergessenheit gebracht haben, das kann ich nicht verstehen. Und doch muss ich es verstehen, weil ich weiß, worauf Sie eingestellt sind, dass Sie einer Macht verfallen sind, das ist die Macht der Gewohnheit, und dass Sie sich mit dem Wort „Glauben“ nur trösten, aber in Wirklichkeit nicht glauben können; denn Sie haben das Wort „Glauben“ ja noch gar nicht beherzigt, Sie sind noch gar nicht zur Tat übergegangen! Es kann mir keiner sagen, dass man seinen Körper auch mal in Vergessenheit bringen kann. Das liegt ja bei Ihnen selbst, Sie haben ihn doch immer bei sich. Also, wer sich selbst und seinen Körper vergisst, der ist weit genug ab. (...) Wer sich selbst in Vergessenheit bringt (...), das heißt, wer seinen Körper in Vergessenheit bringt, der hat Gott vergessen, der trägt Gott ja nicht mehr im Herzen, der kann einfach nicht mehr glauben, der lebt doch nur in dieser Einbildung, dass er glaubt. Und ich sage noch einmal, (...) er weiß das Wort „Glauben" nicht mal zu beherzigen, er weiß mit dem gar nichts anzufangen. (04.12.1958)

(5) Jeder muss laufend seinem Körper Beachtung schenken! Er darf ihn nicht außer Acht lassen! Und wer das tut, wie er's bisher getan hat, dann stell ich die Fragen an Sie: Brauchen Sie Ihren Körper nicht? Ist er Ihnen so nebensächlich geworden? (05.10.1957)

Von der Notwendigkeit der Kraftaufnahme

(1) Überall, wo Leben ist, da ist Gott. Wo viel Leben ist, da ist Gott erst recht, da wirkt es; wo wenig ist, da kann es nicht wirken, da hat es keine Durchschlagskraft. Und daher ist es wichtig, dass Sie viel Leben, viel Lebensstrom, den Gott für uns bestimmt, den Gott jedem sendet, aufnehmen. Nur muss er, der Mensch selbst, ihn aufnehmen und kann ihn auch aufnehmen über seinen Körper. Damit hat er nicht was, sondern das geschafft, was Gott mit ihm überhaupt vorhat, damit hat er sich schon, so er seinem Körper Beachtung schenkt, in den Dienst Gottes gestellt, da beginnt es, dass er zum wirklichen Diener Gottes wird. (04.12.1958)

(2) So sich jeder seines Hierseins, seines Erdenlebens bewusst ist, dann wird er wissen, wie er für seinen Körper zu sorgen hat, genau wie das Kleinkind, das neugeborene Kind, weiß, dass es seinem Körper Nahrung zu geben hat. Gott hat diese Bestimmung dem Menschen schon eingegeben. (05.10.1958)

(3) Ja, lieber Mitmensch, vergiss dich nicht. Nimm doch all das, was für dich, was für deinen Körper bestimmt ist. (05.10.1957)

(4) Wenn der Mensch wüsste, über wie viele Kräfte er verfügt und wie er die Kräfte, die göttliche Kraft, für sich nutzen könnte; er würde von sich aus sagen: „Jetzt bin ich in der Lage Bäume auszureißen, so eine Kraft besitz ich in meinem Körper." (...) Nun, meine lieben Freunde, vergleichen Sie sich doch einmal mit einer Ameise. Die Ameise ist sich dieser ihrer Kraft bewusst; die Kraft, wo sie doch ganz gottergeben und in der Lage ist, Gegenstände zu tragen, die mehr als fünfmal schwerer sind als der eigene Körper. Versetzen sich doch mal in diese Lage und tragen Sie das fünffache Gewicht Ihres Körpers. Dann würden Sie von vornherein sagen: „Das ist unmöglich. Diese Last kann ich nicht tragen; sie ist ja viel schwerer als mein Körper." (05.10.1957)

(5) Die Pflanzen und Tiere nehmen die natürlichen, göttlichen Kräfte in sich auf, soweit sie durch den Menschen nicht von der Natur entfernt werden. (handschriftlich)

(6) Mögen die Freunde weiterhin bemüht bleiben, den Heilstrom, der stetig gesendet wird, der zu manchen Zeiten intensiviert wird, aufzunehmen und ihn in sich wirksam werden zu lassen. Die großen Erfolge allüberall bestätigen es, dass die grenzenlos und unablässig schwingenden kosmischen Energien von jedem nutzbar gemacht werden können, wenn dies nur richtig gewollt wird und gekonnt ist! Ich vergesse niemanden, der mit mir einmal in Kontakt gekommen ist. (15.12.1954, Zeitung „Mensch und Schicksal")

(7) So wir das Göttliche erleben, das Göttliche in uns aufnehmen, dann werden wir uns wohl fühlen, dann sind wir frei, dann leben wir so, wie Gott das Leben hier bestimmt hat. (05.10.1958)

(8) Die göttliche Kraft ist aufbauend, und die böse, teuflische, satanische ist abbauend. (07.11.1958)

(9) Immer da, wo die volle gute, göttliche Kraft auftritt, da schwindet das Böse. (07.11.1958)

(10) Wann können Sie es aufnehmen? Nicht früher, bis Sie sich selbst von dem Bösen gelöst, dass Sie wirklich mit dem Bösen nichts mehr gemein haben! Früher kommt die Aufnahme nicht! Früher ist es nicht möglich! (05.10.1958)

(11) Sie müssen mit so viel guter Kraft ausgestattet sein, dass das Böse in Ihnen, in Ihrem Körper keinen Platz mehr findet und dass Sie immer wieder aufs Neue das Böse abstoßen können, so Sie einmal doch vom Bösen angegangen worden sind, in Zukunft auch angegangen werden. Aber wo und wann haben Sie diesen Gedanken mal aufgenommen? Wann haben Sie mal daran geglaubt? Sie glaubten, es würde Ihnen alles in den Schoß gelegt. Sie glaubten, Sie hätten ein Recht, es zu verlangen. Sie glaubten, das kommt nun alles mal so. Nein - wer das Göttliche will, muss sich Gott nähern, und er muss wirklich den Weg gehen, den Gott

für uns alle, für jeden bestimmt hat. (...) Gerade daher ist es für Sie doch wichtig, dass Sie endlich jetzt einmal dazu übergehen, dass Sie zur Selbstbesinnung kommen, denn da erst werden Sie zu dieser Erkenntnis kommen, dass Sie wissen, wozu Gott Ihnen hier ein Erdenleben auf dieser Seiner Erde geschenkt hat. Und dann werden Sie auch zu der Erkenntnis kommen, wozu Gott Ihnen diesen (...) Körper, den Sie Ihr Eigen nennen können, geschenkt hat. Und dann werden Sie auch (...) das Wissen dafür erhalten, was Gott für Ihren Körper bestimmt hat und was Sie aufzunehmen haben. (04.12.1958)

(12) Hier liegt es an dem Menschen selbst, wie er für sich selbst, für seinen Körper sorgt. Nimmt er die Kraft Gottes in sich auf, bleibt er in der göttlichen Führung, dann hat er den Schutz. Kommt er aber aus dieser Führung heraus, dann hat er ihn nicht, dann ist er ohne Führung. Ich will Ihnen einen kleinen irdischen Vergleich geben. Wenn die Straßenbahn nicht in den Schienen verbleibt, ist sie ohne Führung; wenn der Bus, der drahtgebunden ist, von dieser Leitung abkommt, von der er die Kraft, die Energien, erhält und weiter vorwärts geführt wird, wenn er eine andere Straße fährt, wo er die oberste Leitung nicht hat, dann ist er ohne Kraft, ohne Energie. Bergauf kann er ohne Kraft nicht fahren - wie jedes Fahrgestell -, bergab immer. Wenn dieser Bus jetzt eine andere Straße einschlägt, wo dieser Kraftstrom, diese Energien nicht vorhanden sind, die Straße gerade bergab führt, wird der Wagen noch viel schneller rollen als da, wo dieser Strom ist, da kann er bremsen, da kann er ihn steuern, mehr oder weniger geben, wie er gerade braucht. Wenn nicht, da fährt er in den Abgrund, dort wird er zerschellen. Ohne diese Kraft kommt er den Berg nicht hinauf, da braucht er Hilfe. So ist es auch mit dem Menschen. Wenn der Mensch nicht da bleibt, wo er die Führung hat, wo er die Kraft empfängt, dann wird er kraftlos sein, dann wird er in die Tiefe abrutschen, und er muss wieder dahin geführt werden, wo die Verbindung ist, wo er die Energien wieder in sich aufnehmen kann. (05.10.1958)

(13) Dieser Apparat (Fernsehen) gehört meiner Frau (...). Natürlich gibt er eine für den Körper schädliche Strahlung ab,

aber wenn der Mensch mit genügend göttlicher Kraft aufgeladen ist, und weiterhin regelmäßig aufnimmt, wird er keinen Schaden erleiden. Nur abgebaute, geschwächte und ängstliche Menschen werden durch alle möglichen Umwelteinflüsse belastet. Bei einem in der göttlichen Führung lebenden und kraftvoll aufgeladenen Menschen hingegen, bleiben zum Beispiel auch noch so starke Erdstrahlen, die von den sich im Erdboden kreuzenden Wasseradern abstrahlen, ohne irgendwelche negative Auswirkungen. (Alfred Hosp, „Kräfte des Geistes", Eigenverlag, S. 179)

(14) Einige wenige Freunde sind entlastet. Ihr Herzchen ist nicht mehr so beladen, deshalb, weil sie das Sicherheitsgefühl haben, weil sie über das Wissen verfügen: „Es kann so leicht nichts passieren, wenn ich nur das Rechte für mich selbst, für meinen Körper tue. Ich brauche mich vor dem Bösen nicht mehr zu fürchten, ich weiß, dass ich den Kampf gegen das Böse zu führen habe. Und ich weiß, dass ich selbst es bin, der das Böse nicht mehr in seinen Körper aufzunehmen hat. Ich weiß, dass ich Kraft aufnehmen muss, das heißt die Verbindung zu Gott beibehalte, wo ja Gott alleine dieser große Kraftspender ist, und dass ich diese Seine Kraft in mich aufnehme. Und ich werde mein Augenmerk darauf lenken, so ich fühle, dass das Böse mich angeht, schon, wenn ich von dem Bösen umgeben bin, wo das Böse doch überall lauert, so werde ich von dieser guten Kraft Gebrauch machen und das Böse von mir abwenden. Und sollte doch mein Körper erfasst sein, so weiß ich genau gleich von vornherein, was ich zu tun und zu lassen habe: diese Kraft walten zu lassen gegen das Böse. Und das Böse wird da dann meinem Körper nichts antun können." Jeder Mensch hat den göttlichen Schutz. Nur müsste er es wissen, nur müsste er von diesem, vom göttlichen Schutz, Gebrauch machen. Und das ist das, was die meisten Menschen leider, leider nicht getan hatten; das alles hatten sie nicht gewusst. (05.10.1958)

(15) Gottes Kraft ist Macht. (handschriftlich)

(16) Sie müssen Ihrem Körper Beachtung schenken, Sie dürfen sich nicht mehr mit dem Bösen verbinden, vorerst von dem

lossagen, wie Sie sich auch losgesagt, indem Sie sagten: „Hier habe ich ein Kämmerlein, hier bleibe ich, hier stört mich keiner!" Und da nehmen Sie alles auf, und da nehmen Sie auch die Kraft auf, so dass hier die Störung aus dem Körper beseitigt wird. Wenn es einmal nicht reicht - zweimal, genau gesagt, müssen Sie es immer tun, täglich. Aber das ist den meisten zu viel. Keine Zeit, kommt Geschäft, kommt die Arbeit, kommt Hannchen, Tantchen und Mannchen. Wer für sich selbst keine Zeit hat, Freunde, der ist kein gottgläubiger Mensch, der hat sich wirklich von Gott gelöst. So viel Zeit muss er für sich, für seinen Körper haben. (05.10.1958)

(17) Ein Mensch, der nervös ist, da sage ich, der ist energielos, der ist um die Kraft, um die eigene Körperkraft, gebracht worden. (05.10.1958)

(18) Jeder dieser abgebauten Körper weist einen großen Energiemangel auf. Hier ist es sehr notwendig, der Menschheit anhand von Gleichnissen klarzumachen, dass die Energien für alle Lebewesen vorhanden sind und auch das Notwendigste sind, um existieren, besser gesagt leben zu können (...). Je größer der Verlust an Energien ist, desto länger oder öfter bedarf es einer Wiederaufladung, bis der Körper so viel an Energien aufweist, dass er wieder einsatzfähig ist. (...) Der Körper ist im Ganzen gesehen nur dann widerstandsfähig, wenn die Widerstände im Körper selbst ihre vollen Energien besitzen. (handschriftlich)

(19) Ich betone daher nochmals: Immer die göttliche Kraft aufnehmen und immer genügend aufnehmen, damit dem Körper eine gewisse Ladung verbleibt. Wenn Sie sich zu weit abbauen lassen, können Sie nicht mehr ohne Hilfe neue Kraft empfangen. Um die gute, göttliche Sendung aufnehmen zu können, müssen genügend gute Energien in Ihnen vorhanden sein. Das ist genauso wie beim Rundfunkgerät. Diesem muss zuerst auch Energie in Form von elektrischem Strom zugeführt werden, ehe es die Sendung empfangen und wiedergeben kann. Fehlt diese Energie oder ist die zugeführte Spannung zu gering, so bringen Sie keinen Ton aus Ihrem Empfänger, es ist höchstens ein Brummen oder Rauschen zu hören. (Alfred Hosp, „Kräfte des Geistes", Eigenverlag, S. 225)

(20) „Was soll ich da und dort noch hingehen, was soll ich daran noch glauben und vor allem, was soll ich jeden Tag an mich selbst denken, für meinen Körper sorgen? Genügt es nicht, wenn ich einen guten Appetit und guten Schlaf habe, dass ich ihm Essen und Trinken gebe, genügt das nicht? Und nachts ruhe ich ja, was soll ich da noch groß empfangen?!" Ja, durch dieses alleine kann der Körper nicht bestehen, er braucht Kraft, er braucht Energien. Wenn Sie glauben, dass Essen und Trinken den Körper so erhält, dass es ihm die Kraft gibt, warum steht der abgewrackte Körper, das heißt der Mensch, der das Bett hüten muss, weil er krank ist und viel essen kann, nicht auf? Warum hat er nicht die Kraft? Nehmen wir nur einen Menschen, der gelähmte Glieder hat, der isst nicht nur, sondern der frisst, der kann nicht genug bekommen, großen, guten Appetit hat er, ist ja gut, ich gönne ihm das. Aber hier liegt doch ein Beweis, (...) dass Essen und Trinken ihm nicht die Kraft in das Bein gibt, nicht das Leben da hineinführt, da gehört etwas anderes, da gehören die Energien hinein, und die lässt er nicht zu. (...) Ich will Ihnen nur den Beweis geben, dass von Essen und Trinken die Kraft da nicht hineinkommt (...)! Da muss Leben hinein! Und dagegen sperrt der Mensch sich, und da wundert er sich. (05.10.1958)

(21) Wie ein anderer für ihn nicht essen kann, damit er seinen Hunger stillt, so kann ein anderer für ihn auch das nicht aufnehmen, wenn er nicht gewillt ist, das Gute, wie er es nötig hat, für seinen Körper selbst aufzunehmen. (05.10.1958)

(22) Ich glaube, dass wir uns richtig verstanden haben, und ich glaube, dass Sie jetzt das Gute für sich beherzigen werden, denn das will aufgenommen werden. Nur dann findet die Aufnahme, wenn Sie sich wirklich vom Bösen endgültig lossagen, statt. (03.10.1958)

Regelung - ein Reinigungsvorgang im Menschen

(1) Was in einen Körper nicht hineingehört muss, eben heraus. Das heißt, wo das Gute wirkt, da hat das Böse nichts mehr zu suchen und muss weichen. Jede Regelung kommt auf diese Weise zustande! (Alfred Hosp, „Kräfte des Geistes“, Eigenverlag, S. 100)

(2) Wenn ich sage, um diese Sekunde, diese Minute, diese Stunde ist der Körper durchblutet, so bekommen daraufhin die Nerven wieder Kraft, und die Organe, die tot waren, werden wieder ins Leben gerufen. Es gibt ein Arbeiten im menschlichen Körper, schon geht es los! Menschen aber, die unwissend sind, sagen: „Nun, jetzt habe ich die Beine kalt gehabt und hatte keine Schmerzen, und jetzt sind sie warm, und ich bekomme Schmerzen.“ Ist doch ganz logisch! Wenn wieder Leben eindringt, muss sich das doch bemerkbar machen! Genau, wie wenn die Mutti zu Hause säubert. Dann gibt es eine Bewegung in dieser Bude. Aber nachher, wenn es fertig ist, dann sieht kein Mensch, dass da gearbeitet wurde. Es ist reine Luft, es ist sauber, der Mensch fühlt sich wohl. Genauso hier der Regelungsschmerz. Es ist nicht angenehm, es wirft einen Menschen manchmal auch ins Bett, einige Tage. Es gibt auch Menschen, die dann schimpfen: „Das hatte ich davon, dass ich zum Gröning ging.“ Aber dass er sich nachher wieder frisch, froh und frei fühlt, dafür kann ich nichts. Aber die Unwissenheit dieses Menschen, wenn das an ihn herantritt, die Unwissenheit der Angehörigen! Man kommt an Gröning nicht heran, was tut man dann? Bei Schmerzen lässt man einen Arzt kommen. Was der Arzt tut - ich schimpfe nicht darauf -, er gibt dem Menschen eine Spritze oder ein Medikament, um die Schmerzen zu stillen, das dann die Heilwelle unterbricht und dann nicht mehr gut wirkend, sondern schädigend sein kann. Das ist das, was ich fürchte, deshalb will ich keinen Menschen unwissend lassen. (31.08.1950)

(3) Das Blut ist bei 99% aller Menschen verseucht. Zuerst verwandle ich das Blut! Ist direkt verstockt im Körper; hat keinen richtigen Lauf mehr; liegt fest; Blut ist vergiftet! (11.07.1949)

(4) Der Regelungsschmerz muss sein! Es befürchteten oft einzelne Menschen, wenn der Regelungsschmerz einsetzte, dass ein Rückfall eingetreten sei. Sie bekamen Furcht und sagten: „Es ist noch schlimmer, gehen wir zum Arzt." Einzelne Menschen wussten das wieder auszuschlachten und sagten: „Statt gesund macht er sie krank." Deswegen mache ich Sie aufmerksam, wenn der Regelungsschmerz kommt, das zu erdulden. Es passiert nichts Schlimmes, sondern nur, dass der Mensch gesund wird. Denn jedes bedarf doch seiner Regelung: Wenn ein Kind heute auf die Welt kommt, ist es auch nicht gleich so groß. Es ist klein, es braucht seine Zeit. (01.10.1949)

(5) Da, wo alles in Unordnung war, muss die Gesundheit sich auch diesen Weg erkämpfen und so lange daran arbeiten, bis das eine oder andere Organ, das heißt das kranke Organ, wieder in Ordnung ist. Nichts fürchten, lassen Sie das über sich ergehen. Es ist das Gute, das Göttliche! (23.09.1950)

(6) Es liegt bloß immer an der Größe des Leidens, das der eine oder andere in oder an seinem Körper hat. Es dauert alles seine Zeit. (15.10.1949)

(7) Wenn der eine oder andere vielleicht glaubt, dass er hier an Ort und Stelle gleich die volle Heilung erhält, so ist er im Irrtum, denn eine vollständige Heilung braucht auch ihre Regelung, je nach Größe der Krankheit, je nach Vielseitigkeit der Krankheit. (September 1949)

(8) Organe wie Glieder, die bisher tot waren, die sich zur Ruhe legten, die werden jetzt lebendig, indem sie durchblutet werden, dass das neue Leben wieder einkehrt. Es macht sich bemerkbar; und dass es sich bemerkbar macht, ist gut. Das ist der größte Erfolg, den man nur verzeichnen kann. (23.09.1950)

(9) Wenn der eine oder der andere vorher nicht so große oder überhaupt keine Schmerzen gehabt hat, darf er nicht schimpfen, im Gegenteil, er wird es selbst verspüren, dass der Schmerz ein anderer ist, mit Wärme durchzogen, das heißt durchblutet, das ist

der Regelungsschmerz. Wenn dieser vorüber ist, dann geht die Gesundung an. (17.10.1949)

(10) Die Schmerzen sind anders, es sind die sogenannten Regelungsschmerzen, bei denen die kranken Stellen angesprochen sind und etwas schmerzen, aber nicht wie vorher. Diese Schmerzen müssen andere sein. Sie brauchen daher nicht zu glauben, dass ich Ihnen Ihre Schmerzen nicht abgenommen habe, sondern die Schmerzen, die Sie jetzt spüren, sind tatsächlich die sogenannten Regelungsschmerzen. Fühlen Sie bitte nach und Sie werden es selbst feststellen. (September 1949)

(11) Sind das dieselben Schmerzen, die Sie früher gehabt haben? Fühlen Sie bitte richtig, dann stelle ich Ihnen das klar. (...) Wenn einer Kopfschmerzen kriegt, sage ich: „Prima!" Denn da muss es ansprechen, das muss jetzt durchgehen, um auf das Organ zu wirken, und in diesen kranken Organen beziehungsweise Gliedern muss etwas vorgehen. Sie können von einem Kindlein, das neu geboren wird, nicht gleich verlangen, dass es sich selbständig macht, dass es steht, geht oder alles tut, was ein erwachsener Mensch macht. Es braucht alles seine Zeit, auch hier die Umwandlung in Ihrem Körper, was Sie jahrelang als Krankheit gehabt haben. Menschen denken, es muss gleich verschwinden. (...) Das ist gerade das Wesentliche: der Schmerz muss abgezogen werden, dass die Heilung vollzogen werden kann. Die Organe müssen durchbluten, um wieder Kraft zu bekommen, um wieder gesund zu werden. (31.08.1950)

(12) Wenn ich einen anspreche, fällt es manch einem gleich auf den Darm, indem er gleich den Durchmarsch bekommt, sämtliche Gifte von sich gibt und den Darm restlos leert. (11.07.1949)

(13) Manchmal ist die Umstellung so stark, dass der Mensch tatsächlich in eine Ohnmacht verfällt, das ist nicht einige Male, sondern hundert Mal der Fall gewesen, das artet auch so aus, dass das Herzchen stehenbleibt. Und dann setze ich es wieder neu in Bewegung und pumpe. Es hat nur einen falschen Takt, eine

Verstopfung gehabt, deshalb habe ich keine Furcht, dass hier vielleicht jemand mit seinem Leben abschließt. (01.09.1950)

(14) Wenn ein Mensch von seinem Leiden zur Gesundheit übergehen soll, das ist eine Wandlung. Früher habe ich gesagt: „Ich verwandle das Blut." Seitdem ich das Verbot angehängt bekommen habe, habe ich immer gesagt: „Umgekehrt ist auch was wert!" (...) Wenn diese Wandlung kommt, so haben viele erlebt, dass diese Menschen umfallen, als wären sie tot, und ich habe Ärzten gesagt: „Untersuchen Sie bitte den Kranken, ob er noch lebt." Und er sagte: „Er ist tot!" Ein Arzt hat sich sogar erdreistet zu sagen: „Ich muss den Angehörigen den Totenschein ausstellen." Und ich tat das, was ich für richtig hielt. Ich ließ den Menschen liegen, als wäre er tot. Herz bleibt stehen, dann ist er tot, klar. Es hat aber seine Richtigkeit, das Herz wird wieder in Bewegung gesetzt, die Umstellung kommt. Ein Mädel war 23 Jahre alt, von Geburt an gelähmt, hatte bis zu diesem Tage nicht stehen können. Sie bricht in diesem Garten in Herford zusammen, Herz setzt aus. Ich habe nur vom Balkon aus gesagt: „Hineintragen!" Sie wurde hineingetragen, wurde in einen großen Sessel gesetzt und da blieb sie wie tot liegen. Ich habe meine Rede zu Ende geführt, da brachen noch einige zusammen. Ich sprang einfach vom Balkon herunter und schon war ich bei den anderen Kranken und im Nu waren sie wieder klar. Und als ich fertig war, ging ich hinein zu dem Mädchen. Sie öffnete die Augen - konnte nicht mehr schnaufen, war alles ruhig, Totenstille -, (...) ich sagte: „Stehen Sie auf!" Sie stand auf, und mit einem Mal dreht sie sich um, schaut auf ihre Mutter und schreit: „Mutter, ich kann heute, nach 23 Jahren, zum ersten Mal gehen!" Und das Kind geht. Garantiert geht sie heute noch. Sehen Sie, ein Mensch musste leiden, kein Arzt wusste etwas anzufangen - nicht, dass ich sie beschimpfen will, nein, aber es ging einfach nicht. Und wie es bei diesem Kind ging, geht es bei vielen auch. Und wenn Sie glauben, dass Sie sich gereinigt haben, dass Sie das Schlechte abwerfen, dann nehmen Sie das Gute auf. Das Gute geht nur da hinein, wo das Schlechte entfernt ist. Überlegen Sie: das, was ich Ihnen gebe, sind praktische Beispiele, die Ihnen täglich vor Augen kommen, dann haben Sie alles. (31.08.1950)

(15) Es kommt auch manchmal so stark, dass Sie, wenn Sie bisher keine Schmerzen hatten, welche kriegen. (...) Menschen, die ein schweres Leiden haben, vielleicht von Geburt an, kann es so stark ergreifen, dass sie in Ohnmacht fallen. Ich habe schon viele Fälle gehabt, wo tatsächlich alles stehenbleibt, auch die Unruh, das Herz. Aber die Wandlung kommt! Das gibt einen Ruck, einen Zuck, dann setzt das Neue ein. Es arbeitet, aber nicht früher, ehe ich herangehe. Hauptsache, dass Sie nachher gesund sind! (04.09.1950)

(16) Bei vielen oder einzelnen ist der Gefühlsnerv so weit herunter, dass sie es nicht verspüren. Aber dass die Heilung vor sich geht, ist mir klar. Viele haben überhaupt nichts verspürt, kommen nach Hause und alles ist verschwunden. (17.10.1949)

(17) Neue Schmerzen können Sie auch zu Hause empfangen, ich nenne diese Schmerzen den Regelungsschmerz. (19.09.1950)

(18) Wenn Sie zu Hause sind und mal hier und dort Schmerzen bekommen, wie Sie sie noch nie gehabt haben, so fürchten Sie nichts, denn das sind (...) die Regelungsschmerzen. Regelungsschmerzen deshalb, weil tatsächlich an kranken oder gar schon abgestorbenen Gliedern wieder das Leben einzukehren versucht. Da, wo alles in Unordnung war, muss die Gesundheit sich auch diesen Weg erkämpfen und so lange daran arbeiten, bis das (...) kranke Organ wieder in Ordnung ist. Nichts fürchten, lassen Sie das über sich ergehen, es ist das Gute, das Göttliche. (23.09.1950)

Der Transformator

(1) Ich stehe tatsächlich vor den Menschen wie ein Transformator, der den Strom vom göttlichen Werk empfängt und weiterverteilt an den Einzelnen, wie er ihn braucht, um wieder leben zu können. Vergleichen Sie auch dieses hier mit dem Elektrizitätswerk, mit dem Transformatorenhäuschen und den einzelnen Brennstellen. Dann haben Sie alles! Es ist da kein Unterschied, man braucht nur etwas darüber nachzudenken, und somit ist es eine Selbstverständlichkeit. Tatsächlich empfängt der Mensch auch Strom, was ich (...) unter Beweis gestellt, dass jeder Mensch, der gekommen ist, diesen Strom empfangen hat. Eine Entfernung spielt auch hier keine Rolle. (29.09.1950)

(2) Ich stehe vor allen Menschen nur als ein ganz kleiner Vermittler, als ein ganz kleines Werkzeug oder als ein ganz kleiner Transformator auf dieser Erde, der den Heilstrom verteilt. Dieser Heilstrom ist kein menschlicher, es ist der reine, der ganz natürliche, es ist der göttliche. (23.09.1950)

(3) Ich stehe vor Ihnen wie ein ganz kleines Werkzeug Gottes oder wie ein ganz kleiner, winziger Transformator auf der Erde, der Ihnen das vermittelt, was Sie brauchen, um gesund zu werden. (31.08.1950)

(4) Ich will Ihnen das Leben nicht erschweren, ich will es Ihnen leichter machen. Ich will Ihnen die Gesundheit geben, das heißt nicht ich, sondern ich stehe vor Ihnen nach wie vor nur als ein kleiner Vermittler unseres Herrgotts. Unser Herrgott ist und bleibt alles. (...) Der größte Arzt aller Menschen ist und bleibt allein unser Herrgott. Nur auf Seine Hilfe können wir rechnen. (24.09.1950)

(5) Ich will helfen und heilen. Ich selbst tue nichts, aber ich weiß, dass mir die Kräfte zufließen und dass ich diese auswerten kann, um Menschen zu heilen. (04.09.1950)

(6) Sagen Sie bitte niemals, dass ich Sie geheilt habe. Nein! Der Glaube an Gott, die Verbindung zum Herrgott, das ist die Heilwelle, die Sie empfangen haben, die über meinen oder durch meinen Körper geht. Ich bin nur ein kleiner Vermittler, mehr nicht, ein winziger Transformator. Von mir können Sie den Strom haben, und es liegt ganz an Ihnen selbst, wie Sie diesen empfangen. (31.08.1950)

(7) Wenn einer fragt, ob ich geheilt habe, dann sage ich nach wie vor: Ich nicht. Das habe ich noch nie getan, ich habe nur den Heilstrom richtig verteilt. Wo ich wusste, dass es für den Körper in Ordnung war, dass er aufnahmefähig war, da erhielt er den Strom. Von Heilen keine Spur! Ich nie! (29.09.1950)

(8) Was nutzt das alles, dass es wirklich einen Menschen gibt, der viel des Guten, was auch alle Menschen nötig haben, das Gute, das von Gott kommt, aufnimmt, wenn er keine Abnahme findet? Wenn da ein verschlossenes Herz vor ihm steht, wenn der Mensch seinen Verstand spielen lässt, durch den er so viel Zeug aufgenommen, unnötiges Zeug, das er für sein Leben nicht braucht? (05.10.1958)

Sender und Empfänger

(1) Der Sender sendet! Ich sagte schon, ich stehe wie ein kleiner Transformator hier auf dieser kleinen, göttlichen Erde. Und ich komme deshalb auf den Rundfunk zu sprechen: Ich bin der Sender, der die Heilwelle sendet, Sie sind der Empfänger, der die Heilwelle empfängt. Rundfunk, heute eine Selbstverständlichkeit, vor dreißig Jahren nicht. Von dem kleinen Gröning haben Sie auch gehört. Genauso war damals der Streit wegen Rundfunk und Schallplattenindustrie, die haben sich auch gezankt. Und heute sind es die Pharmazeuten. (31.08.1950)

(2) Wenn ich vor 30 Jahren gekommen wäre und hätte Ihnen etwas erzählt von einem Radioapparat, so hätten Sie mich ausgelacht. Wenn ich Ihnen gesagt hätte, wenn jemand in Berlin oder in München oder irgendwo im Ausland spricht, so kann man das in dieser kleinen Kiste hören, so hätten Sie gesagt: „Der ist verrückt!" Das war für die Menschen damals unverständlich, sie konnten das nicht fassen. Heute ist das für sie selbstverständlich. Nur einzelne wenige haben es gewusst, dass es tatsächlich solche Apparate gibt, wie das möglich ist. Wie es auch hier einzelne wenige zu Anfang gewusst haben, dass es einen so kleinen Kerl gibt, der so etwas tun kann. Und nach und nach wird es für die Menschen so eine Selbstverständlichkeit werden wie heute mit dem Rundfunk. (05.09.1950)

(3) Und damit Sie mich besser verstehen, möchte ich nicht verfehlen, Ihnen noch etwas mit auf den Weg zu geben, was auch für Sie verständlich sein wird: Ich sagte, wenn ich Ihnen vor ungefähr dreißig Jahren gesagt hätte: „Es gibt so ein Radiogerät; wenn ein Mensch hier in München oder meinetwegen weiter in Berlin oder irgendwo im Ausland spricht, dass man ihn über dieses Radiogerät hören kann", dann hätten Sie bestimmt gesagt: „Bei Dir piept es!" Heute ist es für den Menschen eine Selbstverständlichkeit. Aber es ist noch nicht da gewesen und es ist auch nicht erforderlich, dass Sie Ihr Radiogerät zum Sender tragen, um von dort aus die Sendewelle zu hören. Sie bleiben mit ihrem Empfangsgerät schön zu Hause und schalten es zu Hause ein. Sie können dann

vernehmen, was der eine und der andere Sender sendet. Sie können aber niemals den Sender bestimmen, was er senden soll. Er sendet sein Programm; für jeden etwas. Und so sende ich auch mein Programm, wie wenn ich mich als Sender vor Sie stelle, und Sie sind der Empfänger; auch für jeden etwas. Sie brauchen sich nur darauf einzustellen. Wie Sie auch Ihr Empfangsgerät auf den einen oder anderen Sender einschalten, so können Sie die Sendewelle empfangen und hier genauso. Und deswegen die Bestätigung laufend von Menschen, die immer wieder sagen: „Das habe ich nicht gewusst. Zu Hause empfange ich noch besser, als ich bei ihm war; ist viel, viel stärker." Und wenn Sie zur Gesundheit übergehen, dann wird es schwächer und schwächer. Wenn das Töpfchen voll ist, können Sie nichts mehr reinfüllen, sonst läuft es über. Und wenn der Körper voll ist, können Sie nicht mehr empfangen, sonst würden Sie vielleicht platzen oder gar verbrennen. Es ist Ihnen auch nicht unbekannt, wie Sie Ihr Rundfunkgerät einschalten können, aber „entstellt", das heißt nicht auf einen Sender eingeschaltet. Sie können dann auch keine Radiowelle empfangen. Dass Sie sich auf den Sender einschalten müssen, ist (also) klar! (12.10.1950)

(4) Wenn Sie schon so weit vorgeschritten wären, um sich einzuschalten auf den Sender, auf den Sender Gröning, dann könnten Sie die Heilwelle empfangen. Sender Gröning - deswegen bin ich nicht erhaben, auch nicht zu haben. Denn jeder will etwas haben, manch einer gar viel. So brauchen Sie sich tatsächlich nur auf diesen kleinen Sender, nennen wir ihn meinetwegen so, einzuschalten, und so empfangen Sie schon das, was Sie brauchen. (29.09.1950)

(5) Greifen wir zurück zum Radiogerät. Wenn der Apparat, das Empfangsgerät nicht in Ordnung ist, kann der Sender senden, so viel er will, und Sie können mit diesem Gerät nichts empfangen. Ich stehe genauso vor den Menschen wie ein Sender, und Sie als Mensch, wie ich es als Mensch natürlich auch bin, sind der Empfänger. Sie sollen ja nur das empfangen, was ich sende, und das, was ich sende, ist die Heilwelle. Vorerst bei dem Menschen, wenn er krank ist. (19.09.1950)

(6) Ein Rundfunkempfangsgerät, das nicht in Ordnung ist, kann auch nicht die Sendewelle empfangen, muss erst in Ordnung gemacht werden. (...) Wenn die Kiste in Ordnung ist, so brauchen Sie immer etwas für den Empfang, und das ist die Antenne, wie Sie hier das Kügelchen haben. Vergleichen Sie jetzt mit dem Apparat: Wenn der Apparat auf irgendeinen Sender eingestellt wird, so können Sie die Sendewelle empfangen. Auch hier, nur dass es die Heilwelle ist. Sie sind genauso ein Apparat, Sie können genauso empfangen. Sie brauchen auch kein Kügelchen. Es gibt ja Apparate, die die Antenne in dem Innern schon eingebaut haben. Und dasselbe haben Sie auch, nur ist das im Laufe der Jahre alles bei Ihnen erschlafft, es ist nicht mehr da, Sie konnten von dem rein Natürlichen nichts mehr empfangen. (...) Und jetzt sind Sie so geschaltet - ich habe etwas an Ihrem Körper getan, wo und was, ist für Sie unwichtig, das werden Sie später erfahren -, dass die Antenne wieder da und auf Empfang geschaltet ist. Das Radiogerät ist mit künstlichem Strom gespeist. Sie haben jetzt auch so viel Strom hineinbekommen, so viel Strom, dass Sie empfangen können wie Ihr Apparat. Ebenso wie die Röhren angeheizt werden müssen, so ist es bei Ihnen auch. So ein Apparat muss auch erst durchheizen, und wenn Sie den Stecker reinstecken, müssen Sie erst warten, bis er durchgeheizt. Erst kommt die Wärme, auch bei Ihnen, dann kommt der Strom und reguliert das Weitere. Besser ist es immer, wenn der Mensch dann das alles ausspricht, was er verspürt. Er muss das herausgeben, sowie er das ausspricht, ist es verschwunden. (05.09.1950)

(7) Der Mensch wird nur umgeschaltet, das heißt, dass er wieder empfangen kann, empfangen wie ein Radiogerät. Der Sender sendet, und das Empfangsgerät empfängt. Und wenn der Apparat nicht in Ordnung ist, können Sie nicht empfangen, und wenn die Antenne nicht in Ordnung ist, wenn Sie überhaupt keine haben, dann muss es schon ein starker Apparat sein. Aber Sie haben heute eine Antenne bekommen, das ist das Kügelchen. Das werden Sie auch schon verspürt haben, dass etwas Komisches dadurch ging. (...) Ich brauche auch nicht hier zu sein. (...) Wenn die Empfangsstation in Ordnung ist, können Sie zu Hause genauso empfangen wie hier und sind wieder richtig geschaltet. Und

lassen Sie ja nicht diese Verbindung abreißen. Die Heilwelle geht genauso durch den Äther, durch die Wand, durch Berg und Erde wie die Radiowelle. Diese ist künstlich und jene ist natürlich. Deswegen ist es möglich, dass Sie auch zu Hause oder gleich, wo Sie sich befinden, wenn Sie sich die Zeit nehmen, auch die Heilwelle empfangen. Wie heute mit jedem Rundfunkgerät, das Sie in die Hand oder unter den Arm nehmen, und schon hören Sie, was in der Welt passiert. Das ist nichts Ungewöhnliches. Und hier auch nicht, hier erst recht nicht! Es gibt vieles, das nicht erklärt werden, aber nichts, das nicht geschehen kann! (26.09.1950)

(8) Ist es erforderlich, dass Sie mit Ihrem Rundfunkempfangsgerät zum Sender gehen, um die Sendewelle von dem bestimmten Sender zu empfangen? Das braucht man nicht. Sie bleiben schön mit Ihrem Apparat zu Hause. Sie schalten diesen Apparat nur ein auf einen bestimmten Sender. Auf dem Gebiet des Rundfunks gibt es ja mehrere Sender. Hier gibt es nur erst noch einen. Sie brauchen nur den Apparat einzuschalten, das heißt den Strom mit reinzugeben, wie Sie auch Strom haben. Stellen Sie sich vor, Sie sind jetzt Empfangsgerät, und so wie Sie diesen Strom hineinlassen in diesen Apparat, schalten Sie die Skala auf einen bestimmten Sender, und Sie hören, was der Sender sendet. (...) Der Sender sendet laufend weiter, und deswegen ist es nicht nötig, dass der Sender zum Empfänger kommt oder umgekehrt. Jeder bleibt dort, wo er ist, er braucht sich nur auf den Sender einzustellen. Und weil er das nicht wusste, müssen wir vorerst Gemeinschaftsempfang machen. Ich kann derweil ruhig aus Deutschland herausgehen, ich kann sonst wo im Ausland sein, ich sende Ihnen schon die Heilwelle, gleich wo Sie sich befinden, Sie brauchen sich nur einzuschalten. Das ist für Sie als Mensch das Neueste, aber unbekannt ist es Ihnen nicht, dass es auf dem künstlichen Wege genau dasselbe gibt. Und hier habe ich nur ein Gerät herausgegriffen, das Radiogerät, was von Menschenhand geschaffen. Und was von der göttlichen Seite kommt, ist das Natürliche. (29.09.1950)

Angesprochene Gegenstände

(1) Die Kugel, welche ich während meiner Vorträge oder am Schluss derselben an meine Zuhörer verteile, ist das Symbol meiner Anhänger. (Datum unbekannt)

(2) Die Kugel ist das Sinnbild höchster Geschlossenheit, höchster Kraft. (Datum unbekannt)

(3) Das Kügelchen, das Sie erhalten haben, dient als Antenne für den Empfänger der Heilwelle. (04.09.1950)

(4) Dieses Kügelchen bitte ich sorgfältig aufzubewahren, das ist der Halt, der Halt, wo Sie gleichzeitig den Empfang haben, den Empfang für die Heilwelle. (23.09.1950)

(5) Da jeder Hilfesuchende anders geschaltet, muss ich die persönlichen Kugeln auf die jeweilige Person abstimmen. Es ist daher nicht gut, wenn Freunde ihre Kugel gegenseitig austauschen oder gar, im guten Glauben, einem anderen damit helfen zu können, ausborgen. (Alfred Hosp, „Kräfte des Geistes", Eigenverlag, S. 139)

(6) Die Kugel ist in der rechten Hand zu halten. Niemals einen anderen berühren lassen! Die Kugel ist ein Stück von mir, aus meiner Hand, das Ihnen die Gesundheit vermittelt beziehungsweise die Gesundheit gibt. Zu Hause auf einem Stuhl geschieht auch dasselbe: Rücken frei, Hände auf (die) Oberschenkel, Kugel in der rechten Hand. Denken Sie dabei nicht an Ihr Leiden, sondern stellen Sie sich nur die eine Frage: „Was geht in meinem Körper vor?" (31.08.1949)

(7) Wenn einer mit seinem Kügelchen immer herumspielt - das ist eine Antenne -, dann ist es, als wenn hinten am Radioapparat gestört wird. (31.08.1949)

(8) Sie brauchen die Kugel nicht immer zu halten, bis die Regelungsschmerzen ganz vergehen. Es genügt in den ruhigen Minuten, wenn Sie nicht gestört werden, wenn Sie auf dem Stuhl

sitzen oder wenn Sie liegen, dass Sie sie in der rechten Hand halten - die Wirkung macht sich bemerkbar. (01.10.1949)

(9) Sie brauchen auch kein Kügelchen. Es gibt ja Apparate, die die Antenne in dem Innern schon eingebaut haben. Und dasselbe haben Sie auch, nur ist das im Laufe der Jahre alles bei Ihnen erschlafft, es ist nicht mehr da, Sie konnten von dem rein Natürlichen nichts mehr empfangen. (...) Jetzt sind Sie so geschaltet, ich habe etwas an Ihrem Körper getan, wo und was, ist für Sie unwichtig, das werden Sie später erfahren, das heißt, die Antenne ist wieder da und für den Empfang geschaltet. (05.09.1950)

(10) Man kann mit diesem kleinen Kügelchen vieles machen. Wenn Sie irgendwo Schmerzen haben, dann halten Sie das Kügelchen dran. (05.09.1950)

(11) In einer Zeitung habe ich gelesen, dass man sogenannte „Gröning-Kugeln" verkauft auf dem schwarzen Markt. Ich bitte in der Zeitung zu veröffentlichen, dass eine solche Kugel nichts Gutes bringen kann. Weil man Geschäfte mit dieser Kugel machen will, ist es ein teuflisches Werk, und dieses teuflische Werk kann einem Menschen nie etwas Gutes bringen. Wenn einer eine Kugel erhält, so kann er sie nur aus meiner Hand erhalten und nicht anders. (31.08.1949)

(12) Es ist nicht nur so, dass es ein Bild von mir ist, sondern dieses Bild, dieses Foto erfüllt Ihnen noch einen ganz, ganz großen Zweck, und zwar, wenn Sie das Bild nur in die Hand nehmen, so werden Sie verspüren, was für eine Kraft aus diesem Bild herausströmt, die Ihnen dann ebenfalls durch den ganzen Körper geht. Und wenn Sie dann hier und dort Menschen antreffen, die krank sind, so können Sie mit diesem Bild auch weiteren Menschen helfen, indem Sie ihnen vorerst die Schmerzen abnehmen, das heißt, die Schmerzen verschwinden, und das Kranke verschwindet am Körper und geht nach und nach zu einer vollständigen Heilung über. (23.09.1950)

(13) In Bezug auf die Wirkung von geistigen Schwingungen sind die Menschen noch völlig unwissend und können sich nur schwer vorstellen, dass alles eine Ausstrahlung hat, und zwar entweder eine gute oder ungute, dazwischen gibt es keinen Spielraum. Auch das scheinbar neutrale Geld hat eine Ausstrahlung. Es ist nämlich mit den Gedanken der Menschen, die Neid, Habgier und Sorgen daran hängen, behaftet. Das ist oft eine geballte Ladung an Ungutem, welche die Leute, ohne es zu ahnen, in ihrer Geldtasche herumtragen. Aus diesem Grund muss ich immer wieder darauf aufmerksam machen, keinen einzigen, mit göttlicher Kraft aufgeladenen Gegenstand, in die Nähe von Geld zu legen, da er dann die gute Ladung wieder verlieren kann. (Alfred Hosp, „Kräfte des Geistes“, Eigenverlag, S. 139)

Die körperliche Haltung

(1) Die noch einen frei beweglichen Körper haben, die verkrampfen ihn oft so gerne, das ist auch die Macht, die Macht der Gewohnheit: Bein übers Kreuz, übereinandergeschlagen. Sicher kann er sich mal lümmeln, heißt seinen Körper mal ausaalen, aber nicht da dann, wenn er das Gute, das Göttliche empfangen will. Da muss er frei sein, mit offenen Händen, mit leeren Händen muss er dasitzen oder stehen! (05.10.1958)

(2) Und jetzt bitte ich Sie, die Hände, die Sie zusammenhalten, auseinanderzunehmen. (09./10.09.1949)

(3) Zu Hause auf einem Stuhl geschieht auch dasselbe: Rücken frei, Hände auf (die) Oberschenkel. (31.08.1949)

(4) Den Rücken bitte frei halten, die Lehne hat heute Ausgang. (04.09.1950)

(5) Das ist eine Schwäche, wenn Sie da so sitzen und die Lehne nützen. Wenn Sie's geschafft haben, dann können Sie Ihren Körper lümmeln: „Jetzt hab ich's geschafft". Aber jetzt doch nicht! Wie wollen Sie da die Kraft aufnehmen, wo Sie alles absperren in Ihrem Körper und Ihre Händchen dazu noch falten? (05.10.1957)

Zur Ruhe kommen

(1) So muss der Mensch sein: Die Ruhe nicht verlieren, meine lieben Freunde, nicht die Unruhe aufnehmen. So Sie die Unruhe in sich aufnehmen, dann kommt die Unordnung zustande, legt sich gleich auf irgendein Organ oder aber auch auf den ganzen Körper. (05.10.1957)

(2) Erwähnen muss ich noch, wie gesundheitsschädlich ein Leben in fortgesetzter Aufregung ist. Es entstehen dadurch im Körper, an allen möglichen Stellen Verspannungen, welche die Blutzirkulation derart behindern, dass die Organe unterversorgt und dadurch geschwächt werden, was oft der Keim für künftige schwere Belastungen sein kann. (Alfred Hosp, „Kräfte des Geistes", Eigenverlag, S. 68)

(3) Durch Hast und Ungeduld vergeuden Sie nur die guten Energien und außerdem verschwenden Sie durch Nervosität viel Zeit. Übrigens Nervosität ist nichts anderes als Energielosigkeit. Bewahren Sie die Ruhe in allen Lebenslagen, und wenn Sie einmal glauben, es sehr eilig zu haben, seien Sie erst recht betont langsam und überlegend. Denn merken Sie sich eines: Die Ruhe sei dem Menschen heilig; nur die Narren haben's eilig! Die Ruhe ist das Gute, das Göttliche! Die Hast und Nervosität ist schon das Böse und führt zur Unordnung; nicht nur in Ihrer Umgebung; nein, auch in Ihrem Körper. Durch die Hast und Unausgeglichenheit in Ihrem Wesen entsteht im Körper eine Verkrampfung und jede öfter auftretende Verkrampfung führt früher oder später zu einer Störung oder Unordnung. Sie nennen dies Krankheit - ich sage Unordnung! Oft genügt eine einzige Verkrampfung, um eine andauernde Unordnung im Körper zu erzeugen. Manche Menschen erkranken in Folge eines Schreckens oder einer Aufregung. Es kommt auch vor, dass sich diese Unordnung erst Jahre später bemerkbar macht. (Alfred Hosp, „Kräfte des Geistes", Eigenverlag, S. 226)

(4) Ich kann es sehr gut verstehen, dass Menschen manchmal in eine Unruhe versetzt werden, dass sie plötzlich unruhig werden

und wissen nicht, woher es kommt. Da würde ich Sie bitten: Schauen Sie doch mal nach links und schauen Sie nach rechts; oder sehen Sie sich den Menschen an, der in Ihrer Nähe ist, und beobachten Sie diesen noch einmal, denn Sie können nicht jeden Menschen ausstehen. Es gibt Menschen, die Menschen nicht ausstehen können, und das sind schlechte Menschen. Diese Schlechten haben schlechte Ausstrahlungen, und die wirken auf die Guten sofort ein. Und in diesem Moment ist es das, was Sie in Unruhe versetzt. Beobachten Sie dies einmal genau, dann werden Sie auch dahinterkommen. (12.10.1950)

(5) Alle Geräusche auf dieser Erde, die empfangen Sie, und Sie leben in einer Zeit, in der Sie aus diesen nicht mehr herauskommen. Wie schön ist es doch, wenn Sie einmal zur Erholung in Gottes freie Natur gehen. Dann spannen Sie aus. Wenn Sie dann wieder in den Lärm hineinkommen, beginnt das Leiden wieder. Ruhe müssen Sie sich auch hier gönnen, indem Sie in sich hineinhorchen. (05.09.1950)

(6) Es genügt, wenn Sie hernach einen stillen Ort aufsuchen, ein kleines, einfaches, bescheidenes Zimmer, brauchen keine Möbel darin sein, vielleicht eine Sitzgelegenheit, dass Sie die Ruhe finden, die Ruhe aufnehmen. So Sie sie bejahen, nehmen Sie sie auf, dass Sie wirklich das dann Ihrem Körper zukommen lassen können, was zu ihm gehört. Schenken Sie Ihrem Körper mehr Beachtung, jeden Tag, jede Stunde, jede Minute, jede Sekunde! (05.10.1958)

(7) Denn das muss er (der Mensch) zuerst tun: die Unruhe von sich schütteln, die Unruhe erst gar nicht aufnehmen, sondern nur eines: die Ruhe aufnehmen, sich zur Ruhe bewegen, sie in sich selbst aufnehmen, und dann wird er nicht nur ein gutes, ein wohliges Gefühl erhalten, sondern dann wird er die guten Gedanken, die Gedanken aus der guten, aus der göttlichen Gedankenquelle aufnehmen. (26.12.1958)

(8) Ich bewahre auch weiterhin die himmlische Ruhe, die himmlische Geduld. Aber auch das möchte ich von jedem

Freund, dass er sie nicht verliert. Aber erst muss er sie in sich aufnehmen. (26.12.1958)

(9) So haben wir uns immer im Leben zu verhalten: ruhig und sachlich. (03.10.1958)

(10) Wer sie aber nicht bewahrt, wer um diese, um das Heiligste gebracht worden ist - das ist die Ruhe -, der wird alles durcheinander bringen und wird Weitere seiner Nächsten nach sich ziehen. (05.10.1958)

(11) Es muss Ruhe einkehren - da kann ich wirken. Wo alles durcheinandergeht, dort ist der Segen dahin. Die Kraft wirkt am besten, wo Liebe und Herzensfrieden herrschen. (01.11.1954, Zeitung „Mensch und Schicksal")

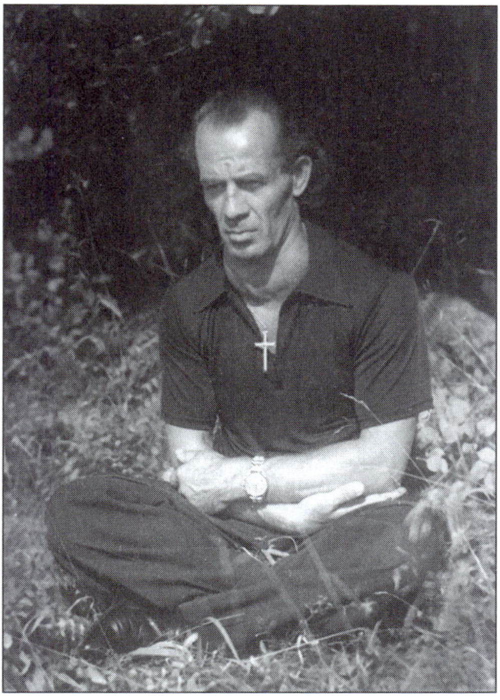

Erholsamer Schlaf

(1) Sehen Sie, liebe Freunde, die Menschen machen es falsch, wenn sie sich zur Ruhe begeben. Tagsüber nehmen sie alles auf, was auf sie einstürmt. Die Unruhe des Arbeitsplatzes, die Sorgen und Streitigkeiten des täglichen Lebens - zwölf Stunden hindurch oder auch länger - und sind bis zum Zubettgehen vollgestopft mit diesem Unrat. Sie legen sich also nieder, da doch der Körper müde ist, und schlafen meistens sofort ein. Aber das, was Sie tagsüber aufgenommen haben, liebe Freunde, schläft nicht! Es arbeitet im Gehirn weiter; es will verdaut werden. Denn auch mit dem Geistigen muss der Mensch so fertig werden wie mit der Nahrung. Der Schlaf solcher Menschen ist daher unruhig und oberflächlich, und obwohl sie lange schlafen, erwachen sie unausgeruht. Am Morgen reißt Sie dann der Wecker aus ihrem unruhigen Schlummer und dann machen sie es wieder verkehrt, denn auch das plötzliche Wecken ist ein Schock für den Organismus. Kaum hören sie das Rattern des Weckers, springen sie aus dem Bett, hasten in die Kleider, würgen schnell ein paar Bissen hinunter und fort geht es zur Arbeit. Ja, den ganzen Tag über hält bei ihnen die Unruhe und die Hast an, mit der sie den Tag begonnen haben, und doch geht ihnen die Arbeit nicht von der Hand. Nein, meine lieben Freunde, das ist keine Art zu schlafen. Körper und Geist bekommen dadurch nicht das, was sie brauchen.

Ich will Ihnen erklären, wie man die Nacht nutzt, damit Leib und Seele aufnehmen, was sie nötig haben - nämlich das Gute. Wenn Sie sich am Abend zur Ruhe begeben wollen, liebe Freunde, dann schlafen Sie bitte nicht gleich ein. Denn Sie nehmen den ganzen Dreck, mit dem Sie sich tagsüber belasteten, mit in den Schlaf hinüber und der Körper findet dadurch keine Ruhe. Bevor der Mensch zu Bett geht, soll er die Ereignisse des ganzen vergangenen Tages der Reihe nach an seinem geistigen Auge vorbeiziehen lassen. Er muss, soweit er dazu imstande ist, jedes Ereignis, jeden Gedanken überprüfen, ob er Recht oder Unrecht war. War der Gedanke, das Wort oder die Tat unrecht, so muss er diese von Herzen bereuen und fest entschlossen sein, es nächstes Mal besser zu machen. Jeden bösen Gedanken, den ein Mensch aufnimmt, nicht bereut und von sich weist, muss er einmal in die

Tat umsetzen. Darum ist es so wichtig, liebe Freunde, dass Sie Ihre Gedanken kontrollieren und beherrschen. (...)

Ich weiß, dass die meisten von Ihnen vieles vergessen, was sie tagsüber denken und sprechen. Ich persönlich weiß jeden Gedanken, jedes Wort, das ich gesprochen; jede Handlung, die ich begangen - nicht nur von einem Tag, nein, von meinem ganzen Leben - und ich könnte Ihnen jede Rede, die ich einmal gehalten, wortwörtlich wiederholen; aber das nur nebenbei. Sie werden sehen, liebe Freunde, wenn Sie jeden Abend vor dem Einschlafen, zu sich selbst ehrlich und gerecht, den vergangenen Tag nochmals genau überdenken, dass dies immer deutlicher und lückenloser geht und Sie sich schließlich an jeden Gedanken erinnern können; und das ist es, was Sie erreichen müssen. Ich kann es ja auch; warum sollen Sie es nicht können! (...) Wenn Sie dem allen Beachtung geschenkt haben und den vergangenen Tag auf diese Weise verdauen, dann erst werden Sie sehen, was für eine Ruhe in Ihnen sein wird. Es schwirrt nichts mehr in Ihrem Kopf durcheinander. Es ist kein unruhiges Vibrieren in Ihnen! Jeder Gedanke hat seinen Platz bekommen, und wo Ordnung ist, da herrscht auch Gesundheit und Friede. Mit diesem Frieden können Sie nun einschlafen. Körper und Geist entspannen sich und ruhen sich in einigen Stunden besser aus als in einer langen, unruhigen Nacht. Ich selbst brauche nur ein bis zwei Stunden. Sie brauchen natürlich noch etwas mehr, aber nicht so lange, wie Sie bisher immer schliefen. Wenn Sie morgens erwachen, dann richten Sie es bitte so ein, dass Sie nicht gleich nach dem Erwachen aufstehen müssen. Ermuntern Sie sich lieber eine halbe Stunde früher und nehmen Sie zuerst die göttliche Kraft auf. Sie müssen so viel aufnehmen, dass Sie für den ganzen Tag genug haben. (Alfred Hosp, „Kräfte des Geistes", Eigenverlag, S. 220)

Die Macht des Gebetes

(1) Beten Sie doch um Erkenntnis, die Ihnen von Gott zuteil wird. Nur so werden auch Sie gotthörig und erkennen die vorbestimmte Aufgabe, deren Erfüllung zum wahren Glück und zum Seelenfrieden führt. (Alfred Hosp, „Kräfte des Geistes", Eigenverlag, S. 103)

(2) Glauben auch Sie, dass es Gott möglich ist (...) die ganze Welt zu schützen? Gott hilft, wegen des freien Willens der Menschen, aber nur dann, wenn einige - und seien es auch nur wenige - um Frieden bitten, ohne dabei den geringsten Zweifel zu hegen. (Alfred Hosp, „Kräfte des Geistes", Eigenverlag, S. 114)

Das Gute braucht Zeit

(1) Die Zeit, das ist Gott selbst. Wir sollen sie nützen, wir sollen sie uns nutzbar machen, dann werden wir so leben können auf dieser göttlichen Erde, wie Gott das Leben für uns bestimmt hat. Glaubten Sie, ich wäre hier, um Sie alle einzeln gesehen nur zu streicheln, (...) Sie zu liebkosen, Sie zu umarmen? Ich glaube, Freunde, es ist besser, ich sage offen die Wahrheit, wie Menschen das Leben hier verlebt haben, denn im Leben hat selten einer etwas erlebt! Die meisten verleben es. Sie vergeuden die schöne Zeit. Die Zeit ist nun mal das Gute. Das Böse kann uns nicht um die Zeit bringen. Wir sollen in dieser Zeit viel Wundervolles, viel Göttliches erleben. Und so wir das Göttliche erleben, das Göttliche in uns aufnehmen, dann werden wir uns wohl fühlen, dann sind wir frei, dann leben wir so, wie Gott das Leben hier bestimmt hat. Aber was tun die meisten Menschen? Ja, das, was ich schon sagte. Zum anderen Mal haben sie für sich selbst keine Zeit. „Da ist das Geschäft, da ist der Haushalt, da ist der Betrieb, da ist die Arbeit, da ist Hannchen, da ist Tantchen, da ist Mannchen, da muss ich hierhin, da muss ich dorthin. O nein, die kann ich nicht auslassen, nein, nein, ich habe keine Zeit. Vielleicht habe ich Zeit, dass ich komme." Das haben Menschen immer bereut, wenn sie erst vom Bösen so erfasst worden sind, dass das Böse von ihnen nicht mehr ablässt, dass das Böse in ihren Körper eingedrungen ist, dann kommen sie zur Erkenntnis, dann haben sie Zeit.

Ich hole nur einen einzigen Fall von all den vielen tausend Fällen hervor. Mir sagte mal - ich sage auch den Beruf - ein Architekt, die Kinder haben ihn hingebracht zu einer Gemeinschaftsstunde: „Ja, lieber Gröning, wenn ich Zeit hätte, ..." Ich sage: „Jetzt fehlt nur noch, dass Sie sagen: ‚Wenn Sie so viel Zeit hätten wie ich ...'" Er hat keine Zeit, ist unentbehrlich. Ich sagte: „Lieber Freund, wenn Sie glauben, Sie haben keine Zeit - Sie können mir etwas sagen, dann sage ich Ihnen etwas anderes: Ich gebe Ihnen Zeit. Und ich gebe Ihnen den Beweis, dass Sie entbehrlich auch in Ihrem Betrieb, in Ihrem Büro, in Ihrer Architektur sind. Sie glauben, Sie wären unentbehrlich. Nein, Sie sind entbehrlich! Und zu all dem haben Sie Ihre Kinder, die denselben Beruf haben wie Sie. Aber Zeit gebe ich Ihnen. Und so viel Zeit, dass diese Zeit für Sie alleine ist. Und Sie werden keinen sprechen können. Sie wollen mir doch nicht sagen, dass Sie in den nächsten drei Tagen viele Besprechungen zu führen haben, die für Sie wichtig sind! Sie wollen mir doch nicht sagen, dass die Besuche, die Sie bekommen und die Sie abzustatten haben, dass nur Sie allein die erledigen können! Und Sie wollen mir doch nicht sagen, dass es von Ihnen selbst abhängt! Wie unwichtig Sie sind, den Beweis gebe ich Ihnen." Er hat von mir drei Tage Bettruhe gekriegt. Aber es war nicht so eine Bettruhe, das heißt, er konnte wirklich keinen Besuch empfangen. Er musste vom Bett zum Töpfchen, vom Töpfchen zum Bett. Er schaffte das alles gar nicht schnell genug. Er konnte die Hose - ich muss ehrlich sprechen, wie es auch gewesen ist - nicht mehr hochziehen. Genau gesagt, hatte er dann die Zeit. Das musste sein, das war eine Generalreinigung. Was glauben Sie, wie die Pest in seinem Körper schon war! Es war die allerhöchste Zeit! Bisher hatte er sich die Zeit nicht gegönnt. Er konnte nicht aufs Töpfchen gehen, nein, die Zeit ist so kostbar, sein Betrieb leidet, und er muss dieses, das und jenes tun, er ist unentbehrlich. Aber diese drei Tage war er entbehrlich und der Betrieb lief weiter, hat keinen Schaden erlitten.

Hiermit sage ich Ihnen: Das ist nur eine Einbildung, die Einbildung dieses Einzelnen und die Einbildung vieler Menschen, die sich nur in den Glauben versetzen, sie wären unentbehrlich, sie könnten nicht. (...) Fassen Sie das von diesem Architekten bitte nicht falsch auf. Es war notwendig. Und wenn das nicht zustandegekommen wäre, dann läge er heute noch im Bett. Wäre es richtig gewesen, wenn ich so gehandelt hätte? Natürlich hat er befürchtet während dieser Zeit, (...) dass er dem Ende zugeht. Das glaubte er nur. Das ist aber nicht der Fall. Wer nicht hören will, der muss dann fühlen. Und so gibt es aber auch viele Menschen, die nicht hören wollen, sie müssen dann fühlen. Nie haben sie Zeit, aber sie schleppen sich mit diesem Übel herum. Eine schöne Last, nur keine süße Last! Eine böse Last haben die Menschen mit sich getragen. Überall haben sie etwas abgeladen, aber weil sie das Böse abgeladen haben, da, wo es nicht angebracht, haben sie wieder neues, viel mehr Böses in sich aufnehmen müssen. Denn das Böse entlastet keinen, sondern belastet den Menschen immer mehr. (05.10.1958)

(2) Wer wenig hat, der hat das Göttliche schon vergeudet, der hat es verbraucht. (...) Wie der Mensch das Leben wirklich vergeudet hat, wie er es verpasst hat, wie er es verlebt hat, nichts Richtiges hat er erlebt! (05.10.1958)

(3) Sie haben die Zeit Ihres Erdenlebens so versäumt, so versauert. Überlegen Sie die vielen Jahre, die haben Sie nicht genützt. (05.10.1958)

(4) Sie lebten immer wieder nur in dem Glauben, Sie hätten dafür keine Zeit, Sie müssten Ihrem Beruf, Sie müssten Ihrem Betrieb nachgehen, Sie müssten Ihrem Haushalt und Sie müssten so manchem nachgehen. Für sich selbst, für Ihren Körper und für all das, was Sie sich selbst schuldig sind, haben Sie sehr wenig Zeit. Ihre Einstellung zur Zeit ist eine falsche! (04.12.1958)

(5) Sagen Sie jetzt nicht, Sie haben keine Zeit! Das ist die Zeit, die Gott für uns, für jedes Lebewesen bestimmt hat, wir haben sie nur zu nützen. Wenn Sie sie aber anderweitig für notwendig halten, dass Sie sie dorthin geben, bleibt für Sie ja nichts übrig, dann muss es zu diesem Fiasko kommen, dann kommt es zu dem Abbau, niemals aber zu einem Aufbau. Ich habe dieses so oft heute hier wiederholt, Freunde, damit Sie es zu beherzigen wissen. Es wiederholt sich ja auch im Leben, so dass Sie immer Ihres Körpers bedacht sind, dass Sie immer dafür sorgen und dass Sie heute wissen, dass er, der Körper, nicht nur durch Essen und Trinken besteht, sondern er braucht auch die geistige, die göttliche Kraft, er braucht Energien, die Gott für Sie, für Ihren Körper bestimmt hat. (05.10.1958)

(6) „Was soll ich da und dort noch hingehen, was soll ich daran noch glauben und vor allem, was soll ich jeden Tag an mich selbst denken, für meinen Körper sorgen? Genügt es nicht, wenn ich einen guten Appetit und guten Schlaf habe, dass ich ihm Essen und Trinken gebe, genügt das nicht? Und nachts ruhe ich ja, was soll ich da noch groß empfangen?!" Durch dieses alleine, Freunde, kann der Körper nicht bestehen, er braucht Kraft, er braucht Energien. Wenn Sie glaubten, dass Essen und Trinken den Körper so

erhält, dass es ihm die Kraft gibt, warum steht der abgewrackte Körper, das heißt der Mensch, der das Bett hüten muss, weil er krank ist und viel essen kann, nicht auf? Warum hat er nicht die Kraft? Nehmen wir nur einen Menschen, der gelähmte Glieder hat, der isst nicht nur, sondern der frisst, der kann nicht genug bekommen, großen, guten Appetit hat er, ist ja gut, ich gönne ihm das. Aber hier liegt doch ein Beweis, (...) dass Essen und Trinken ihm nicht die Kraft in das Bein gibt, nicht das Leben da hineinführt, da gehört etwas anderes, da gehören die Energien hinein, und die lässt er nicht zu. (...) Ich will Ihnen nur den Beweis geben, dass von Essen und Trinken die Kraft da nicht hineinkommt (...)! Da muss Leben hinein! Und dagegen sperrt der Mensch sich, und da wundert er sich! Und es ist doch kein Wunder, wenn tatsächlich ein Mensch, der in Ruhe einmal eine Zeit leben kann, zur Besinnung kommt, dass er sich auf das besinnt, was er braucht. Wie oft ist es da dann vorgekommen, dass plötzlich in ihm der Glaube aufgetreten ist: „Ich schaffe es, ich werde“, wie er sagt, „gesund!“ Ich würde sagen, er wird das Heil erfahren, denn er gibt sich mit dem Bösen nicht mehr ab, sondern er will, dass im ganzen Körper das Leben zustandekommt. (05.10.1958)

(7) Da gibt es einen Obstgarten. Wer schon das Glück hat, in diesem Obstgarten zu sein, dem wird es wohl auch gestattet sein, von dieser natürlichen, von dieser göttlichen Frucht zu essen. Wer aber sagt: „Ich habe keine Zeit, dahin zu gehen, ich kann hier mehr und besser verdienen, ich werde sie mir nachher kaufen“, dieser hat sich geirrt. Er soll ruhig da bleiben, wenn er glaubt, dass er den richtigen Weg geht. Das Obst, das Gute, das Göttliche, die Gesundheit gibt es nicht zu kaufen. (...) Wer gesund und wer gut werden will, muss schon von dem Segen Gottes Gebrauch machen. Er holt sich dieses Obst selbst und schickt nicht seine Großmutter. (...) Die Zeit darf er auch nicht versäumen. Zeit und Gelegenheit wahrnehmen! (22.09.1950)

(8) Ich kenne sogar Menschen, auch aus dem Freundeskreis, die sagen: „Ja, einen wahrheitsgetreuen Bericht zu schreiben, dafür habe ich so wenig Zeit, ich komme nicht dazu.“ Wie oft habe ich diese Freunde überrascht, so mal mit einem Besuch. (...)

Plötzlich bin ich da und dort mal aufgetaucht - es wurde nur geratscht und getratscht. Da verblieb die schöne Zeit! Mich haben sie aber belogen, das heißt, sie glaubten, mich belügen zu können, glaubten auch, mich belügen zu müssen, mir irgendetwas sagen zu müssen, dass sie keine Zeit hatten. Zeit hat doch jeder! Man muss sie nur nützen. Aber wenn er sie anderweitig vergeudet, dann hat er hierfür keine Zeit. Wie oft ist es Ihnen so gegangen, dass Ihre Nächsten, Ihre Angehörigen, Verwandten und Bekannten gesagt und auch geschrieben haben: „Du glaubst gar nicht, wie wenig Zeit ich habe. Jetzt schreibe ich den Brief abends um zehn oder um elf, ich liege schon im Bett und so weiter. Ich habe wirklich keine Zeit!" Fragen Sie sich selbst, haben Sie nicht auch schon Ihren Nächsten derartig belogen, dass Sie ihm vorgemacht, dass Sie keine Zeit hatten zum Schreiben, mal ein Lebenszeichen von sich zu geben? Na, war das nicht so? Seien Sie ehrlich! Sagen Sie es! Ganz ehrlich, Freunde! Mir brauchen Sie es nicht sagen, das sagen Sie sich selbst! Das sind doch faule Ausreden. Aber diese Ausreden das sind schon Lügen. Und damit haben Sie sich selbst belogen, sich selbst betrogen. (05.10.1958)

(9) So ruhig und brav, wie Sie hier gesessen, um die Gesundheit zu erhalten, so bitte ich Sie für das weitere Leben, wenn die Zeit da ist - die Zeit müsste eigentlich dazu da sein -, das täglich so auszuführen. (23.09.1950)

(10) Die Zeit will genützt werden, darf nicht ungenützt bleiben. Nützen Sie die Zeit, dann ist es gut! (03.10.1958)

Einmal im Leben Egoist sein

(1) Einmal im Leben muss der Mensch Egoist sein, wenn er wieder gesund werden will. Es geht nicht, dass ein Kranker dem anderen helfen kann. Jeder muss das größte Bestreben haben, wieder gesund zu sein. (05.09.1950)

(2) Seien Sie einmal in Ihrem Leben Egoist. Egoist darum, damit Sie die Gesundheit in sich aufnehmen. (09./10.09.1949)

(3) In Bezug auf das Gute ist es unbedingt erforderlich, so lange Egoist zu sein und nur an das eigene Wohl zu denken, bis die Gesundheit in Ihrem Inneren wieder hergestellt ist. (Alfred Hosp, „Kräfte des Geistes“, Eigenverlag, S. 107)

Die Bedeutung der Gemeinschaftsstunden

(1) Ich weiß nicht, wie oft Sie hier diese Ihre Gemeinschaftsstunde abhalten, ob einmal im Monat oder zweimal im Monat oder alle zwei Monate einmal, bleibt sich aber auch gleich. Das interessiert mich weniger. Mehr interessiert es mich zu wissen, ob und inwieweit Sie auch täglich überhaupt dabei sind, ob Sie immer dabei sind. (07.11.1958)

(2) Und es geht auch nicht darum, nur der Gemeinschaftsstunde beizuwohnen, sondern es geht wirklich darum, dass Sie den richtigen Weg beibehalten und dass Sie immer von hier aus angehalten werden, dass Sie von diesem Weg nicht abkommen, denn das alles kommt Ihnen ja zugute. (07.11.1958)

(3) Es wird oft in unserem Freundeskreis vorkommen, dass der eine und der andere dahingehend gebeten wird, uns auch einiges von sich aus zu sagen, was er so auf dem Herzen hat, was ihn bewegt, warum, wieso, weshalb er nicht nur heute hier ist, warum, wieso, weshalb er sich hier von diesem Freundeskreis angezogen fühlt. Und das ist das Wichtigste. (03.10.1958)

(4) Dazu dient die Gemeinschaft, die Gemeinschaftsstunde, hier kommt die Belehrung, indem jeder das Seinige sagt, wie er Wahres an sich selbst beziehungsweise auch schon an seinem Nächsten erfahren, von dem er überzeugt ist. Die Unwahrheit darf hier nicht hineingetragen werden, erst recht nicht die Gehässigkeit, nichts Böses, im Gegenteil. Hier wird von Krankheit nicht gesprochen, hier dürfen Sie nicht mal den Gedanken aufnehmen oder sich womöglich in den Glauben versetzen, Sie müssten jetzt über Krankheit sprechen! Oder dass Sie womöglich glauben, Sie hätten das Recht zu verlangen, dass die Krankheit hier behandelt wird, nein! Auch nicht eine Silbe von Krankheit wird hier gesprochen. Wenn Sie das Übel verloren, dass Sie von dem Heil erfasst worden sind, dann können Sie sagen: „So war es und so ist es, aber es begann erst da, wo ich wirklich zu glauben begann und mich

wirklich vom Bösen gelöst, wo ich mit dem nichts mehr gemein haben wollte!" - Wie oft habe ich es heute schon hier gesagt. Das kann man aber nicht oft genug sagen! „Erst da begann es; dieses, das und jenes fühlte ich in meinem Körper, der Strom durchrieselte meinen Körper", wie ich so oft gehört habe. (05.10.1958)

(5) Ich bin dafür, dass Sie sich regelmäßig in einer Gemeinschaft treffen; denn es gibt in unserem Kreis immer einige Freunde, die sich im täglichen Leben oder im Umgang mit den Angehörigen und Bekannten so weit abbauen lassen, dass sie nicht wieder aus eigener Kraft das Gute aufnehmen können. Wenn diese aber nun regelmäßig in unsere Gemeinschaft kommen, dann erfolgt auch hier der Ausgleich. Jene, die gut aufgenommen haben, geben etwas Kraft ab, damit die anderen auch wieder so viel Spannung bekommen, dass sie die göttliche Kraft empfangen können und so nehmen dann alle gemeinsam das Gute, das Göttliche in der Gemeinschaft auf. Daher fühlen sich die Freunde nachher so wohl und so gestärkt. (Alfred Hosp, „Kräfte des Geistes", Eigenverlag, S. 225)

(6) Dieser Raum ist so voller Strom, dass Sie ihn aufnehmen können und dass er dann in alle kranken Stellen Ihres Körpers eindringt und Ihnen dadurch die Gesundheit bringen kann. (23.09.1950)

(7) Wenn sich einer mit Fragen beschäftigt, das ist schlecht, dann unterbrechen Sie die Heilwelle. Das ist genauso wie mit einem Apparat, an dem einer herumdreht. Und wenn einer mit seinem Kügelchen immer herumspielt - das ist eine Antenne -, dann ist es, als wenn hinten am Radioapparat gestört wird. (31.08.1950)

(8) Ich bitte Sie, in Zukunft immer so zu sein: nur zu hören, keinen Gedanken aufzunehmen, denn alles, was Sie aufnehmen über Ihr Ohr, über das Ohr Ihres Körpers, da brauchen Sie sich nicht zu fürchten, Sie würden etwas vergessen. Nichtaufnahme ist, wenn Sie Gedanken aufnehmen, dann können Sie nicht hören, und das wird in Vergessenheit gebracht, und Sie werden das

Gehörte dann auch nicht beherzigen können. Wenn hören, dann hören, nur aufnehmen, dabei aber keinen Gedanken aufnehmen, sondern nur hören, was zu Ihnen gesprochen wird, so dass Sie diese Worte, die wirkliche Wahrheit, dann auch beherzigen können, von dem Sie sich hernach auch überzeugen, auch zu überzeugen haben. Das ist immer das Wichtigste. (03.10.1958)

(9) Ich lasse Sie jetzt einen Augenblick allein. Ich bitte Sie, sich ruhig zu verhalten und in sich hineinzuhorchen, soweit Sie bereit sind; wenn nicht, wer glaubt, sich unterhalten zu können, oder glaubt, sich hier nicht auf dem richtigen Platz zu befinden - ich werfe keinen hinaus, aber ich sage, Störenfriede brauche ich keine -, der kann dann herausgehen. Aber wer weiß, wonach er gekommen ist, verhält sich ganz ruhig und horcht in sich hinein und empfängt das, was er braucht, um gesund zu werden. (22.09.1950)

(10) Nicht, wenn der Mensch hernach das Heil erfahren hat, dass er dann ausbleibt, nein, gerade er hat zu kommen! Denn es geht ja nicht nur darum, es geht hier um viel, viel mehr! (05.10.1958)

(11) Sie haben es so gut, Sie können kommen, wo andere nicht kommen können, noch nicht wissen, wo der Kleine ist. Na ja, der Kleine bin ich! (05.10.1958)

Richtiges Verhalten nach Gemeinschaftsstunden

(1) Ich bitte Sie, nicht gleich von den Plätzen zu gehen. Jetzt kommt noch das Schönste! So nach und nach - horchen Sie noch in sich hinein, nehmen Sie mit, was Sie mitnehmen können. (...) Jede Minute, jede Sekunde, Sie können noch viel empfangen! (04.09.1950)

(2) Ich bitte Sie, nicht auf einmal alle die Treppe hinunterzustürmen, bleiben Sie noch eine Weile sitzen, und so nach und nach verlassen Sie diesen Raum. Nehmen Sie mit, so viel Sie mitnehmen können, denn gerade jetzt zum Schluss ist es meistens so, dass Sie, wenn Sie es richtig erfasst haben, dann auch empfangen und tatsächlich wieder gesund werden. Wer mit Misstrauen hierher gekommen ist, kann auch wieder mit Misstrauen nach Hause gehen. Wer aber mit Vertrauen zu mir gekommen ist, den bitte ich, diese wenigen Worte zu beherzigen und das zu empfangen, was er braucht, um gesund zu werden. (01.09.1950)

(3) Ich bitte Sie, hier noch ein paar Minuten zu verbleiben. (...) Horchen Sie diese paar Minuten noch in sich hinein! (23.09.1950)

(4) Ich bitte Sie, nicht gleich Ihre Plätze zu verlassen, sondern horchen Sie mehr in sich hinein, und so nach und nach verlassen Sie diesen Raum. Vergessen Sie nicht, wo Sie waren, und vergessen Sie nicht, was Sie empfangen haben. (31.08.1950)

(5) Ehe Sie jetzt diesen Raum verlassen, bitte ich Sie, nach und nach den Raum zu verlassen. Horchen Sie in sich hinein, nicht unterhalten, immer schön ruhig sein. (05.09.1950)

Die Kraft ist überall zu empfangen

(1) Setzen Sie sich zu Hause genauso hin, wie Sie hier gesessen haben, wenn Ihnen die Gesundheit etwas wert ist, Sie müssen schon etwas Zeit opfern. Damit Sie mich noch besser verstehen: Es ist noch nicht dagewesen, dass man das Rundfunkempfangsgerät zum Sender trägt, um die Radiowelle zu empfangen, sondern man bleibt mit dem Gerät zu Hause. Genauso können Sie auch zu Hause empfangen, Sie sind jetzt angesprochen und können zu Hause genauso empfangen wie hier. (07.09.1950)

(2) Müssen Sie mit Ihrem Empfangsgerät zum Sender gehen, um empfangen zu können? Da bleiben Sie doch zu Hause und empfangen, was der Sender sendet, und so können Sie die ganze Welt abhören. Der Sender schickt seine Sendewelle hinaus. Genauso wie hier können Sie dann zu Hause empfangen, bloß hier mit dem Unterschied, dass Sie noch etwas aufgeklärter sind, dass Sie wissen, wie Sie sich zu verhalten haben, wie Sie das komische Gefühl, diesen sonderbaren Schmerz bekommen haben. Neue Schmerzen können Sie auch zu Hause empfangen, ich nenne diese Schmerzen den Regelungsschmerz. (19.09.1950)

(3) So wie Sie hier diesen Strom, diese Heilwelle erhalten haben, genauso erhalten Sie sie, gleich wo Sie gehen, gleich wo Sie stehen, gleich wo auf dieser Erde. (23.09.1950)

Angesprochene Orte

(1) Ich werde Plätze ansprechen, den Boden ansprechen. Ich kann nichts dafür, ich handle nach Eingebungen. Ich kann sagen, dass dieser Boden, worauf Sie stehen, ein heiliger geworden ist. Denn Sie sind gläubig hierher gekommen, Sie haben hier die Tränen vergossen und dieser Boden ist mit Tränen getränkt. Sie suchen Hilfe und diese göttliche Hilfe haben Sie gefunden. Dieser Boden befreit Sie von all Ihren Leiden, von all Ihren Krankheiten. Und dies ist geschehen am laufenden Band. (03.09.1949)

(2) Ich bin in der Lage, Erdflächen wie Gegenstände anzusprechen oder Räume. Und wer sich darauf und darin befindet, erhält diese Welle; diese Welle nenne ich die Heilwelle. (29.09.1950)

(3) Ich habe hier und dort Plätze angesprochen, und da geschieht es. Kein Mensch kann es absprechen, da geschieht alles automatisch. So habe ich überall Stellen eingerichtet, auch in Privatwohnungen. Sie sollen Platz nehmen, Sie werden ja sehen, was passiert. (11.07.1949)

Auch Angehörigen wird Hilfe zuteil

(1) Ich weiß, wie es immer der Fall gewesen ist, wenn der eine oder der andere um Hilfe gebeten hat für seine Angehörigen, für seinen bekannten oder verwandten Kranken, dass auch diesem die Hilfe zuteilwerden wird. Er muss das Bett hüten, er kann nicht gehen, er kann sich nicht fahren lassen, er schnappt nach Luft, er ruft nach dem Herrgott, er bittet um sein Leben, er bittet um Hilfe. Auch diesem Menschen soll die Hilfe zuteil werden. (September 1949)

(2) Für Kranke zu Hause geschieht es auf dem Fernwege. (17.10.1949)

(3) Ich weiß, jeder hat zu Hause noch einen Kranken, und für diesen bitte ich Sie, auch die Gesundheit mitzunehmen. Schauen Sie bitte auf die Uhr und Sie werden feststellen, dass zu dieser Zeit die Kranken zu Hause auch angesprochen sind. Und jeder wird Ihnen mitteilen, dass er ein komisches Gefühl in seinem Körper verspürt hat. (07.09.1950)

(4) Sie selbst sind auch in der Lage, die Gesundheit für Ihre kranken Angehörigen, Verwandten und Bekannten mit nach Hause zu nehmen. Hat es auch noch nie gegeben. Unzählige solcher Bestätigungen liegen vor. (01.10.1949)

(5) Und jetzt sind einzelne Menschen hier, die noch an andere Kranke denken, die auch mit dem Wunsch hergekommen sind, dass diesen Kranken geholfen wird. Nehmen Sie die Gesundheit mit, reichen Sie dem Kranken nur die rechte Hand, und fragen Sie nach einer ganz kurzen Weile, was in seinem Körper geschehen ist. Sagen Sie aber nicht nachher, Sie können auch heilen. Nein! Aber es geschieht, was geschehen soll. Ich wünsche es so, und so, wie ich es wünsche, so geschieht es auch. (05.09.1950)

(6) Es ist nicht das erste Mal, dass ich die Heilwelle ins Ausland geschickt habe, nein, das tue ich schon jahrelang, sowie mir derartige Fälle aufgetragen werden. Und ich habe immer wieder die Bestätigung bekommen, dass das geschehen ist, worauf ich eingestellt bin. (...) Auch hier gebe ich Ihnen gleich allen zu wissen, dass ein Bedrängen Ihrerseits nicht sein soll. Warten Sie ab! (...) Lassen Sie deswegen immer eine Zeit verstreichen, und wenn Sie glauben, dass es nichts geholfen hat oder dass es Ihnen zu langsam geht, habe ich nichts dagegen. Ich kann das sehr gut verstehen und werde es einem Menschen nie übel nehmen, wenn er sich für seinen nächsten Kranken einsetzt. (01.10.1949)

Grönings Einsatz für die Menschen

(1) Mein Leben gehört nicht mir, mein Leben gehört den kranken Menschen auf dieser Erde. (29.09.1950)

(2) Überall, soweit es mir als Mensch möglich ist, gehe ich zu den Kranken, bin Tag und Nacht unterwegs. Denn ich kann es nicht sehen, nicht hören, wenn Menschen klagen und stöhnen. Ich tue mein Möglichstes, ich tue das, wozu ich mich berufen fühle. (19.09.1950)

(3) Ich scheue keinen Tag, ich scheue keine Stunde, die ich für Sie opfere. Opfere - nein. Ich bitte um Verzeihung, ich habe mich versprochen. Es ist für mich eine Selbstverständlichkeit, den Elenden allen zu helfen. (27.08.1949)

(4) Ich schenke mein Leben allen Menschen dieser Erde und helfe ihnen, wo ich nur kann, soweit sie bereit sind, meine Hilfe anzunehmen. Ich will helfen und heilen! Ich gebe dieses den Menschen mit auf den Weg. (31.08.1950)

(5) Ich habe den Menschen zu wissen gegeben, dass ich mein Leben den Menschen dieser Erde schenke, dass ich ihnen das voll und ganz zur Verfügung stelle und dass ich nichts unversucht lassen werde, für den Menschen zu sorgen. Nicht, dass ich ihm etwas von meinem Persönlichen geben kann, nein, ich führe ihn auf einen Weg, wo er sein weiteres Leben und sein gutes Leben und das natürliche, das göttliche Leben findet. (22.09.1950)

(6) Jedenfalls habe ich bis heute mein gegebenes Wort gehalten und werde es auch weiter zu halten wissen. Es wird mir keine Arbeit zu schwer sein. (26.09.1950)

(7) Mein Leben ist nicht mein Leben. Ich lebe das Leben aller Lebewesen, ich will ihnen allen helfen! Ich will den Menschen vorerst auf den wahren, göttlichen Weg bringen, damit er zur

Vernunft kommt, damit er weiß, was los ist - das ist mein Wille. Und deswegen setze ich mich dafür ein, ohne einen eigenen Nutzen davon zu haben, im Gegenteil, mein Leben würden Sie nicht leben. Aber das geht ja auch nicht, das würde ich von Ihnen nicht und von keinem Menschen verlangen. Ich bin damit zufrieden. Nicht dass ich sage, ich muss, nein, ich bin es und habe nebenbei noch genug Ärger. Aber das schadet nichts. (...) An mich selbst kann ich nicht denken; ich denke nur an die armen Kranken und setze mich für alle ein. (25.09.1950)

(8) Sie alle sind nur so eingestellt, dass Sie an sich und Ihre Angehörigen denken. Ich aber denke an Sie allein. Ich lebe für die Menschheit, um ihr zu helfen. Ich nehme mir nicht einmal die Zeit, einen Happen in Ruhe in den Mund zu stecken oder eines von den Hunderten von Angeboten anzunehmen, wo Menschen mir ein paar frohe Stunden bieten wollen. Nein, dies will ich auch nicht. Eines will ich, und davon gehe ich nicht ab, ich will Sie alle gesund und glücklich wissen! (31.08.1949)

(9) Ich hätte es bei Weitem nicht nötig, mich hier mit den Menschen herumzuärgern. Ich hätte vieles nicht nötig, ich könnte die schönsten Tage verleben, ich bekomme die besten Angebote tagtäglich zur Erholung. Ja, wer sich das leisten kann ... - ich nicht. Immer wieder muss ich diese Angebote ablehnen. Ich bin schon zufrieden, wenn ich mal zwei, drei Minuten Ruhe finden kann, zwei, drei Minuten in 24 Stunden, und das ist das eine Örtchen, wohin Sie alle gehen müssen, nur dort finde ich Ruhe. Aber das macht bei Weitem nichts aus. (29.09.1950)

(10) Was habe ich selbst, soweit ihr mich jetzt kennengelernt habt, an privatem Leben, was ihr noch als privat bezeichnen könnt? Und wie Menschen doch noch in Freiheit leben, wie Menschen doch noch ein sorgenloses Leben führen! Nicht dass ich es will, nicht dass ich das herbeisehne, nicht dass ich den Wunsch habe, nein, ich habe den Wunsch nicht! Genau gesagt, wisst ihr ja noch gar nicht, wie ich lebe. (...) Ein wirkliches Privatleben habe ich doch nicht geführt und nicht führen können, wozu ich auch heute noch nicht imstande bin und auch nie

dazu übergehen werde (...). Denn ich will es nicht! Ich will nicht so leben, muss ganz anders sein. Aber das sagt nicht das Äußere, sondern das Innere eines jeden Menschen, wie er es tut. Ich kann mit Recht sagen, obwohl ich nicht viel schlafe: ich gehe mit dem schlafen, ich stehe mit dem auf, mit dem, was jeden Menschen angeht, mit dem, was mein Hiersein, was meine Mission, was meine Berufung bedeutet. Und das andere muss ich so nebenbei tun. Und wie gesagt, wer dieses Leben so kosten würde, der würde sagen: „Nein, das kann ich nicht!" Aber darum will ich ja niemanden von euch bringen, ihr könnt euch weiter daran halten, ihr könnt weiter so leben. (26.12.1958)

(11) Ich verzichte auf Essen; ich verzichte auf Schlaf, aber auf eines verzichte ich nicht, wozu ich mich verpflichtet fühle, Menschen zu helfen! (24.09.1949)

(12) Bei mir hat der Tag 24 Stunden. Ich werde aber nicht müde. Ich kenne keinen Hunger und werde nicht kampfunlustig - im Gegenteil: immer stärker! (...) Ich kämpfe für Sie! (05.10.1957)

(13) Ich schlafe nicht; derweil Sie schlafen, da wache, da bitte und bete ich! (05.10.1958)

Erfolgsberichte - die Bausteine des göttlichen Werkes

(1) Ich bitte Sie (...), sowie der eine oder andere unter Ihnen die Gesundheit erhalten hat, mir das schriftlich einreichen zu wollen. Vergessen Sie bitte nicht, eine genaue Untersuchung vornehmen zu lassen, so dass das ärztliche Attest mit beigefügt wird. Ihrer Bestätigung bitte ich auch gleichzeitig Unterschriften einzelner Zeugen beizufügen, denen Ihre Krankheit bekannt war. (17.10.1949)

(2) Ich bitte Sie nach wie vor, gehen Sie zu Ihrem Arzt oder in eine Klinik, wenn Sie ein organisches Leiden gehabt haben, und lassen Sie sich nach wenigen Tagen untersuchen. Und all dieses schicken Sie mir dann ein. (17.10.1949)

(3) Ich will Bestätigungen vonseiten der Ärzte. (28.09.1949)

(4) Vor- und Nachuntersuchung soll sein, damit Sie auch die Garantie haben, dass Sie geheilt sind. (05.09.1950)

(5) Ich bitte genau zu überprüfen, wieweit der eine oder andere gesund geworden ist. Ich bitte mir dann den Bericht zukommen zu lassen, Bericht mit ärztlichem Attest. Bei schweren Fällen bitte ich noch zu warten. Jeder bekommt das Gefühl, wieweit er hergestellt ist. (17.10.1949)

(6) Lassen Sie von sich hören, natürlich nur schriftlich. (...) Teilen Sie mir das bitte schriftlich mit, was vorher war und wie sich das alles verändert hat. Aber nicht gleich morgen, lassen Sie erst alles über sich ergehen und beobachten Sie, was überhaupt weiter geworden ist. (04.09.1950)

(7) Lassen Sie bitte von sich hören, geben Sie mir bitte schriftlichen Bescheid, wie es Ihnen überhaupt ergangen ist. Schreiben Sie aber bitte die Wahrheit und schreiben Sie bitte darin, was für ein Leiden Sie vorher gehabt und wie das mit einem Mal abgegangen ist, wie Sie sich überhaupt fühlen. Aber schreiben

Sie nicht gleich morgen, es braucht bestimmte Tage. Vielleicht in sechs, sieben Tagen. Aber wahrheitsgetreu, wenn ich Sie bitten darf, ohne Schminke! Schreiben Sie so, wie Sie es gewohnt sind, überhaupt zu schreiben. (01.09.1950)

(8) Es gibt immer wieder Menschen, die mir von all diesem, was überhaupt geschieht, wenig zu wissen geben. (24.09.1949)

(9) Hunderte von Fällen, wo Menschen die Heilung empfangen haben, aber nie wieder von sich hören ließen. Ich möchte Sie bitten, dieses zu tun, damit wir jedem die Sicherheit und Garantie geben können. (...) Die Tatsachen sollen sprechen! (09./ 10.09.1949)

(10) Wenn der eine oder andere oder der größte Teil unter Ihnen die Gesundung erhalten hatte, so hat er von sich aus nichts hören lassen. Daher ist mir das Ganze erschwert worden, indem man hier und dort ankommt und sagt: „Beweisen Sie doch." Ich gebe diesen Menschen zu wissen, dass meine besten Zeugnisse und meine besten Erklärungen die Menschen selbst sind, denen ich geholfen habe! Ich lege weniger Wert darauf, aber es ist nun mal beim Menschen so eingebürgert, dass er alles schwarz auf weiß festhält. Ich selbst muss mich heute immer sichern und habe mich auch immer zu sichern gewusst, weil ich wusste, ich war unter Menschen, denen gegenüber es besser war, dass alle meine Worte und Taten immer von Zeugen belegt werden konnten. (01.10.1949)

(11) Dann bitte ich Sie, mir schriftlich mitzuteilen, welch ein Leiden Sie gehabt und auf welche Art Sie das Leiden verloren haben. Das gehört zu den Bausteinen dieses Werkes, um weitere Menschen heilen zu können. Nicht Geld, nein, sondern ein Schriftstückchen will ich nur als Beweis. (...) Lassen Sie bitte von sich hören. Sagen Sie nicht Ja und tun Sie es nachher nicht! Tun Sie es bestimmt! Ich glaube, dass es doch für jeden eine Selbstverständlichkeit ist. (31.08.1950)

(12) Wenn der eine und der andere Ihrerseits die Gesundheit vollständig erhalten hat oder nur teilweise, was so nach und nach

bestimmt kommen kann, wenn sich der Mensch nicht sperrt, so bitte ich Sie, mir schriftlich mitteilen zu wollen, wie und inwieweit Sie überhaupt die Gesundheit erhalten, bitte Sie aber, das so zu formulieren: was Sie vorher an Leiden gehabt haben, was Sie bisher nicht konnten und was Sie jetzt können. (...) Fassen Sie es bitte nicht so auf, als wollte ich damit Propaganda machen. Nein, das ist nicht mein Wille. Aber Sie tragen mit jedem Stückchen Geschriebenen dazu bei, auf der einen Seite, weil ich hierin meinen Lohn sehe, und auf der anderen Seite kann mit diesem vielen, vielen Menschen mehr und leichter geholfen werden. Es ist nur so anzusehen, als wäre es ein Baustein für dieses große, göttliche Werk auf der Erde, um diesen Bau einmal vollenden zu können, sodass alle Menschen in diesem Bau dann Aufnahme finden, dass alle Menschen dieser Erde dann Hilfe und Heilung erhalten können. (23.09.1950)

(13) Das Wichtigste ist immer der Anfang, von einem kleinen Maßstab aus gesehen. (...) Ein Haus ist auch nicht aufgebaut mit einem einzigen Stein, da liegt ein Stein auf dem anderen. Und es kostet Arbeit, so einen Bau herstellen zu können. Und dazu müssen auch viele Hand anlegen, denn Eile tut manchmal not, so dass dieses geschieht und der Bau fertig wird. Ein altes Sprüchlein: „Viele Hände machen bald ein Ende", das heißt, dass der Bau fertig wird. Und so ist es auch in diesem Falle, dass dieses göttliche Werk wieder im Entstehen ist; und zu diesem Bau gehören auch viele Hände, die daran schaffen sollen, dass es, wie es schon im Entstehen ist, auch fertiggestellt wird und werden kann. Aber das Material, das man dazu benötigt, ist das Material, das der eine und der andere Ihrerseits, sowie er die Heilung, das Gute empfangen hat, auch dazu beiträgt, indem er das schriftlich bestätigt. Und diese schriftliche Bestätigung ist der Baustein zu diesem großen, göttlichen Werk, nicht nur auf deutschem Boden, sondern auf der ganzen Erde. (19.09.1950)

„Danken Sie nicht mir, danken Sie dem Herrgott!“

(1) Ich habe vielen Menschen geholfen - Gott sei Dank! (05.10.1958)

(2) Wer kann Wunder vollbringen? (...) Nicht ich, sondern Gott ist es! Ich bin doch weiter nichts als nur ein Werkzeug. (26.12.1958)

(3) Wem die Hilfe zuteilgeworden ist, der soll dem Herrgott dafür danken, nicht dem kleinen Gröning. Ich bin nichts, unser Herrgott ist alles! (31.08.1949)

(4) Nicht ich will den Dank. Nein. Den habe ich auch nicht verdient. Ich tue genauso meine Pflicht wie Sie die Ihre in Ihrem Beruf. (27.08.1949)

(5) Ich sagte schon, einen persönlichen Dank für mein Tun und Wirken, das kein menschliches, sondern nur ein göttliches ist, habe ich als Mensch nicht verdient, und ich nehme keinen persönlichen Dank an. Der Dank gehört allein unserem Herrgott! (23.09.1950)

(6) Ich lehne jeden Dank ab! Der Dank gehört nicht mir: Danken wir Gott dafür! (05.10.1957)

(7) Der Dank gehört nicht mir, der Dank gehört unserem Herrgott. Danken Sie bitte nicht einmal, danken Sie immer, Ihr ganzes Leben. Beweisen Sie es, dass Sie tatsächlich ein gut gottgläubiger Mensch sind. (17.10.1949)

(8) Ich sage von vornherein immer wieder und noch: Danket nie mir - danken wir Gott dafür. Ich danke Gott immer dafür, dass ich das tun darf, dass ich Ihm dienen darf, dass ich Sie wirklich auf den Weg führe, das heißt, dass ich Sie Gott näher bringe. Wie Sie sich Gott gegenüber dankbar zeigen, das belasse ich Ihnen

selbst. (...) Von Ihnen will ich hierfür keinen persönlichen Dank. Ich wiederhole noch einmal: Dieser Dank sind wir. Wenn Sie sich heute auch schon zu dem „Wir" zählen, dann ist es gut. Wir sind Gott zu großem Dank verpflichtet und sollten uns zur Tat bewegen, indem wir das tun, was wir uns selbst und unseren Nächsten schuldig sind. Ich glaube nicht, dass ich Ihnen das noch deutlicher sagen muss, damit Sie es wirklich verstehen. Ich glaube, es deutlich genug gesagt zu haben. (03.10.1958)

Ein demütiges Werkzeug

(1) Ich bleibe der einfache und schlichte Gröning. (31.08.1950)

(2) Ich habe immer wieder gesagt: Ich bin nicht stolz, ich bin der kleine, einfache Mann. Ich will keinen Titel haben, wie man ihn mir schon vonseiten der Regierung angeboten hat, nein, ich will keinen Titel, ich will nur Menschen helfen, Menschen heilen. (03.09.1949)

(3) Diese Hilfe, diese Heilung geschieht nur im Namen Gottes. Nicht ich - ich bin nichts, der Herrgott ist alles. (09.09.1949)

(4) Ich habe nicht die Absicht gehabt, mich so emporzuheben, nein, ich wurde erst von kranken Menschen herausgehoben. (01.10.1949)

(5) Ich will nicht von einem einzigen meiner Mitmenschen verherrlicht werden. Ich bin nicht Gott, sondern nur göttlich, wie jeder meiner Mitmenschen! (17.10.1955)

(6) Und mich nicht anhimmeln, himmeln wir Gott an; beten wir zu Ihm, bitten wir Ihn, und glauben wir, dass Er uns das (Gute) geben wird; ich stelle nur die Verbindung her. (05.10.1957)

(7) (...) und auch mich nicht verehren. (01.11.1954, Zeitung „Mensch und Schicksal")

(8) Ich will auch keinen Ruhm! (07.11.1958)

(9) Ich bleibe nach wie vor der kleine Gröning. (31.08.1950)

(10) Ich bin nur ein kleines, winziges Werkzeug Gottes! (23.09.1950)

(11) Glauben Sie nur, dass ich weiter nichts als nur Ihr Helfer bin! Glauben Sie, dass ich weiter nichts als nur ein Diener Gottes bin, was auch Sie sein können, wenn Sie es nur wollen, wenn Sie

es nur tun! Und glauben Sie, meine lieben Freunde, dass ich doch weiter nichts als nur ein Werkzeug, ein Werkzeug Gottes bin, was auch Sie in Wirklichkeit, in Wahrheit sind, woran Sie nur noch nicht glauben können. (04.12.1958)

(12) Ich bin und bleibe ein Kind, ich werde mich nicht ändern, nein, und jeder kann glauben, was er will. Ich bin und bleibe ein Kind, bin nur ein Kind Gottes, mehr nicht; bilde mir nichts ein, nein, bin auch nicht feige, es zu sagen, weil ich weiß, ich bin nur ein Kind. (05.10.1958)

(13) Sie haben es so gut, Sie können kommen, wo andere nicht kommen können, noch nicht wissen, wo der Kleine ist. Na ja, der Kleine bin ich! (05.10.1958)

(14) Ich bleibe klein und sehr bescheiden, die Dummen werde ich nie beneiden. (handschriftlich)

(15) Ich bin klein aber groß - andere sind groß aber klein. (handschriftlich)

Keine Propaganda machen

(1) Propaganda zu machen lehne ich seit jeher ab und werde sie weiter ablehnen. Denn wenn wir Propaganda machen, damit verkauft ihr nicht nur euch selbst, sondern mich als den Ersten. (18.01.1959)

(2) Machen Sie keine Propaganda für mich! (01.09.1950)

(3) Ich lasse für mich persönlich weder Reklame noch Propaganda im heute geschäftlichen und politischen üblichen Sinne machen; das liegt mir fern und (das) habe ich weiß Gott nicht nötig. Aber, liebe Geistesfreunde: Sollen wir unser Wirken dann all denen, die noch Suchende sind, die auf dem Wege zu unserem Werke und auch zu mir sind, vorenthalten? Müssen wir nicht hin und wieder zeigen, dass wir da sind und aktiv am Aufbau schaffen?! Müssen wir nicht auch den Gegnern, den offenen und heimlichen Widersachern deutlich vor Augen führen, dass wir unermüdlich tätig sind, damit sie erkennen, dass ihr oft so törichtes und negatives Tun letzten Endes keine Frucht trägt und keinen Segen bringt? Ich bin deshalb den Freunden von „Mensch und Schicksal" (eine Zeitschrift) sehr dankbar, dass sie den Mut aufbringen, in sachlicher und offener Weise über alles zu berichten, was im Sinne des großen Menschheitswerkes geschieht und was darin im Sinne des göttlichen Planes vollzogen wird. Die Berufenen sind als Vollzieher des göttlichen Planes eingesetzt und es wirkt jeder in und nach seiner Art und seinem Auftrage. Wir müssen uns darin ein klein wenig nach den Erfordernissen der Gegenwart richten und uns anzupassen suchen: Aus dem Urgeistigen wirken und sich des Zeitgeistes als Mittel zum Durchbruch bedienen! (15.12.1954, Zeitung „Mensch und Schicksal")

Es liegt am Menschen, die Heilung zu behalten

(1) Wonach Sie gekommen sind, das haben Sie erhalten. Es liegt an Ihnen selbst, wie Sie es behalten. (27.08.1949)

(2) Sie wissen nicht, wie Sie die Gesundheit behandeln sollen. (...) Wenn ich Sie mit diesem Geschenk beschenke, müssen Sie vorsichtig damit umgehen. Die Gesundheit ist wie ein Gegenstand, der leicht zerbrechlich ist - Porzellan -, der Mensch hat eine so unsichere Hand, er lässt es fallen, in Scherben. Er kann auch hier, wenn er die Gesundheit erhalten hat, unvorsichtig sein oder auch mit schlechten, teuflischen Menschen zusammenkommen, dann kann er wieder seine Gesundheit verlieren. Aber wer standfest ist, wer den wahren, göttlichen Glauben in sich festhalten kann, siegt! (31.08.1950)

(3) Und wenn Sie nach Hause, wieder unter Menschen kommen, lassen Sie sich nicht verzerren! Es gibt genügend Menschen, die den Satan im Leib haben, die nichts unversucht lassen, den Menschen von dem wahren, göttlichen Glauben wieder abzubringen. Denn so weit hat der Satan es geschafft, er hat den Menschen so weit bekommen, dass er heute so dasteht, wie er dasteht. Nicht meine Schuld, aber auch nicht Ihre Schuld. Aber es war so und es muss anders werden. (05.09.1950)

Wie Krankheiten zurückkommen

(1) Menschen, die tatsächlich von diesem wahren, göttlichen Strom gesund geworden sind, können mit Leichtigkeit wieder abfallen. (...) Wenn ein Mensch eine schlechte Umgebung hat - wie ich diese Menschen kenne, die nichts anderes können als schlecht leben und schlecht handeln -, dann ist es selbstverständlich, dass der Kranke, der die Gesundheit erhalten hat - nennen wir eine ganz leichte Krankheit: blind, oder dass er voll gelähmt war und wieder gehen kann -, tatsächlich mit Leichtigkeit sein altes Leiden wieder zurückerhält. Und zwar dann, wenn die satanischen Menschen an diesem Menschen bohren und sagen: „Quatsch, glaube doch nicht daran, das hält doch nicht lange an, das ist doch alles Lug und Trug." Wenn der eine das nicht schafft, dann kommt der andere und bohrt, und sie lassen diesem Gesundgewordenen keine Ruhe und bohren so lange, bis er tatsächlich wieder in sein altes Leiden zurückgefallen ist. Ich sage Ihnen das alles nicht, um für mich Propaganda zu machen oder Sie vielleicht zu halten, damit Sie wiederkommen. Nein, ich will von Ihnen nichts, Sie wollen von mir etwas und ich habe nun gerade die Vermittlungsstelle, ich kann Ihnen das vermitteln. Ich kann Ihnen unzählige Fälle beweisen und werde auch neues Material zusammentragen lassen, dass viele Menschen ihr altes Leiden nicht mehr zurückerhielten, weil sie sich abgesetzt und sich diese satanischen Menschen vom Leibe gehalten. Und jetzt sind sie ganz fest, sie wissen die Gesundheit zu halten, sie verstehen auch mit der Gesundheit umzugehen. Man muss einem Menschen erst sagen, wie er damit umzugehen hat. Erst haben Sie mit Eisenstücken herumgeworfen - jetzt schenke ich Ihnen ein Porzellanstück, und; Sie werfen es genauso wie das Eisen: So haben Sie Porzellan - in Scherben. Aber das eigentliche Stück haben Sie dann nicht mehr, es ist zerschlagen. Und deswegen müssen Sie wissen, wie Sie mit diesem reichen, wertvollen Geschenk (...) umgehen müssen, wie vorsichtig Sie es behandeln müssen. (01.09.1950)

(2) Schmerzen können immer weg sein, so soll es sein, das heißt, es kommt immer darauf an, wie der Mensch empfängt. Aber dann kommen Sie mal mit einem schlechten Menschen

zusammen und es kommt wieder. Haben Sie Umgang mit guten Menschen, dann bleibt es weg. Lassen Sie sich nicht von satanischen Menschen zerreißen! (31.08.1950)

(3) Wie ich mich von diesen satanischen Menschen nicht verzerren lasse, so haben Sie dies auch nicht nötig. Denn diese Menschen werden nichts unversucht lassen, Sie von diesem wahren, göttlichen Weg wieder abzuziehen. Und so gibt es hier und dort immer wieder Menschen, die nichts unversucht lassen, Ihnen dieses auszureden, indem sie sagen, dass es ein Quatsch sei, ein Bluff, und es hielte nicht lange vor und Sie würden wieder krank. Dieser satanische Mensch ist tatsächlich in der Lage, den Menschen etwas aufzusuggerieren. (19.09.1950)

(4) Ausstrahlungen der skeptischen Umgebung können Rückfälle verursachen. Der Mensch kann seinen Willen dagegensetzen. (11.07.1949)

(5) Es ist immer so, dass Menschen, die hierfür kein Verständnis aufbringen können, weil sie ja weitab vom göttlichen Glauben stehen, nichts unversucht lassen, andere Menschen vom Glauben abzureißen. Diese Menschen tragen allein die Schuld, wenn der eine oder andere der vielen tausend, die schon gesund geworden sind, wieder abgerissen wird, indem er den schlechten Worten, die aus diesen Satansmenschen kommen, wieder verfällt. Wer aber den Herrgott in seinem Herzen festhält und mit Ihm lebt, wird niemals wieder krank werden. Gestört werden kann nur ein Mensch, wenn er die Regelung nicht überwindet und sich von diesen teuflischen Menschen irreführen lässt, das heißt, dass er diesen Menschen verfällt, indem er ihnen Glauben schenkt und mir das größte Misstrauen entgegenbringt. Da sage ich, der Mensch ist es dann nicht wert, dass ihm geholfen wird. Wer aber in dem Glauben an unseren Herrgott nicht nachlässt und mir das größte Vertrauen entgegenbringt, wird seiner Gesundung entgegengehen. (24.09.1949)

(6) Lassen Sie sich von den schlechten Mäulern nicht stören, lassen Sie sich von ihnen nicht beeinflussen! (17.10.1949)

(7) Wenn Sie die Gesundheit erhalten haben und gehen von einem Menschen zum andern und schreien: „Ich bin geheilt!“, das ist nicht richtig! Machen Sie keine Propaganda für mich! Was ich tue? Heilen, ja, für den Kranken da sein, das heißt vorerst. Wozu ich noch imstande bin, werden Sie später erfahren. Aber um Ihnen das praktisch mit auf den Weg zu geben: Sie nehmen ein Ei, nehmen es in die Hand, halten die Hand zu und sagen zu den anderen Menschen: „Ich habe ein Ei!“ Jetzt kommen Sie in Zank und Streit. Die anderen, die davor stehen, sagen: „Du hast doch kein Ei!“ „Doch, ich habe ein Ei!“ So verteidigt er den Gröning nachher. Im Eifer des Gefechts drückt er das Ei kaputt und er hat ein Ei gehabt. So können Sie dieses mit der Gesundheit vergleichen. Der Geheilte schreit herum: „Ich bin gesund, ich bin gesund!“ Und die anderen lachen ihn aus: „Wir sehen doch nicht, dass du gesund geworden bist!“ Weil aber die andere Seite in der Mehrheit ist, sagt er nachher, wenn er zur Ruhe kommt: die mögen doch recht haben, vielleicht bildest du dir das bloß ein! Und schon verfällt er in ein neues seelisches Leiden, und tatsächlich, er holt die Krankheit wieder zurück. (01.09.1950)

(8) Wenn Sie etwas erhalten haben, dann bitte ich Sie, nicht zu schreien, Sie sollen auch für mich keine Propaganda machen. Sie sollen sich nur freuen und dem Herrgott danken, dass Sie die Gesundheit erhalten haben. Wenn Sie aber immer schreien: „Ich bin gesund geworden!“, das sieht dann so aus, als wenn Sie ein Hühnerei nehmen, machen eine Faust, halten das Ei fest und schreien: „Ich habe ein Ei, ich habe ein Ei!“ Und weil der Mensch das nicht sieht (der Mensch glaubt ja nicht, was er nicht sieht), wird er sagen: „Du hast ja gar kein Ei!“ Und Sie behaupten sich nach wie vor und drücken, merken das gar nicht, und dann haben Sie ein Ei gehabt, wie Sie in diesem Falle die Gesundheit dann gehabt haben. (04.09.1950)

(9) Am übelsten sind die Menschen dran, die bisher eine Rente bezogen haben. Diese Rentenempfänger, die tatsächlich arme Menschen waren und weiter nichts hatten. Was sie hatten, wovon sie viel besaßen, das war die Krankheit. Und sie wurden geheilt, sie haben den Fahrstuhl (Rollstuhl) verlassen, sie haben

die Krücken fortgeworfen und brauchten überhaupt keinen Stock mehr, keine Stütze, keine Hilfe, sie konnten alles allein tun. Als aber die Versicherung kam und sagte: „Halt, alter Freund, wir werden dir die Rente entziehen!", da durfte folglich dieser Mensch nicht gesund bleiben. Er musste wieder krank werden, damit er sich sein Stückchen trockenes Brot kaufen und dafür Sorge tragen konnte, dass er sein Dach über dem Kopf behielt. Das ist das größte Verbrechen überhaupt, das man hier an Menschen ausübt! Ein Fall von einem Schwergelähmten, der jahrelang gelähmt war und sich nur mühselig im Krankenstuhl fortbewegen konnte: als der wieder gesund geworden war, kamen andere Menschen, die dagegen standen und nicht sehen konnten, dass er sich auf seinen eigenen Füßen wieder fortbewegen konnte. Es schloss einer eine Wette ab, dass dieser Geheilte in vierzehn Tagen wieder in seinen Rollstuhl zurückgeht, er wettete tausend Mark. Und richtig, es dauerte keine vierzehn Tage, sondern nur vier Tage. Und zwar hat man der Frau des Kranken mitgeteilt, da ihr Mann wieder gesund geworden sei, brauche er keine Rente mehr, man werde ihm die Rente entziehen. Sie sagt es ihm am selben Tag, sie stöhnt: „Was sollen wir tun, wovon sollen wir leben?" Dieser Kranke war sehr erschüttert und fiel tatsächlich durch ein neues seelisches Leid wieder in sein altes Leiden zurück, und er musste nach vier Tagen wieder in seinen Rollstuhl. So ist es möglich, dass tatsächlich ein Mensch wieder abfallen kann. (01.09.1950)

(10) Wenn der eine oder andere die Gesundheit erhalten hat und wieder von den satanischen Menschen abgezogen wird, wenn er wieder in sein altes Leiden zurückfällt, ist das nicht meine Schuld. Ich schalte den Hebel auf den richtigen Weg, und wenn der Mensch ihn von sich aus wieder zurückschaltet und wenn er immer wieder zurückgeht zu den Schlechten, zu den Bösen, so ist es auch nicht meine Schuld. (19.09.1950)

(11) Wie bös ist es doch für den Menschen, der das Heil erfahren, so er den Weg gefunden, und der nicht zu seinem Wort steht: das Gute, wie er es doch nötig hat, wieder in Vergessenheit bringt, wieder ein Luderleben führt, wieder auf Menschen hört, sich wieder von Menschen verzerren lässt! Und wenn er dann hernach

sagt: „Ja, der und der und der, die haben ja recht, das bleibt nicht lange, das hält nicht lange an." Wer ist schuld? Der Mensch, um den es geht, ist selbst schuld. (...) Unterstreichen Sie (...), dass er selbst schuld ist! (05.10.1958)

(12) Jawohl, verfallen tut ein Mensch wieder, wenn er den Glauben verliert, wenn er dem Teufel wieder verfällt. Dann ist er es nicht wert, die Gesundheit in seinem Körper zu behalten, denn der Teufel will nichts als wieder das Schlechte vom Menschen. (24.09.1949)

(13) Christus hatte auch nicht alle, wie es in einem Buche geschrieben steht, geheilt, die geheilt werden wollten, nein - auch nicht alle blieben gesund, wie es da heißt „geheilt". Viele hatten auch diese Heiligung, Sie sagen „Heilung", wieder verloren, auch das hat es gegeben, gibt es heute auch. Es liegt immer an dem Menschen, wenn er vom Guten, wenn er von Gott wieder abkommt, dass er sich wieder dem Bösen hingibt, dass er sich wieder verlocken, verleiten lässt, dass er übermütig wird, da kommt das zustande. (05.10.1958)

(14) Dass Krankheiten nach einer bestimmten Zeit wieder zum Ausbruch kamen, liegt zum Beispiel daran, dass Menschen, die auf dem besten Wege der Gesundung waren, wieder abgefallen sind, weil einzelne Zeitungen sich erdreistet haben, Schmutzigkeiten zu schreiben, die sie nicht verantworten konnten. Ich möchte dies nicht nachprüfen, ich möchte heute endlich einmal einen dicken Strich darunter setzen und alle Menschen der Presse bitten, von jetzt ab die Wahrheit zu schreiben. Denn wenn der Kranke Derartiges zu lesen bekommt, muss er zurückfallen, indem er sagt: „Wem bin ich verfallen, einem Schwindler, er hat mich ja betrogen, er hat mich ja nicht geheilt!" Er verfällt in ein neues seelisches Leid und bekommt tatsächlich sein Leiden wieder. Hier liegt die Verantwortung aufseiten der Presse! (31.08.1949)

Die Lügenkampagnen der Presse

(1) Ich weiß, dass die Presse eine große Schuld daran trägt, dass Menschen, die schon geheilt sind - vereinzelt, ganz wenig, wie ich schon festgestellt habe -, wieder in ihr Leiden zurückgefallen sind. Und zwar ist es ganz leicht zu erklären, da der größte Teil aller Menschen von einem seelischen Leid befallen ist und alles Seelische ist so in sich gefestigt, dass es so leicht nicht mehr freikommen kann. Hier ist die Hilfe, die Heilung, und da der Zweifel. Zweifel dann, wenn ein Mensch etwas zu lesen oder zu hören bekommt, denn der Satan lässt nichts unversucht, in jedem Menschenkörper Einlass zu finden, den Menschen wieder von diesem reinen, göttlichen Glauben abzuziehen. Und so sehe ich dies auch hier, dass der eine oder andere Kranke, der gesund war, wieder verfallen ist, weil ihm vor Augen geführt wurde, dass es heißt: „Wir könnten doch einem Betrüger, einem Lügner oder sonst einem in die Hände gefallen sein, dann sind wir ja nicht geheilt.“ Meine Schuld ist es nicht. (27.08.1949)

(2) Jetzt möchte ich Ihnen mit auf den Weg geben, wie das möglich ist, dass die, die gesund geworden sind, wieder ihr altes Leiden bekommen haben. Das ist die Presse (schuld), die Schmutz und Dreck hervorgeholt hat! Ich habe auch Fühlung aufgenommen mit Presseleuten, die noch einen klaren, gesunden Menschenverstand haben, die sich schämen für diese billigen Journalisten, die nichts unversucht lassen, Geld zu verdienen. Denen ist es gleich, ob der Kranke gesund wird oder ob der Gesunde seine Gesundheit behält oder nicht. Die Hauptsache, er verdient. Da ist so viel Schmutz und Dreck aufgewirbelt worden. Ich habe auch bei der Polizei erklärt, wenn ich diesem allem nachgehen wollte, so viele Polizeibeamte sind nicht da, es gibt auch nicht so viele Rechtsanwälte, die das alles bearbeiten können, und so viele Gerichtsgebäude auch nicht, um diese Anklagen unter Dach und Fach zu bringen. (01.09.1950)

(4) Man hat nichts unversucht gelassen, mich durch den Dreck zu ziehen. Macht aber nichts, ich fürchte nichts, ich gehe den geraden Weg. Aber das Schuftige dabei ist, wenn Menschen

glauben, mir das anzutun, haben sie das den Kranken angetan, obwohl ich sie gebeten habe, mich zu unterstützen, dass man den Kranken besser und leichter helfen kann. Es sind überall schlechte Menschen, gleich, in welchen Berufen. (...) Diese Journalisten, angenommen, sie sollen eine Reportage von einem Fußballspiel machen, sie schreiben nicht die Tatsachen, sie haben die größten Schauermärchen in die Welt gesetzt. Und hier genauso. Oder wenn man die Tür versperrt hat, haben sie gesagt: „Warte, es geht auch so!" Es ging auf Kosten der Kranken. Ich könnte Prozesse führen und sie alle zur Verantwortung ziehen, aber so viele Menschen haben wir ja gar nicht, um so viele Klagen zu führen; und um mich damit abzugeben, wäre die Zeit zu schade. Ich opfere die Zeit lieber für den armen Kranken. Natürlich lässt man nichts unversucht, mich doch irgendwie mal festnageln zu können. Es schafft aber keiner! (05.09.1950)

(3) Liebe Freunde, in meinem Pressearchiv ist so viel Schmutz, ich sage 99% Schmutz und Schund; das ist die größte Schundliteratur, die es überhaupt gibt, die überhaupt existiert! Wie man Gröning verurteilt hat! Nicht beurteilt. (26.12.1958)

(5) Rundfunk ist hellhörig und bringt jeden Dreck, so auch die Presse. (handschriftlich)

(6) Die Zeitung, die Presse, hat so vieles missverstanden, wollte nicht verstehen, hat hier und dort etwas läuten gehört und glaubte, von sich aus das schreiben zu können, was sie sich so gedacht hatte. Genauso möchte ich eine der ersten Mitteilungen hier in München herausziehen, als Herr Harwart mich in sein Hotel einlud zu einem Glas Bier. Dieses habe ich befolgt und zwar deshalb, weil ich wegen seines Entgegenkommens allen Kranken gegenüber dieses nicht ablehnen konnte. Dies werde ich auch nie tun. Es war nicht für mich, es war nicht darum, um einen Schluck Bier zu trinken, nein, um ihm den Dank dafür zu beweisen, dass er uns das Grundstück zur Verfügung gestellt hat. Es hieß in dem Artikel: „Gröning in der Nachtbar." Vielleicht habe ich auch noch getanzt?! Ich muss Ihnen eines zu wissen geben: Der Gröning darf sich nichts mehr erlauben, so wie ich gesagt habe, ich esse

nichts mehr oder sehr wenig, ich brauche auch keinen Schlaf, dann brauche ich auch nicht dort zu sitzen, um meinen Durst zu stillen, um meinen Dank zu bezeugen. Man hat mir auch das nicht gegönnt, als ich einmal in Hamburg war und ein krankes Kind mich bat, ein Stück Kuchen zu essen. Ich war wegen dieses Kindes von Herford nach Hamburg gefahren, um mein gegebenes Wort einzulösen. Seine Mutter hatte mir ein Essen bereitet, wie es auf einer Hochzeitstafel nicht besser stehen könnte. „Aber ich komme nicht, um zu essen", sagte ich, „ich komme des kranken Kindes wegen." Doch das Stück Kuchen zu essen, konnte ich dem kranken Kind nicht abschlagen. Als ich im Begriff war, dieses Stück Kuchen in den Mund zu stecken, kommt ein Zeitungsschreiber, ein junges Kerlchen, das noch nichts erlebt hat und noch nichts weiß. Er weiß nur eines, er kann schreiben. Aber was er geschrieben hat, das kann er nicht verantworten: „Gröning bei Kaffee und Kuchen." Ich habe ihm die Frage gestellt, ob er wohl noch keinen Kuchen gegessen hätte. Sie sehen, nicht einmal dieses gönnt man mir! Dieses eine sollten Sie auch wissen, dass ich nicht des Essens wegen komme, nein, ich will von keinem Menschen etwas haben. Was ich haben will, ist und bleibt allein die Krankheit, indem ich Ihnen dafür durch die Worte Gottes die Gesundheit vermittle. (09.09.1949)

(7) Richtig wäre es gewesen, dass Menschen, ehe sie etwas schreiben, sich erst davon überzeugten, ob es den Tatsachen entspricht. Es sind in letzter Zeit so viele Schauermärchen aufgetaucht. Ich selbst werde mich nicht aus der Ruhe bringen lassen, weil ich weiß, dass sensationslüsterne Menschen am Werk sind, die sagen: Wenn wir heute eine Falschmeldung bringen, können wir das morgen widerrufen. Heute so, morgen so. Das gibt nur ein Hin und Her. Was man alles mit diesem kleinen Menschen macht, wie ich es bin - es ist lächerlich! Wenn man der Sache genau auf den Grund geht, sieht es ganz anders aus. (24.09.1949)

(8) Wenn ich einem Menschen etwas sage, so sage ich ihm die Wahrheit. Entstellt er das, so habe ich für so einen Menschen nichts mehr übrig. (24.09.1949)

(9) Niemand hat etwas Genaues gewusst noch Genaues geschrieben oder überhaupt die Absicht gehabt, die Wahrheit zu schreiben. Ich gebe Ihnen zu wissen, dass die Presse viel dazu beiträgt, den Menschen zu helfen und auf der anderen Seite den Menschen zu schaden; zu helfen in dem Sinne, dass sie die Wahrheit schreibt, und zwar alles schreibt, was Sie zu sehen und zu hören bekommt. Aber umgekehrt kann sie Menschen schaden, bei welchen die Heilung bereits vollzogen ist. Wenn diese Menschen - einzelne - mit einem Mal etwas in dieser und jener Zeitung zu lesen bekommen, Schmutzigkeiten, (...) so müssen sie sich sagen: „Wem bin ich verfallen? Ist es ein Scharlatan oder sonst etwas? Ich bin einem Schwindler verfallen, ich bin ja gar nicht geheilt, nein, ich kann nicht geheilt sein!“ Und solche Menschen verfallen in ein neues seelisches Leid, aus dem ihnen kein anderer Mensch wieder heraushelfen kann. (31.08.1949)

(10) Ist es nicht schön, dass ein Blinder wieder sehen kann, dass Gelähmte gehen, dass man ihnen die Schmerzen abnimmt? Mit Worten kann ich es nicht beweisen, aber mit der Tat! Eine Nacht habe ich mich mit Journalisten zusammengesetzt, habe gesagt: „Bitte befragen Sie mich nicht, ich gebe Ihnen so viel Stoff. Tag und Nacht bin ich wach, dauernd bin ich unterwegs.“ Und sie sagten: „Herr Gröning, besser und schöner konnten Sie uns das nicht mitgeben, als dass Sie die Taten sprechen ließen.“ (24.09.1949)

(11) Heute kann ich Ihnen sagen, dass tatsächlich die Presse nichts unversucht lässt, das gutzumachen, was Einzelne ihrer Mitarbeiter schlecht gemacht haben. Und wenn die Wahrheit herausgestellt wird - ich beschimpfe diese Menschen nicht weiter, ich habe ihnen verziehen. Ich sage nur: Kommt, ihr könnt euch überzeugen! Aber wer helfen will - und so auch hier die Presse, sie kann sehr viel helfen, und sie wird auch helfen, nicht nur die deutsche, sogar die Auslandspresse, die sich mehr und mehr dafür interessiert. Die haben mehr und eigentlich bisher besser geschrieben als die Deutschen. Aber die Deutschen holen das Versäumte jetzt nach. Und das geschieht immer so, dass Menschen, wenn sie sich

tatsächlich davon überzeugen, sagen: „Ja, das haben wir nicht gewusst." Und jetzt gehen wir einen Weg. (05.09.1950)

(12) Wir hoffen, dass wir der Presse jetzt nicht mehr mit Misstrauen zu begegnen brauchen, nein, auch ihr wollen wir Vertrauen entgegenbringen, soweit sie die Wahrheit bringt. (31.08.1949)

(13) Ich habe gesagt, dass die Presse hier sehr wichtig ist, dass sie nicht wegzudenken ist. (31.08.1949)

(14) Ich habe mich entschlossen, jetzt mit Presse, Rundfunk und Film zusammenzuarbeiten, um der Menschheit eine richtige Aufklärung zu geben, wie sie sich zu verhalten hat, und überhaupt, worum es geht. (31.08.1949)

(15) Alle sollen helfen, auch vonseiten der Presse, indem sie die Wahrheit schreiben. Man kann hinsehen, wo man will, auf der einen Seite hört man Gutes, und auf der anderen Seite hört man Schlechtes, und zwar ist es bisher immer der Fall gewesen, dass es die Presse war. Deswegen will ich mich über sie nicht erzürnen, ich will nichts Schlechtes, ich will nur das Gute, ich will in bestem Einvernehmen mit der Presse zusammenarbeiten, weil ich weiß, sie kann dazu beitragen. (31.08.1949)

Grönings Einstellung zu seinen Feinden

(1) Ich bin stolz, stolz darauf, dass ich bis zum heutigen Tage meinem größten Todfeind immer das Allerbeste gewünscht habe. Nicht Gleiches mit Gleichem vergelten. Wenn der eine böse ist, muss der andere ihm gut entgegenkommen. Ich beachte den ungläubigen Menschen nicht, aber auf der anderen Seite doch, indem ich sage, solange er nicht zu der Erkenntnis gekommen ist, dass diese Sache doch etwas anderes ist, als er sich gedacht hat, lasse ich ihn beiseite stehen. Aber wenn ihm das Empfinden in Leib und Seele aufgegangen ist: „Ich habe doch viel Schlechtes getan", dann hat er schon viel gewonnen. (31.08.1949)

(2) Auch gebe ich Ihnen zu wissen, dass ich meinen größten Todfeinden, einem wie dem anderen immer noch so gut bin, dass ich ihnen immer noch das Allerbeste von Herzen wünsche. Dass Menschen so schlecht sind, dafür können sie auf der anderen Seite nichts, weil der Satan in Einzelnen schon gewühlt hat und nichts unversucht lässt, sich ihrer zu bemächtigen. Ich bitte Sie alle von ganzem Herzen: Machen Sie sich frei vom Schlechten, vom Satan! Er gehört nicht zu uns, er gehört woanders hin. Wir sind und bleiben Kinder Gottes. (September 1949)

(3) Ich sage: Liebet eure Feinde! Auch ich liebe meine Feinde, nur eines muss ich tun: sie herausstellen, damit jeder weiß, wer sie sind. Ich bin sehr stolz darauf, dass ich bis zum heutigen Tage immer noch meinen Todfeinden das Beste wünsche und das auch in Zukunft so bleiben wird. (17.10.1949)

(4) Ich könnte ja meine Feinde vernichten, aber ich denke nicht daran und führe auch nicht im Schilde, etwas Derartiges zu tun. (05.09.1950)

(5) Ich könnte auch davon Gebrauch machen, Schlechtes zu tun. Gott sei Dank bin ich nicht so geschaltet, und ich habe auch

bis heute - und werde es auch immer tun - meinem Todfeind nichts Schlechtes getan. (31.08.1950)

(6) Menschen sind zu mir gekommen und haben mir immer wieder dazu geraten: „(...) Vernichten Sie doch Ihre Feinde!" Nein, wenn ich das täte, wäre ich ja ein Schwächling. Aber weil ich das nicht bin, denke ich ja gar nicht daran. (...) Diese göttliche Kraft anzuwenden, um etwas Böses zu tun, das wäre mehr als satanisch, das wäre das Schlimmste, was es überhaupt nur geben kann! Ich wünsche nach wie vor immer noch meinen größten Todfeinden das Allerbeste! Wie sich jeder bettet, so schläft er. Jeder soll das tun, was er nicht lassen kann, was er für richtig befindet. Wie und ob er damit fertig wird, ist dann seine Sache. Wenn sich einer etwas einbrockt, muß er es auslöffeln! Also lassen wir ihn den Weg ruhig gehen, ich werde da keinen abhalten, ich werde Sie auch nicht zwingen und sagen: „Sie müssen!" Nein. (26.09.1950)

(7) Ich habe noch keinem Menschen weh getan, noch habe ich ihm ein Unrecht zugefügt. Ich könnte ja so manches, ich könnte den Menschen total vernichten, der mir hier entgegensteht. Und viele Menschen haben zu mir gesagt: „Vernichten Sie doch diese Menschen, es liegt doch in Ihrer Macht!" Habe ich gesagt: „Nein, das wäre eine Schwäche meinerseits, wenn ich diese göttliche Gabe dazu benützen würde, und ich lehne es ab." Und das wissen meine Feinde ganz genau, dass ich ihnen nichts Böses tun werde. Denn ich gehe nicht den Weg, um Böses zu tun, sondern um Menschen zu helfen und sie zu heilen, sie auf den richtigen Weg zu führen, und dieser ist der wahre, göttliche, von dem der Mensch vor Jahrtausenden abgezogen wurde von der satanischen Macht. (29.09.1950)

(8) Ich könnte ja, wie viele Menschen es von mir verlangten - bitte jetzt aufzupassen, dass nachher nichts entstellt wird -, ich könnte so viel mit auf den Weg geben, dass dies tatsächlich nicht gut wäre. Man schreibt ganz richtig, wenn man sagt: „So gut wie Gröning heilende Strahlen aussenden kann, kann er auch vernichtende aussenden." Aber Gott sei dank, das ist mein Stolz, das habe ich bis zum heutigen Tage noch nicht getan, nicht einmal

an meinen ärgsten Feinden, und werde es für alle Zukunft auch nicht tun. Die sollen denselben Weg wieder zurückgehen, wo sie hergekommen sind, und das ist der satanische Weg. Menschen, wie sie am Werk waren, die nichts unversucht gelassen haben, den Menschen ins Unglück zu stürzen. (29.09.1950)

(9) Ich arbeite so, dass ich nicht einmal meinem größten Todfeind das Schlechte, sondern immer nur das Beste wünsche. Ich sage nur eines: Hier ist eine Wand, du gehörst nicht in unsere Reihen, du darfst nicht in unserem Haus bleiben, geh dorthin, wo du hergekommen bist. (22.09.1950)

(10) Von meinen Feinden halte ich mich fern; so nehme ich mich auch vor meinen Freunden in Acht. (handschriftlich)

(11) Ich hasse eigentlich nichts, auch hier in diesem Fall keinen Menschen, und ich habe bis zum heutigen Tage immer noch meinem größten Todfeinde das Allerbeste gewünscht. Nur habe ich darum gebeten, meine Nähe zu meiden. Sie sollen sich selbst entscheiden, ob sie den guten, den wahren, göttlichen Weg einschlagen oder auf dem satanischen bleiben wollen. Denn die Tatsache ist - wie eine Zeitung (...) geschrieben hat -, wenn Gröning heilende Strahlen aussenden kann, so wird er auch in der Lage sein, vernichtende Strahlen aussenden zu können. Ja, wenn ich so gestellt wäre, dann könnte ich es. Aber bis zum heutigen Tage und solange ich leben werde, werde ich das Letztere, das Schlechte nicht tun, ich bleibe hier auf dem guten, göttlichen Weg und werde nur Gutes tun. Und wenn man auch hier nichts unversucht lässt, mich mit aller Gewalt zu vernichten, so stelle ich diesen satanischen Menschen nicht viel in den Weg. Ich gehe hiervon nicht ab und werde mein ganzes Leben - ich muss es noch einmal betonen, damit ich nicht verkannt werde - nur Gutes tun. Und der böse Mensch kommt früher oder später auch zu Verstand, indem er sich sagt: „Der tut uns nicht einmal etwas Schlechtes, obwohl er dazu in der Lage wäre, obwohl er es könnte." Und so weit ist es vereinzelt auch schon gekommen, dass die Menschen, die nichts unversucht gelassen haben, mich zu bekämpfen, sich entschuldigten für ihre schlechte Tat. Und ich sage nach wie vor:

Mich selbst kann kein Mensch schädigen, auch nicht vernichten. Was der eine oder andere hier tut, das heißt, wo er glaubt, mich schädigen zu können, schädigt er nicht mich, sondern den armen Kranken. Alle Menschen, die bereit sind, den guten Weg einzuschlagen, die auf die Hilfe und auf die Heilung warten, für die wird der Weg von Zeit zu Zeit durch diese satanischen Menschen gesperrt, und sie müssen warten und sie müssen leiden. (19.09.1950)

(12) Auch an die, die mich noch nicht mögen, auch wenn sie schimpfen, auch wenn sie Böses über Gröning gesprochen haben, bestellen Sie bitte von mir einen recht lieben Gruß, und sagen Sie ihnen, sie sollen weiter schimpfen, bis sie das Böse losgeworden sind! Ich bin ihnen nicht böse, keinem böse. (...) Also bestellen Sie bitte von mir einen recht herzlichen, lieben Gruß! (05.10.1958)

Geschäftemacher um Gröning

(1) Es waren Menschen am Werk, die hier auch nichts unversucht gelassen haben, sich dieses Geschehen hier zunutze zu machen, und sagten: „Aha, dieses kann noch eine Goldgrube werden, wir werden noch mal reich an Geld und Besitztum." Diese Menschen machten sich das zunutze. Und so wurde mein Tun und Wirken voll und ganz entstellt. (19.09.1950)

(2) Was Menschen bisher nicht unversucht gelassen haben, ist das gewesen, an diesem kleinen Mann mit seinem Wissen und Können Geld zu verdienen. Sie glaubten, hier eine Goldgrube gefunden zu haben. Sie haben auch zum Teil die Möglichkeit gehabt, Geld zu verdienen, aber einen Nutzen davon haben sie Gott sei Dank nicht! Auch diese Menschen musste es geben, und zwar um herauszustellen, wer der Mensch ist, dass der Mensch über Leichen geht und nicht danach fragt, ob dem Kranken geholfen wird oder nicht. (31.08.1950)

(3) Einzelne Menschen in meiner Umgebung, sogar ganze Gruppen gewissenloser Elemente haben es verstanden, mit mir und meinem Namen Gelder zusammenzuraffen. Aber für mich war oft genug nicht einmal ein Groschen übrig. (...) Aber solches Geld hat ihnen keinen Segen gebracht oder wird noch unter ihren Händen zergehen, wie es gewonnen wurde. Unrechtes Gut kann niemals gedeihen. (Juli 1953, Zeitung „Vegetarisches Universum", Folge 7)

(4) Sie (die Geschäftemacher) haben nichts unversucht gelassen, dieses Gute, Göttliche zu nutzen, indem sie hierin eine Goldgrube gesehen und nichts unversucht gelassen haben, für dieses jetzt das Gold zu scheffeln. Und als ich diese Menschen abgeschoben habe, da wurden sie bösartig, da zeigten sie, wer sie sind. Und alle diese Menschen, die heute und schon weiter zurück nur Schlechtes gesprochen und Schlechtes geschrieben haben, das sind diejenigen, die einstmals an meiner Seite standen, die ebenso gegaukelt haben und taten, als ob sie auch zu den Guten zählten. Sie haben nie danach gefragt, den Menschen die Hilfe und die Heilung zu geben, das heißt, dass sie diesen armen Kranken den

Weg frei machten, indem sie mir Heilsäle beziehungsweise Heilstätten schafften, damit ich den Weg zu den Kranken frei hatte. Das war nicht ihr Wille, das war nicht ihr Weg. Der eigentliche Weg war der, dass sie in diese Goldgrube hineingingen, um Gold für sich in ihr Säckel zu schöpfen! Und somit kann ich sagen, dass der Satan am Werk ist, der sich in diese Menschenleiber verkrochen hat und auch nichts unversucht lässt, den Kampf aufzunehmen. (19.09.1950)

(5) Als Jesus hier auf der Erde war, hat Er auch kein Geld genommen. Wer Geld nahm, waren seine Jünger. Auch hier war ein Unverschämter darunter, der die Geldsucht hatte, der sich sagte: „Wenn der dauernd vom Sterben spricht, wovon sollen wir dann leben? Er hat uns mitgezogen und wir müssen für unser weiteres Leben sorgen." So hat er seinen Herrn, seinen Meister verkauft, für nur 30 Silberlinge. Und diesen Judas, den habe ich an meiner Seite gehabt, nur hat der eine mehrere Ableger. Aber das ist ja klar, Jesus hat auch Seine Jünger gewechselt, sie kamen und gingen. Es waren nicht immer dieselben, bis auf die letzten Zwölf, und von diesen Zwölfen wurde einer untreu, der die Geldgier bekam. (...) Wenn ich heute hier in meine nächste Umgebung schaue - ich bin Tag und Nacht wach: Der Geist dieser Menschen, die in meiner Nähe sind (...) ist willig, aber das Fleisch wird auch schwach. Und das wiederholt sich; es hat sich nichts geändert. Mir sagte hier mal ein Minister: „Ja, hat sich denn in diesen 2000 Jahren nichts geändert?" „Doch", sagte ich, „sehr viel! Statt besser ist es schlechter geworden!" Der Mensch kommt nicht zur Vernunft. (...) Er fällt immer wieder in das schlechte Fahrwasser und er kommt davon nicht mehr ab. Aber wer nicht hören will muss fühlen; dann ist es nicht meine Schuld! Wenn ich einen Menschen warne und er dennoch nicht hören will, da muss er fühlen. (19.09.1950)

Er entlarvt seine Gegner

(1) Mit schmutzigen Mitteln versucht man, die Sache hier zu zerschlagen. Darauf weiß ich genau zu antworten! Ich warte ja nur darauf: Äußert euch doch, zeigt doch mal, wer ihr seid, ich will doch erst eine Handhabung. Ich kann doch einen Menschen erst als Dieb bezeichnen, wenn er etwas gestohlen hat. Ich brauche Zeugen, die das gesehen haben, dann entlarve ich den Menschen als Dieb. Genauso hier: Ich will die Wahrheit herausgestellt haben. Um etwas unternehmen zu können, lasse ich jeden Menschen schalten und walten, wie er will. Er wird sich selbst festfahren. (24.09.1949)

(2) Was Menschen bisher nicht unversucht gelassen haben, ist das gewesen, an diesem kleinen Mann mit seinem Wissen und Können Geld zu verdienen. Sie glaubten, hier eine Goldgrube gefunden zu haben. Sie haben auch zum Teil die Möglichkeit gehabt, Geld zu verdienen, aber einen Nutzen davon haben sie Gott sei Dank nicht! Auch diese Menschen musste es geben, und zwar um herauszustellen, wer der Mensch ist, dass der Mensch über Leichen geht und nicht danach fragt, ob dem Kranken geholfen wird oder nicht. Es gibt Menschen, die über Leichen gehen, die können einen Kranken ruhig liegen sehen. Diese Menschen haben nie danach gefragt, sie haben nichts unversucht gelassen, in meiner Nähe zu sein. Ich weiß, es wird hier und dort die Frage aufgeworfen: „Ja, wenn der Mann so viel weiß, warum hat er das nicht gewusst? Vielleicht weiß er nichts?" Ob und inwieweit ich etwas weiß, werden Sie nach und nach zu wissen bekommen. Aber dieses musste sein, dieses Material hat zu diesem Aufbau gefehlt, um für Sie alle den Weg frei zu bekommen! Ich muss einzelne Menschen haben, die, wie Sie sonst immer zu sagen pflegen: „Er musste den Buckel hinhalten." Er wusste ja gar nicht, weshalb ich ihn an meiner Seite geduldet habe. Er sollte, weil ich wusste, was er wollte. Einen Schaden zugefügt, einen direkten Schaden zugefügt, hat er nicht. Die Zukunft wird es beweisen, dass ich mich bei diesen Menschen bedanken werde. Und zwar werden sie alle namentlich in einem Büchlein festgehalten, dass sie nicht mehr entrinnen können. Bisher war dies in der Zeitung

festgehalten, aber die Zeitung wird weggeworfen, ein Büchelchen bleibt, und jeder sieht, wer sie sind. (31.08.1950)

(3) Menschen haben bisher nichts unversucht gelassen, mich daran zu hindern zu helfen und zu heilen. Ich könnte sie Ihnen alle aufzählen! Ich weiß, wer sie sind, ich weiß sie auch namentlich - oh, ich weiß mehr. Wenn ich über die Zeit verfügte, könnte ich Ihnen alles sagen, was diese Menschen tun und lassen. Ich verfolge schon die Menschen, das sehen sie mir nur nicht an. Ich bin so klein, schlicht bin ich sowieso und kann auch ein dummes Gesicht machen. Ja, und da fallen die Menschen immer rein und merken doch nichts. (04.09.1950)

(4) Wenn man manchmal so ein blödes Gesicht macht, dann kriegt man viel heraus. (04.09.1950)

(5) Ich habe den einen wie den anderen laufend gewarnt. Ich lasse ihn ein gewisses Stück Weg gehen. Erst warne ich ihn, das sieht genauso aus wie im praktischen Leben: Ein Mensch will über einen zugefrorenen Teich gehen oder einen See. Und ich warne diesen Menschen, wenn er noch festen Boden unter den Füßen hat: „Vorsichtig, gehen Sie diesen Weg! In der Mitte ist das Eis sehr dünn und Sie können einbrechen. Scheuen Sie nicht den Weg!" Tut er es, ist es gut; tut er es nicht, dann lebt er nur noch Minuten. Denn wenn er über diese Eisfläche geht und einbricht, dann hat er gelebt, und dann ist sein Plan zerschlagen, dann ist nichts mehr von ihm zu sehen. Sein Ziel hat er dann nicht erreicht! Und so habe ich jeden gewarnt, über diese Eisfläche zu gehen, da droht Gefahr. Aber keiner hat sich dieses sagen lassen, weil ich tagein, tagaus, nachtein, nachtaus mich nur mit den Kranken beschäftigte. Und jeder glaubte, ich hätte geschlafen, ich hätte nichts von ihrem Tun gewusst. Ja, ich habe sie gehen lassen müssen, um den Beweis zu stellen, dass es tatsächlich nur satanische Menschen waren. Und ich ermahne jeden, auch ehrlich zu bleiben. Wer das tut, der wird leben! (19.09.1950)

(6) Ich habe diesen Menschen, die vom Teufel besessen sind, immer richtig zu antworten gewusst. (02.09.1949)

(7) Alle Gangster laufen sich fest. (01.09.1950)

(8) Was meine Gegner tun mussten, haben sie restlos getan und sind damit am Ende. Ebenso habe ich getan, was ich tun musste, dieses aber ist erst der Anfang. (handschriftlich)

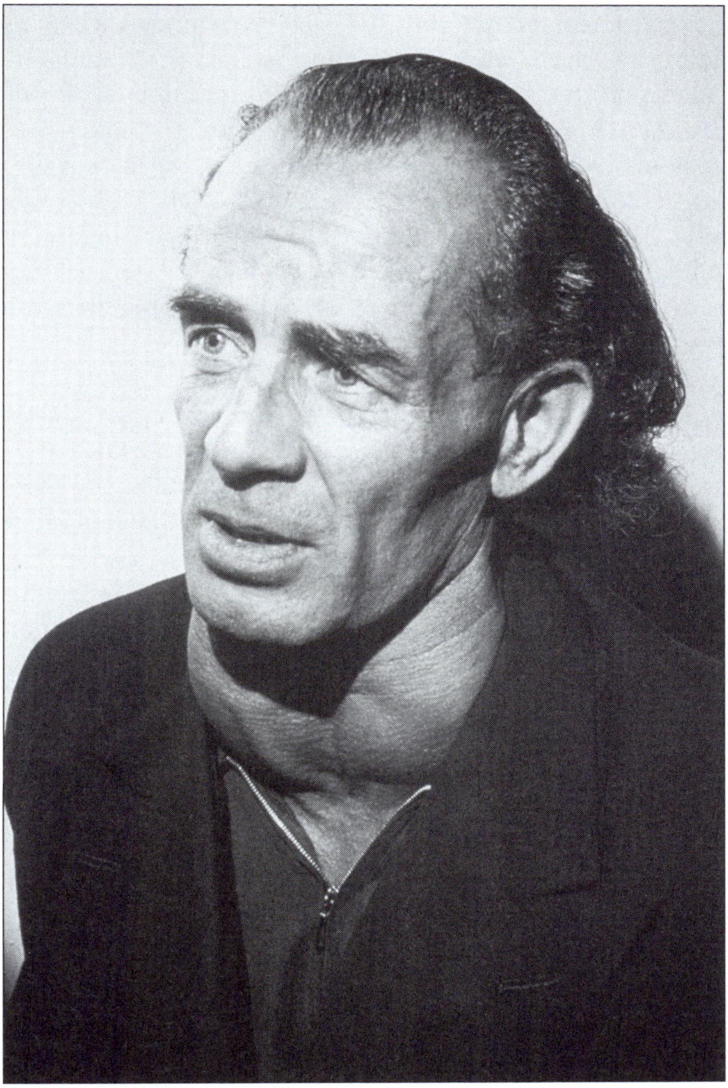

Seine besondere Wahrnehmungsfähigkeit

(1) Es ist nicht notwendig, dass der eine oder andere mir seine Leiden aufzählt. Ich weiß viel, viel mehr, als überhaupt ein Mensch nur denken kann. Wenn der eine oder andere den Weg zu mir gefunden und um Hilfe für seine Angehörigen gebeten hat, ohne mir zu sagen, wer dieser Kranke ist, wo er wohnt, was für ein Leiden er hat, so war ich in der Lage und bin es auch weiter, ihm diesen Kranken genau mit seinen kranken Stellen zu beschreiben. So wie ich auch in der Lage war zu sagen, was für ein Menschenkind er ist, mit seinem ganzen Vorleben bis zu dieser Stunde. Alles habe ich sagen können und habe auch diesem Menschen die Krankheit auf dem Fernwege abgenommen. (...) Dazu aber muss mir das größte Vertrauen entgegengebracht werden. (09.09.1949)

(2) Wenn ich hier sagen will, dass ich über den größten, den einzigen und besten Röntgenapparat verfüge, so erzähle ich nicht zu viel. (...) Wenn ein Hilfesuchender, nicht einmal ein Kranker persönlich, zu mir kommt und um Hilfe bittet für einen kranken Menschen, so lasse ich mir von diesem Menschen nicht seinen Namen noch den Namen des Kranken sagen. Auch lasse ich mir von diesem Menschen nicht sagen, wo er sich befindet und auf was für einem Fleckchen Erde er lebt. Es könnte in Deutschland sein, könnte auch in einem anderen Land sein. Auch darf von der Krankheit nicht ein Fünkchen hervorkommen, dass der Mensch vielleicht glaubt, mir sagen zu müssen, der Kranke leide an diesem oder jenem. Ich will vom Menschen unwissend gelassen werden (...). Ich stelle darauf für diesen bewussten Kranken vorerst ein Krankheitsbild. Das kann ich feststellen, ich kann die Krankheit von diesem Kranken, der sich meinetwegen in Abessinien befindet, ohne dass man mir das gesagt hat, holen; ich hole die Krankheit her und werfe sie in einen Menschenkörper. Der Mensch empfängt jetzt die Krankheit über den „Wellenweg", sagen wir so, er sagt genau die Stellen an, wo dieser Mensch krank ist. Wenn das zu Papier genommen ist, gebe ich es jedem gleich schriftlich

mit. (...) So hat „zufällig" bis zum heutigen Tage jedes Krankheitsbild gestimmt. Ich greife einen Fall heraus: Gräfelfing, im Haus von Herrn Dr. Trampler. Ich bin in meinem Zimmerchen, das er mir zur Verfügung gestellt hat (...). Er kommt zu mir herauf und sagt, unten wäre ein Herr, der bittet um Hilfe für seine Frau. Ich habe nur gesagt: „Lassen Sie mich jetzt in Ruhe! Ich habe keine Zeit, aber da haben Sie das Krankheitsbild dieser Kranken." Es wurde aufgenommen, wurde geschrieben (...). Als es fertig war, war ich unten in der Wohnung, wo dieser Hilfesuchende war, das heißt der Mann dieser kranken Frau. Er konnte dieses auch zufällig 100%ig bestätigen. Das ist noch nicht alles! Wenn Sie als Mensch einen Fotoapparat haben, habe ich auch einen, ich fotografiere auch alles, und so habe ich diesem Ehemann sagen können, wo seine Frau sich befindet, dass sie nicht hier war, nicht einmal in Deutschland, sondern im Ausland, in Amerika. (...) Ich habe gesagt, dass seine Frau in Amerika sei, und es sei ein Stundenunterschied, erst sagte ich die sechste, aber nein, das stimmte nicht, dann war es in der neunten Stunde. „Seine Frau befindet sich jetzt in einem Raum, wie ich sehe, und erhält Besuch - nein, Moment, ist noch nicht drin." Die Uhren stimmten alle überein, ich gab noch die Uhrzeit an. Der Besuch war ein Mann und eine Frau, sagte ich, verbesserte aber gleich: nein, zwei Frauen, die eine hatte blondes Haar, war aber nicht echt, sagte ich auch. Der Ehemann hat sich sofort mit seiner Ehefrau in Verbindung gesetzt. Diese konnte es nur bestätigen und sagte: Ja, diese Frau, die als Mann angesehen wurde, da würde auch sonst jeder mit seinem menschlichen Auge sagen, ja, das ist ein Mann, denn sie hatte einen männlichen Gesichtsausdruck und obendrein noch Uniform an! Also ist mein Fotoapparat auch in Ordnung auf diese Entfernung. Es kann nicht weit genug sein. (29.09.1950)

(3) Ich bitte Sie, mich nicht mit Fragen zu belästigen, es genügt, wenn Sie den Wunsch nur in Ihrem Innern verborgen halten. Denn ich habe Ihnen zu wissen gegeben - wie klein ich auch bin, ohne mich zu loben -, dass es einmalig in der Welt ist, dass ich dem Menschen das sagen kann, was er an Krankheit in und an seinem Körper verborgen hält. Ich brauche nicht einmal einen Namen zu wissen. (01.10.1949)

(4) Auch muss ich Ihnen zu wissen geben, dass Sie, wenn Sie mich um Hilfe für einen Kranken bitten, mir nicht den Namen, nicht die Wohnung, auch nicht die Krankheit zu sagen brauchen. Ich weiß, dass mich die Eingebung so weit bringt, dass ich zu allem in der Lage bin, Menschen zu helfen und Menschen zu heilen. (17.10.1949)

(5) Wenn Sie mir einen großen Brief schreiben, so stecke ich diesen geschlossen in die Tasche. Ich brauche den Brief nicht zu öffnen; ich weiß, was drinsteht. Sie brauchen mir nichts zu sagen, ich weiß, was Sie mir sagen wollen. Sie brauchen mir nichts zu erzählen. (29.09.1950)

(6) Ich bin in der Lage, Ihnen heute schon zu sagen, was morgen und übermorgen geschieht. (31.08.1949)

(7) Ich erhalte so viel, (...) um rechtzeitig zu wissen, was im Anzug ist, was Menschen zu unternehmen gedenken, was Menschen beabsichtigen. (26.12.1958)

(8) Es entgeht mir nichts! Ich „lebe zurück", in die Vergangenheit, in die Gegenwart, in die Zukunft. Ich brauche nicht Bücher gelesen zu haben, ich brauche nicht Länder aufzusuchen, um zu wissen, was dort ist oder nicht. Sie nennen es die Geschichte. (...) Das können Sie auch noch haben, früher oder später, Fernsehapparat sein zu können. Dann können Sie zurücksehen in die Vergangenheit oder voraussehen in die Zukunft. Da würde eine Woche nicht ausreichen, um Ihnen das alles zu erzählen. (31.08.1950)

(9) Ich sehe nicht nur den Menschen, ich sehe auch, was weiter zurückliegt: Vergangenheit, Gegenwart, Zukunft, alles, was um und an ihm ist. Aber nicht nur vom Menschen, ich spreche vom Leben auf dieser Erde. Zu diesem Leben gehört nicht nur das menschliche Leben, sondern auch das tierische und das pflanzliche Leben. Was vor ihm war und wie es war - ich lebe Jahre zurück, es geht schnell. Wie Sie rückwärts gehen, wie Sie zurück- und wie Sie vorwärts gehen können, so kann ich dieses alles „zurück-leben". (19.09.1950)

(10) Ich kenne das Leben, das Leben aller Menschen. (26.09.1950)

(11) Ich weiß mehr, als Sie denken können. Deswegen will ich mich nicht erheben. Aber wenn ich dazu die Befähigung habe, dann können Sie mir das Vertrauen schenken. (24.09.1949)

Wie Menschen die Heilung eines Nächsten stören können

(1) Was weiß der Mensch, wie er seinen Mitmenschen beeinflussen kann! Die Beeinflussung, das heißt die seelische Beeinflussung, ist derart stark, dass es tatsächlich zwecklos ist, jeden Menschen auf dem Fernwege zu heilen, denn sein Mitmensch ist ja so dumm, oder sagen wir, er ist schon so schlecht geworden, dass er nicht mehr weiß, was gut, was schlecht, was falsch, was richtig ist, und nur Schlechtes tut. (22.09.1950)

(2) Ich bekam einen (...) Anruf. Ich selbst war nicht am Apparat (...). Dieser Herr (...) ließ bitten, ich möge ihm doch helfen. Ich kannte ihn gar nicht, es wurde mir kein Name gesagt, gar nichts. Habe ich gesagt: „Das geht nicht. Der Kranke liegt im Bett, jammert, hat Schmerzen. Halt, das geht nicht, da ist eine Frau im Haus, die Frau stört. Ist ein guter Mensch, sehr guter Mensch, aber ich kann nicht. Sie hält das Leiden fest, trotz ihrer Güte." Und jetzt habe ich sagen lassen, man möge der Frau mitteilen, sie möge die Wohnung dieses Kranken verlassen. Und dann hat sie den Bescheid gekriegt und ist gegangen. Dann ging es. Dann sind die Schmerzen weggegangen, und weiter, Herr Beier? (Der genannte Kranke befindet sich unter den Heilungssuchenden und berichtet weiter: „Dann sind die Schmerzen vollkommen aus dem ganzen Bein, dem ganzen Körper herausgegangen, der Krampf hat sich vollkommen gelöst, das Bein wurde sehr heiß, innerhalb weniger Minuten vollkommen schmerzfrei.") Also, jeder Mensch glaubt, einem anderen helfen zu können. Aber statt zu entlasten, belastet er nur den Kranken. Die Mutti denkt, ihrem Kind helfen zu können, indem sie Hilfe erwartet und immer wieder an die Krankheit denkt. Genauso kann auch ein Mensch den anderen belasten. Auch hier kann einer den anderen belasten. (05.09.1950)

Das Heilverbot

(1) Ärzteschaft und Heilpraktikerschaft haben sich ganz entschieden gegen mich ausgesprochen. In diesem Punkte sind sich die feindlichen Brüder, allerdings wohl mehr ihre Standesorganisationen, völlig einig! Man vergisst nur hervorzuheben, dass das Heilpraktikergesetz aus dem Jahre 1939 stammt und in seiner ganzen Art aus nazistischem Ungeiste geboren wurde; es trägt noch die typischen Züge der überwundenen dunklen Zeit, und ich muss mich darüber wundern, dass es noch Heilpraktiker gibt, die nicht begriffen haben, dass mit diesem Gesetze einstmals ihre Tätigkeit zugunsten der totalitären Schulmedizin unterbunden werden sollte. (Juli 1953, Zeitung „Vegetarisches Universum", Folge 7)

(2) Ich bin immer gehindert worden, indem ich immer wieder eins vor Augen sehe: Verbot, Verbot und nochmals Verbot! (...) Hier geht es nicht um das eigene Leben, sondern darum, den kranken Menschen zu helfen. Und davon gehe ich nicht ab, komme, was da wolle! Ich kann nicht vorübergehen, wenn ich Menschen sehe, die so krank daliegen und keine Hilfe haben können. (...) Wie viel Not und Elend ist in den Wohnungen verborgen! Die Krankenhäuser sind überfüllt. (...) In fast jeder Wohnung liegt ein kranker Mensch. (11.07.1949)

(3) Überall Menschen, die Hilfe, Heilung suchen am laufenden Band. Mir tut es bis in die Seele leid, wenn ich dann immer wieder das eine Wörtchen vor mir sehe: Verbot! Wie mir da zumute sein muss und gewesen ist, brauche ich wohl nicht zu erwähnen. Dies können nur meine engsten Mitarbeiter verstehen. (31.08.1949)

(4) Was mich immer wieder erschüttert, ist das, dass man nichts unversucht lässt, mir den Weg zu den Kranken zu versperren. Das sieht aber in einem Einzelfall so aus: Sie sehen einen Kranken, einen Ihrer Angehörigen liegen, voller Schmerzen, voller Leiden, und es wird Ihnen verboten, zu diesem hinzugehen, ihm zu helfen. Er liegt flach, er kann sich nicht mehr bewegen, er kann sich nicht helfen. Ich weiß nicht, ob Ihnen das Herz bluten

würde, wenn Sie diesen Menschen mit diesem schweren Leiden liegen lassen müssen, dass Sie ihm keine Hilfe geben können. Ich weiß nicht, ob Sie das Herz haben, dass Sie das mitansehen können. Ich kann es nicht! (26.09.1950)

(5) Dass Schwierigkeiten hier und dort auftreten, habe ich gewusst. (29.09.1950)

(6) Es ist mir nicht unbekannt, dass Menschen, die Schlechtes tun und schlecht denken, schlecht sprechen und das Schlechte in die Tat umsetzen, eine Strafe erhalten müssen, weil sie ihre Mitmenschen ins Verderben zu stürzen versuchen. Da leuchtet es mir ein, dass man diese Menschen, die nicht anders können, als Schlechtes zu tun, festhält, dass man sie aus den Reihen aller Menschen herauszieht und sie sicherstellt. Aber eines kann ich nicht verstehen, dass, wenn ein Mensch nur Gutes nicht nur zu tun gedenkt, sondern bereits getan hat und das sein ganzes Leben weiter tun wird, man ihm Derartiges verbietet. Wie unklug es doch ist, dass man, ohne überzeugt zu sein, einfach verbietet, kranke Menschen zu heilen. (29.09.1950)

(7) Tut man Böses, ist es nicht gut, tut man Gutes, ist es auch nicht gut. Was soll ich jetzt tun? (26.09.1950)

(8) Wenn ein Mensch etwas Schlechtes tut, wird er bestraft. Und zwar das menschliche Gesetz, das von Menschen geschaffen, verbietet es den Menschen, etwas Schlechtes zu tun. Ich sage nach wie vor: Wenn einer etwas Böses tut, geschieht die Strafe schon zu Recht, soweit sie richtig geklärt wird. Ich kann aber nicht verstehen, dass, wenn es Menschen gibt, und hier ein kleines Menschenkindchen - ist gar nicht so groß, Sie sagen immer der „große" Gröning, ich bin nur 1,68 m groß -, aber dass dieser Mensch nur Gutes getan hat und auch weiterhin Gutes zu tun gedenkt, dass ihm das verboten wird, kann ich nicht verstehen. Ich weiß, woher das kommt, ich sehe ja so weit, so tief. (29.09.1950)

(9) Ich wüsste nicht, dass Menschen ein Recht haben, mir Derartiges zu verbieten. Mir ist bekannt, wie auch Ihnen allen,

dass, wenn ein Mensch etwas Böses tut, er eine Strafe erhält. (...) Hier bei mir hat man nichts unversucht gelassen, trotz all dem Guten, das ich bisher an Menschen getan - nicht, dass ich mich loben will -, (...) mich zum Sturz zu bringen. Und diese Menschen, die dieses gewagt, noch wagen und weiterhin wagen werden - ich sage es heute nach wie vor -, das sind die schlechten, die satanischen Menschen, die Derartiges nie dulden würden. Ehrlich gesagt, ich weiß nicht mehr, wofür der Mensch von einem Menschen bestraft werden kann. (...) Wer Schlechtes tut, wird bestraft, wer Gutes tut, ebenfalls! (22.09.1950)

(10) Es gibt kein Gesetz, das mir mein Wirken, Menschen zu helfen, verbieten kann. Deshalb können keinem, auch nur einem einzigen Menschen, Rechte eingeräumt werden, die nicht vorhanden sind. In meinem Fall suchte man deshalb einen Grund und glaubte auch, diesen gefunden zu haben: Vergehen gegen das Heilpraktikergesetz. Ich habe weder das Geringste mit Heilmethoden der Heilpraktiker noch mit der Schulmedizin zu tun. Meine Heilmethode ist für die Wissenschaft noch ein unerforschtes Gebiet geblieben. Ich habe das beste Verständnis für die Wissenschaft, die bereits Tausende von Jahren besteht, wobei schon unzählige Millionen Menschen beschäftigt waren und es auch noch sind. Dass der Weg der Wissenschaft nicht 100%ig richtig war, beweist alleine einmal die Zahl der Wissenschaftler, die das Gefühl verdrängten und dafür den Verstand sprechen ließen. Mit dem Verstand kann ich bestimmt nicht verstanden werden. (handschriftlich)

(11) Nicht ich heile, sondern es heilt! Dieses es heißt das Gute, es heißt Gott! (1957, Zeitung „Neues Blatt“, Folge 5)

(12) Was kann man mir eigentlich rechtlich vorwerfen? Ich stelle keine Diagnosen; ich behandle niemanden; mich interessieren keine Krankheitsgeschichten; ich verordne keine Heilmittel und keine Kurmethoden. Ist es meine Schuld oder ist es gar ein Verbrechen, wenn es trotzdem zu überraschenden Heilungen kommt, wenn Kranke sich erheben und sagen: „Mir geht es so wohl und leicht; ich bin gesund“? (1957, Zeitung „Neues Blatt“, Folge 10)

(13) Die Behörde weiß selbst nicht, auch die Justiz weiß es nicht, wie viel Blöße sie sich hier gegeben hat. (05.10.1958)

(14) I) Wer gibt wem das Recht, mir zu verbieten, kranke Menschen, die tatsächlich von ärztlicher Seite voll und ganz aufgegeben sind, zu heilen?

II) Unzählige Tausende Kranke (siehe Traberhof), Wohnungen und Krankenhäuser warten hoffnungsvoll auf Heilung. Wer übernimmt die Verantwortung?

III) Ich klage alle diejenigen an, im Namen aller Kranken, die es verbieten, Kranke zu heilen.

IV) Ein verbotswidriges Gesetz besteht zur Zeit nicht in Deutschland, ebenso nicht in anderen Ländern.

V) Ein Vater trägt für seine Familie die volle Verantwortung, er hat auch für das Wohl aller Familienmitglieder zu sorgen und so weiter (siehe Vater Staat).

VI) 1) Wer bildet den Staat? Die Menschen.
2) Wer ist verpflichtet, für das Wohl des Staates Sorge zu tragen? Die Staatsführung.
3) Sind wir für das Wohl der Staatsführung verantwortlich oder ist die Staatsführung für unser Wohl verantwortlich? (handschriftlich)

(15) Es geschieht doch, was geschehen soll, habe ich gesagt, als ich zum ersten Mal das schriftliche Verbot erhielt. Da habe ich das allen Heilungssuchenden zu wissen gegeben, dass ich das schriftliche Verbot erhalten habe. Ich habe Folgendes gesagt: „Ein menschliches Gesetz gibt es nicht, das mir verbieten kann, Menschen zu helfen und Menschen zu heilen. Für mich kommt nur ein Gesetz in Frage, und das ist das wahre, göttliche. Und wenn man mich in eine Regentonne steckt und mit derselben vergräbt, so geschieht doch, was geschehen soll.“ (29.09.1950)

„Ich bin und bleibe gotthörig!“

(1) Ich bin nicht menschenhörig, sondern nur gotthörig. Ich kenne die weltlichen Gesetze und befolge nur die göttlichen. (handschriftlich)

(2) Ich unterstelle mich nicht einem menschlichen Gesetz, mein Gesetz bleibt das rein göttliche. (31.08.1949)

(3) Es gibt für mich ja kein menschliches Gesetz, das mir Derartiges verbieten kann. Das habe ich auch schon in Herford gesagt: „Für mich gibt es nur ein Gesetz, und das ist das göttliche. Und das Göttliche wird es mir nicht verbieten!“ (26.09.1950)

(4) Der Mensch hat nur etwas mitbekommen von Menschen, (...) er wurde nicht mehr von Gott geführt, sondern nur noch von Menschen, und hat menschliche Befehle ausgeführt. Warum? Ich tue es nicht! Mit mir können Sie machen, was Sie wollen, ich gehe einem menschlichen Befehl nicht nach. (22.09.1950)

(5) Es kommen immer wieder Menschen, die nichts unversucht lassen, und sagen: „Herr Gröning, das müssen Sie so tun, jenes müssen Sie anders tun.“ Wenn ich mir dies alles anhören würde und wenn ich dieses alles befolgen würde, so könnte ich überhaupt nichts mehr. Richtig handle ich, wenn ich mich von einem Menschen nicht beeinflussen lasse, dass ich den Weg gehe, den ich zu gehen gedenke. Denn von einem Menschen sich lenken zu lassen, wäre verkehrt. Ich lasse mich auch lenken, lenken von der göttlichen Kraft. (22.09.1950)

(6) So werde ich oft „überfallen“, das heißt, es kommt so plötzlich, ich ahne es nicht einmal - und plötzlich erhalte ich irgendeinen Auftrag, und diesen Auftrag muss ich erfüllen. (03.10.1958)

(7) Ich bin überzeugt. Oder glauben Sie, dass Sie mich überzeugen können? Nein! Ich höre ja auf keinen Menschen. Ich habe wirklich nicht mal auf meine leiblichen Eltern gehört, wenn sie sagten, ich sollte dies, das und jenes tun. Wenn sie ungerecht

gewesen, habe ich gesagt: „Nein, das tue ich nicht." Natürlich gab es Ohrfeigen! Macht nichts. Aber ich sträubte mich immer und auch heute noch und werde es auch immer tun. Ich tue nie das, was Menschen wollen, sie müssen mir das auch nicht sagen, erst recht nicht verlangen von mir. Nein, tue ich nicht! Denn ich bin ja gar nicht menschenhörig, bin nur gotthörig! Mehr nicht. (05.10.1958)

(8) Ich darf nicht so gleichgültig sein. Ich darf nicht auf Menschen hören. Ich muss gotthörig bleiben. Und das bleibe ich auch. Brauche ich Ihnen gar nicht zu versprechen. Ich bin Ihnen hierin keine Rechenschaft schuldig. Rechenschaft sind Sie sich selbst schuldig. Aber ich tue es einfach. Ich bin Ihnen ein kleines Vorbild! Denn wenn ich heute menschenhörig wäre und auch all das hören würde, wie Menschen mich selbst mit Schmutz und Dreck beworfen, und kein Verständnis für diese hätte, ja, meine lieben Freunde, dann wäre ich unter dieser schmutzigen, schweren Last schon zusammengebrochen. (04.12.1958)

Ein dorniger Weg

(1) Ich bin meinen Kreuzweg schon gegangen. Ich habe mich selbst aus der Gefangenschaft freischlagen müssen. Es lässt kein Mensch etwas unversucht! Der größte Teil, der zu mir gekommen ist und noch kommen wird, nicht nur Deutsche, auch Ausländer, viele, viele sind gekommen, aber alle wollten sie nur verdienen. (05.09.1950)

(2) Spinner hat man gesagt, als ich noch ein kleiner Knabe war und von Derartigem zu sprechen begann. (01.10.1949)

(3) Geschlagen bin ich genug geworden in meinem Leben. Man hat nichts unversucht gelassen, schon als kleines Kind, mich überall zu strafen, zu schlagen und immer wieder den Weg zu versperren. (26.09.1950)

(4) Ich bin schon Schläge gewohnt. (26.09.1950)

(5) Ich bin für meine Güte verfolgt worden, man hat nichts unversucht gelassen, man wollte mich einsperren, obwohl ich nur Menschen geholfen, nur Gutes getan habe. (03.09.1949)

(6) Ich habe hier nichts zu lachen. (05.10.1958)

(7) Ich weiß, ich bin als der größte Verbrecher hingestellt - aber unser Jesus, mit dem hat man dasselbe getan, und den hat man noch ans Kreuz genagelt -, aber das macht nichts. Ich gebe mein Leben, damit die Menschheit leben kann, und will nichts unversucht lassen, das der Menschheit mit auf den Weg zu geben, dass sie leben kann. Ich fühle mich verpflichtet, den Menschen aufzuklären, und lasse nichts unversucht. Und wenn einer von euch sagen will, es gibt keinen Herrgott, so lasse ich mich dafür in Stücke reißen. Ich gehe von meinem Glauben nicht ab! (31.08.1950)

(8) Ich bin nicht belesen. Aber man hat mir einige Schriftstücke zugesandt. Ein kurzer Auszug aus dem Neuen Testament. Jesus hat ja auch gewusst, welches Seine Jünger sind. Er wusste

ganz genau, dass Er ans Kreuz genagelt wird, das wusste Er alles. Nur einzelne Seiner Jünger konnten Ihn nicht verstehen, dass Er sterben muss, dass Er hier bald erlöst sein wird, dass Er zu Seinem Vater geht - zu unserem Vater, hat Er gesagt. Aber Er hat es geduldet, Er musste diesen letzten Weg gehen, damit die Menschen endlich zu Verstand kommen und damit tatsächlich den wahren, göttlichen Glauben in sich aufnehmen und danach leben. Und genauso ist auch mein Weg der Weg des Leidens! Ich leide nicht für mich, ich hätte es nicht nötig. (...) Ich habe vieles nicht nötig, und doch muss ich trotz meiner Güte und Hilfsbereitschaft leiden. Nicht, dass ich mich deswegen hervorheben will, sondern weil viele Menschen am Werk sind, die alles nicht verstehen. (31.08.1950)

(9) Ich habe die Überzeugung erhalten, dass ich in Freundeskreisen, ob im größeren oder im kleineren Rahmen, immer wieder, so ich auftauchte, mit neuem Schmutz und Dreck angegangen, beworfen, überschüttet wurde, so dass ich immer wieder weiter nichts zu tun hatte, als mich von diesem Dreck, der mir erneut entgegengebracht, erneut gesammelt, mit dem ich immer wieder erneut überschüttet wurde, frei zu machen. Und da ging die schönste und beste Zeit verloren, sodass doch ein Teil an, auch in meinem Körper haftete, dass auch ich in ein Leid verfiel und dass ich immer wieder alles Mögliche daransetzte, um von diesem Übel frei zu werden, dass Menschen endlich einmal auch das Gute hören und dem Guten folgen. Es war schwer, es sind schwere Jahre. Ich habe keinen rosigen, sondern ich habe nur einen Weg zu gehen: einen dornigen Weg. Und dieser Weg ist derart verschüttet, derart versperrt, den muss ich frei machen, den mache ich frei, und wenn ich ihn frei gemacht, dann wird er immer wieder aufs Neue versperrt. (26.12.1958)

(10) Ich muss das verantworten, was Freunde falsch getan haben. Ich muss dafür geradestehen wie ein Vater, wie ein Familienvater. Mich zieht man zur Verantwortung. (05.10.1958)

Bruno Gröning und die Ärzteschaft

(1) Ich achte jeden Arzt, der sein Menschtum bewahrt hat, der als Mensch dem Menschen entgegentritt und sich vor seinem Gewissen bemüht zu helfen, gerade wenn er dabei zu ganz einfachen und natürlichen Mitteln greifen müsste. Wer glaubt, nur mit Spritzen und Pillen die Krankheiten beseitigen zu können oder mit dem Messer vorschnell bei der Hand ist, kann mehr schaden als nützen. Das wissen wir doch alle, wenn man den nachfolgenden Wirkungen genauer nachgeht. Warum lehnen denn so viele Mediziner die Naturmittel ab; warum lassen sie sich zu wenig von der Natur und ihren Kräften beraten? -Vor Chirurgen habe ich Respekt; sie sind oft wahrste Künstler, wenn sie die Verletzten wieder zusammenflicken und dadurch so manchen Menschen dem Leben zurückgewinnen. Aber, aber - muss man denn bei Erkrankungen der inneren Organe immer so eiligst mit dem Messer zur Hand sein? Das Messer sollte nur im alleräußersten Notfall angesetzt werden; das Menschenleben ist doch kein Versuchsobjekt und kann nicht immer nur studienhalber besäbelt werden!
(August 1953, Zeitung „Vegetarisches Universum“, Folge 8)

(2) Die Ärzte haben den technischen Weg, so möchte ich es nennen, zur Heilung eingeschlagen. Ich bin für den natürlichen. Dazu führte mich die feste Überzeugung, dass das technische Handwerk allein nicht ausreicht. Ich werde nie schlecht von den Ärzten denken; denn sie versuchen von ihrer Warte alles, was ihnen als Hilfsmittel eine Hoffnung auf Heilung gibt. Dabei müssen sie jedoch erkennen, dass ihrer Kunst Grenzen gesetzt sind, dass ihnen einfach nicht alles möglich ist. Oft ist eine falsche Einstellung der Grund dafür. Sie glauben nicht bedingungslos an den Erfolg. Sie wollen immer nur versuchen. Dieser fehlende Glaube aber kann beim Patienten nicht zünden und die Kraft wecken, die einfach zu seiner Heilung notwendig ist. Ich habe Verständnis dafür, wenn mich Ärzte verbannen, weil meine Arbeit ihren naturwissenschaftlichen Erkenntnissen nicht genügt. Aber ich musste immer feststellen: Sie weisen mich nicht ab als Mensch, sondern

als Mediziner. Um so mehr freue ich mich über jene Ärzte, die mir ihre Patienten zuschicken, weil sie selbst mit ihren Mitteln und Erkenntnissen nicht weiterkommen. Ich bin dankbar, dass es auch hier bereits manche Heilung gab. Zusammenfassend möchte ich sagen: Die Heilung muss von der Seele ausgehen. Ausschlaggebend ist die Energie zum Guten, das sich durchsetzen will. Diese Kraft kann nicht immer durch den technischen Weg ihres Arztes geweckt werden. Aber es gibt Menschen, die dafür eine Gabe haben, die man wohl nicht immer erklären kann. (1957, Zeitung „Neues Blatt“, Folge 5)

(3) Es gibt vieles, das nicht erklärt werden, aber nichts, das nicht geschehen kann! (04.09.1950)

(4) Ich (...) sage aber nicht, dass die Ärzte nicht sein sollen. Sie sind notwendig. Ich aber erfülle eine besondere Mission. (15.11.1954, Zeitung „Mensch und Schicksal“)

(5) Der Arzt hat auch sein Bestes gegeben, Ihnen zu helfen. Es ist aber den Ärzten nicht gegeben, allen die Hilfe zu bringen, die sie erwarten. Eines aber muss gesagt werden: dass der einzige Arzt, der Arzt aller Menschen, allein nur unser Herrgott ist. Der Mensch ging vor Jahrhunderten den Weg ab von der Natur, von dem Glauben an unseren Herrgott. Jeder glaubte, sich allein behaupten zu können. „Jetzt sind wir auf dieser Erde, jetzt richten wir uns ein, wie wir das wollen, und wir werden uns schon zu helfen wissen“, glaubte jeder. Aber ich gebe Ihnen zu wissen, dass niemandem geholfen werden kann ohne unseren Herrgott. Er allein ist und bleibt unser Vater, Er allein ist und bleibt der größte Arzt aller Menschen! Und wer glaubt, sich der Natur, die der Herrgott hier so schön für uns Menschen geschaffen hat, entziehen zu können, der soll gehen, wohin er will. Man hat geglaubt, einer könnte sich vom anderen unterscheiden, indem er der Natur den Rücken kehrt und die Stufen der Kultur besteigt. Da liegt der Fehler, da liegt alles, das ist es, was dem Menschen fehlt: die Natur. Zurück zur Natur! Zurück zu unserem Herrgott, zurück zum Glauben an den Herrgott und zum Glauben an das Gute im Menschen! (31.08.1949)

(6) Ich stehe nach wie vor dafür, dass die Grundursache aller Krankheiten ist, dass das Volk künstlich durchgehalten wird. Ich bin ein Mensch, der nicht studiert hat und der der Wissenschaft nicht nachgelaufen ist, sondern der aus eigener Erfahrung und aus Eingebung dieses erprobt hat. Ich bin zu dieser Überzeugung gekommen, obwohl ich kein Arzt bin. Kunst und Wissenschaft sagen: Fort von der Natur, hinein in die Kultur. Und hier liegen die Ursachen der Krankheiten! Die Industrie ist schuld! Sie hat Mittel hergestellt, um den Menschenkörper total zu verseuchen. Ich habe zu den Ärzten schon immer gesagt: „Überall ist Mord - Mord - Mord! Herr Doktor, Sie sind eine Vertriebsstelle für die Hersteller von Medikamenten." Ich stehe nach wie vor dafür: Naturheilkräuter. Die Natur gibt den Menschen alles durch das, was der Herrgott für uns wachsen lässt. Warum alles künstlich herstellen? Woraus werden diese Präparate hergestellt? Aus allem möglichen Zeug! Die Zusammensetzung kann der Menschenkörper unmöglich vertragen. Wenn heute ein Kranker zum Arzt geht und etwas verschrieben bekommt, heißt es immer „dafür" statt „dagegen"! (...) Ich stehe auf dem Standpunkt, den Menschen alles verständlich zu machen, mit Tatsachen zu kommen, ihnen alle diese schädlichen Dinge vor Augen zu führen (...). Fort mit Kunstdünger - fort mit künstlichen Medikamenten! Denn wer war der erste Arzt und was war die erste Medizin? Die Natur! (11.07.1949)

(7) Kein Arzt kann heilen oder hat jemals heilen können. Ärzte stecken noch in den Kinderschuhen. Tausende Kranke waren Versuchskaninchen. (handschriftlich)

(8) Seit meinem Auftauchen (Wirken) in der Öffentlichkeit kamen unzählige Kranke, die Jahre in ärztlicher Behandlung waren, ohne geheilt zu werden, noch eine Hoffnung auf Heilung hatten. Diese Kranken wurden von ärztlicher Seite als unheilbar erklärt und mussten somit ihre Leiden mit den allergrößten Schmerzen geduldig tragen. Aussprüche der Ärzte waren: „Da können wir nichts machen, diese Krankheit ist unheilbar. Was wir können: ihnen von Zeit zu Zeit die Schmerzen lindern, aber das ist auch alles." Tausende Jahre waren Millionen von Ärzten

dabei, Versuche anzustellen, die Krankheit zu bekämpfen oder zumindest der Krankheit (betäubend) Einhalt zu bieten. Der Erfolg auf einzelnen wenigen Krankheitsgebieten kann nicht bestritten werden. Die Hoffnungslosen aber blieben soweit sich selbst überlassen. (Rette sich, wer kann.) Aber wehe dem, der versucht sich zu retten oder nur in den Glauben verfällt, gerettet zu werden. Bei einzelnen (...) Ärzten heißt es: „Wehe dem, der sich über unser Wissen und Können stellt und es auch kann." Ich verstehe sehr gut! Wofür erhalten diese beamteten Ärzte ihr Geld, von dem sie sehr gut leben können? Dafür, dass sie sich und somit ihren Sessel behaupten. (handschriftlich)

(9) Dass ich dazu imstande bin, Menschen zu helfen, veranlasst einige wenige, alles dagegenzustellen, um Sie nicht gesund zu wissen. Vielleicht glauben sie, dass ich ihnen die Butter vom Brot nehmen will, oder vielleicht glauben sie, dass sie arm werden oder dass ihre Existenz, ihr Beruf geschädigt wird. Ich sage: Nein, ich nehme es keinem Menschen übel, dass er nur seine Pflicht getan hat, nach bestem Wissen alles darangesetzt hat, um den Menschen zu helfen. Ich verachte diesen Menschen nicht. Er ist nur ein Mensch wie auch ich, auf der einen Seite. Auf der anderen Seite soll die Menschheit doch dem Herrgott danken, dass es jetzt einen Menschen gibt, der helfen kann. (01.10.1949)

(10) Professoren, die nicht dafür, sondern dagegenstanden, sagten mir: „Ich will Wunder sehen." Sie sagten: „Das können wir auch, Menschen gesund machen." Ich habe nur die Frage gestellt, wo dann gesunde Menschen sind und warum man denn die Kranken nicht gesund gemacht hat. Nein, sie wollten sehen, dass ich zu einem, dem der Arm fehlt, sage: „Eins, zwei, drei, der Arm muss wieder da sein!" Solche Wunder wollten sie sehen. Ich will nicht damit gesagt haben, dass ich die Ärzte beschimpfen und in den Dreck ziehen will. Nein, es sind und bleiben meine Freunde, denn sie alle haben hierin einen Beruf gefunden, in dem Glauben, Menschen helfen zu können. Aber einzelne Menschen gibt es, auch unter den Ärzten, die glauben, sich behaupten zu können. Sie glauben, dass der kleine Gröning ihnen das Butterbrot wegnehmen will. Nein, ich habe die feste Absicht, ihnen noch etwas

daraufzugeben! Aber andererseits haben sich schon viele Ärzte eingefunden mit der Bitte, hier mitarbeiten zu dürfen um Menschen zu helfen, Menschen zu heilen. Ich habe immer wieder gesagt, die 70.000 Ärzte, die wir heute in Deutschland haben, reichen noch gar nicht aus, um allen Menschen schnellstens zu helfen. Man hat mir die Frage gestellt, ob ich die Kraft übertragen kann. Ich sage: Nein, das geht nicht! Ich bin aber in der Lage, Menschen, die gewillt sind, die bereit sind Menschen zu helfen, in meinem Auftrag Heilungen vornehmen zu lassen. (09.09.1949)

(11) Ich komme jeden Tag mit Menschen zusammen, die zur Schulmedizin gehören. Keine Dummköpfe, nein. Auch der, den ich gestern kennenlernte, steht schon ganz schön oben, jedenfalls ist er so ein Mensch, der seinen Kollegen noch vieles mit auf den Weg geben kann. Und er ist heute, das heißt seit meinem öffentlichen Auftreten, nicht nur anderer Meinung, sondern er sagt: „Jetzt habe ich einen Halt; das ist ja das, was ich immer wollte." Ich beschimpfe keinen Schulmediziner, auch wenn er heute noch so dagegensteht. Ich greife nur mal einen heraus, wie mir hier von einer Dame berichtet wurde (...). Sie sagte: „Herr Gröning, mein Schwager, das war ein Skeptiker." Sage ich: „Ein Dummkopf war das!" Ich legte ihr den Standpunkt klar. Wenn dieser Arzt nur den Namen Gröning hörte, so schlug er um sich. Er schimpfte wie ein Rohrspatz, er konnte den kleinen Kerl nicht leiden, hat ihn aber noch nie gesehen und sich mit ihm noch nie unterhalten, wusste nichts. Aber eines wusste er, dass doch etwas da ist, was für ihn vielleicht nicht gut wäre und was er nicht glauben könnte. Der Mensch glaubt immer erst das, was er fassen, sehen kann, das Unsichtbare nicht. (...) So wie dieser Mensch eingestellt war, so war er bald umgestellt. (...) Dieser Arzt ließ sich von einem seiner Kollegen einladen ins Kino. Der Kollege sagte zu ihm, zu diesem Gröning-Feind: „Der Gröning-Film läuft, wollen wir doch mal hingehen." Er schimpfte, aber er ließ sich doch bereden und sah sich den Film an. Als die Vorführung zu Ende war - einen kleinen Schauer hat er doch gekriegt, anfangs hat er noch gelacht, aber dann wurde er ruhig -, ging er mit seinem Kollegen nach Haus. Kurz vor seinem Haus sagte er: „Ich habe meinen Stock im Kino gelassen, ich konnte doch nie ohne Stock gehen!" Der Mann hatte

durch eine Beinverletzung Schmerzen gehabt. Jetzt hatte er keine Schmerzen! Er bog sein Bein nach allen Richtungen, er war von seinem Leiden befreit, er war geheilt. Und wenn sie heute gegen Gröning sprechen, dann wird es ihm nichts ausmachen, den Menschen den Schädel einzuschlagen, so wurde mir das berichtet. Deswegen sage ich: Was habe ich nötig oder was würde mich dazu veranlassen, auf Menschen böse zu sein, wenn sie draußen schimpfen? (04.09.1950)

(12) Ich lege keinen Wert darauf, dass Menschen auf Ärzte schimpfen, im Gegenteil. Aber vernünftig müssen sie schon sein. Ein großer Teil hat den Weg zu mir gefunden, und ich lehne keinen ab, um diese Menschen auf den Weg zu bringen, den sie bereit sind zu gehen. (11.07.1949)

(13) Ich mache den Ärzten auch Vorwürfe, mit Recht, wenn sie sagen: „Ja, ich kann Ihrem Mann nicht helfen." Und sagen es dem Mann noch selbst: „Höchstens einen Monat, zwei Monate oder drei Monate." Das darf nicht sein. Das darf man nicht sagen, das ist falsch! (...) Was glauben Sie wohl, was ein gesunder Mensch einen Kranken schwächen kann. Jetzt wird erst alles ans Licht gestellt, jetzt soll der Mensch erst wissen, was los ist. (25.09.1950)

(14) Ich bitte es nicht so aufzufassen, als würde ich jetzt den Ärzten den Kampf ansagen - nein! (19.09.1950)

(15) Ich will Sie nicht von Ihren Ärzten lossprechen, von mir aus können Sie täglich bei ihnen sitzen. Ich spreche nicht dagegen, im Gegenteil, ich würde mich freuen, wenn diese endlich einmal aufgeschlossen wären, um den Menschen helfen zu können. Denn bei dem, was man bisher nicht konnte, da reiche ich meine Hand und sage: Kommt, helft! (22.09.1950)

(16) Die ärztliche Hilfe als solche ist mir schon sehr häufig angeboten worden. Ich stehe nach wie vor dafür, dass ich dieses Angebot nicht ablehne, nein, denn dieses war ja mein Wunsch, dass die Ärzte sich bereit erklären und dass sie sich schon bereit

erklärt haben, an diesem großen, göttlichen Werk mitzuarbeiten, um Menschen helfen zu können. (01.10.1949)

(17) Ich habe gesagt, ich will die Ärzte in meinen Reihen wissen, und zwar für die Vor- und Nachuntersuchung jedes einzelnen Kranken, damit jeder auch die Gewähr hat, dass er gesund geworden ist oder sich auf dem besten Wege der Genesung befindet. (01.10.1949)

(18) Ich kenne einzelne Ärzte, denen ich so vieles mit auf den Weg gegeben habe. Dem einen habe ich einen Stuhl angesprochen oder Gegenstände, und einer heilt sogar mit meinem Foto. Ich habe ihm das auch gewährt. (26.09.1950)

(19) Ich gebe Ihnen bekannt, dass viele Ärzte sich bereit erklärt haben, an diesem großen, göttlichen Werk mitzuarbeiten. (31.08.1949)

Arztbesuch, Medikamente, Operationen

(1) Ich verbiete und verschreibe nichts. Jeder Mensch muss wissen, wem er seinen Körper zur Verfügung stellt. Ich darf und werde es nicht tun, und ich kann es auch nicht verantworten, es ist jedes Menschen eigener Entschluss. Wenn er sagt: „Ich lasse mich operieren", kann man das nie in Abrede stellen. (...) Ich werde nicht dafür oder dagegen sprechen. Das wäre zu viel, und es kommen nachher Menschen und sagen: „Ja, der Gröning hat gesagt ..." (...) Nur das Vertrauen bewahren! Wenn aber solche Fragen gestellt werden, da rede ich nicht rein. (...) Ich gebe darin keine Auskunft! Denn hier sollen Sie empfangen und nichts verlangen. (31.08.1950)

(2) Ich verbiete niemandem den Rat des Arztes. Im Gegenteil. (1957, Zeitung „Neues Blatt", Folge 5)

(3) Anleitung von mir haben Sie immer erhalten, zu Ihrem Arzt zu gehen. - „Also, sollen wir zum Arzt gehen, so brauche ich den Gröning nicht, nein." Wenn er so glaubt - nein; ich sage, er braucht den Arzt, soll er doch gehen! Das hat mit dem Arzt hier in diesem Freundeskreis nichts zu tun. Wenn er das noch nicht verstanden hat, ist er noch nicht reif! Dann weiß er noch nichts, da weiß er vieles nicht, er weiß überhaupt nichts! (05.10.1958)

(4) Menschen haben mich noch nicht verstanden, wenn ich sage: Haben sie Vertrauen zu ihrem Arzt! Mit diesem, so Sie wirkliches Vertrauen haben, wird auch er, der Arzt, geführt. So er aber das Misstrauen wahrnimmt - (...) das fühlt er und er wird gleichgültig und wird nur alles tun, um Sie abzuschieben. Aber so Sie Vertrauen haben, so nimmt er das Vertrauen auf und er bekommt ein ganz anderes Gefühl. (05.10.1957)

(5) Wenn Sie vom Arzt ein Medikament verschrieben erhalten haben, (dann) glauben Sie doch wenigstens, dass es hilft. (07.11.1958)

Der künstliche Weg der Wissenschaft

(1) Die hohe Wissenschaft hat nichts unversucht gelassen, Dinge zu erforschen, die zwischen Himmel und Erde liegen. Auf dem künstlichen Wege haben sie es geschafft. (31.08.1950)

(2) Unseren Körper, wer hat ihn erkannt? Wissenschaftler - seit Jahrhunderten forschen sie und haben den Körper noch nicht erkannt. (05.10.1958)

(3) Ich sage nach wie vor: Was weiß der Mensch! (...) Der Mensch lebt so dahin und weiß nicht, was los ist. Die Wissenschaft als solche hat tatsächlich nichts unversucht gelassen, Dinge zu erforschen, die zwischen Himmel und Erde liegen. Ja, wer weiß etwas? Keiner! Dass ich bekämpft werden muss, ist mir klar. Ich kann alles gut verstehen, bin auch keinem Menschen böse darüber, dass er mich bekämpft. Wenn Menschen zu mir gekommen sind und sagten: „Ja, ich glaube nicht daran, ich habe eine Skepsis“, oder wenn mir ein anderer sagt: „Der, das ist ein Skeptiker“ - nein, das alles stimmt nicht. Skeptiker gibt es ja keine, das heißt, sie behaupten wohl, dass sie Skeptiker sind. Es sind Menschen, kurz und klar gesagt, die unwissend sind, denn Skepsis nenne ich etwas anderes. (04.09.1950)

(4) Es ist arg, dass gerade die Menschen, die nichts erfassen, sich für wissend halten und daher nicht erfassen können, was Wissen ist. (handschriftlich)

(5) Zum Wissen gehört das Können. (handschriftlich)

(6) Ich habe mal einen Wissenschaftler gesprochen, der die Welt kennengelernt hat. Und er sagte: „Ja, was Sie können, das können wir nicht. Wir haben nichts unversucht gelassen, Dinge zu erforschen, die zwischen Himmel und Erde liegen, und da kamen wir nie ran. Und wir glaubten so manches Mal, wir wären

auf eine Spur gekommen. Aber die Spur haben wir dann verloren, und als wir glaubten, das Ziel zu haben, war es fort." (26.09.1950)

(7) Ich stehe nach wie vor dafür, dass die Grundursache aller Krankheiten ist, dass das Volk künstlich durchgehalten wird. Ich bin ein Mensch, der nicht studiert hat und der der Wissenschaft nicht nachgelaufen ist, sondern der aus eigener Erfahrung und aus Eingebung dieses erprobt hat. Ich bin zu dieser Überzeugung gekommen, obwohl ich kein Arzt bin. Kunst und Wissenschaft sagten: Fort von der Natur, hinein in die Kultur. Und hier liegen die Ursachen der Krankheiten! Die Industrie ist schuld! Sie hat Mittel hergestellt, um den Menschenkörper total zu verseuchen. Ich habe zu den Ärzten schon immer gesagt: „Überall sehe ich Mord, Mord, Mord! Herr Doktor, Sie sind eine Vertriebsstelle für die Hersteller der Medikamente!" (11.07.1949)

(8) Fort mit Kunstdünger - fort mit künstlichen Medikamenten! Denn wer war der erste Arzt und was war die erste Medizin? Die Natur! Die Wissenschaft sagt: Wir machen etwas Künstliches; geht schneller; es wird modernisiert. (11.07.1949)

(9) Alles das, was durch Menschenhand künstlich geschaffen, gibt es auch natürlich, besser und leichter als so. (22.09.1950)

(10) Es muss in aller Deutlichkeit gesagt werden, dass die Lehre Grönings für die gesamte Wissenschaft von unschätzbarer Bedeutung ist. (23.07.1957)

(11) Meine Lehre ist die wirkliche Lehre, die nicht nur Menschen zu empfehlen, sondern für die sogenannte exakte Wissenschaft von so sehr großer Wichtigkeit ist, dass sie in späterer Zeit diesen Weg einschlagen wird, um von sich aus der ganzen Menschheit all das zukommen lassen zu können, was wirklich, vor allem in der heutigen Zeit, für jeden Lebenden insofern wichtig ist, da der Mensch all das wieder in sich aufnehmen kann, was Gott für ihn bestimmt hat. (23.07.1957)

(12) Meine Heilmethode ist für die Wissenschaft noch ein unerforschtes Gebiet geblieben. Habe das beste Verständnis für die Wissenschaft, die bereits Tausende von Jahren besteht, wobei schon unzählige Millionen Menschen beschäftigt waren und es auch noch sind. Dass der Weg der Wissenschaft nicht 100%ig richtig war, beweist alleine einmal die Zahl der Wissenschaftler, die das Gefühl verdrängten und dafür den Verstand sprechen ließen. Mit dem Verstand kann ich bestimmt nicht verstanden werden. (handschriftlich)

Das Ende des künstlichen Weges

(1) Das Künstliche hält sich nicht lange. (...) Das Künstliche vergeht, das Natürliche nie! Soweit der Mensch ins Satanische übergegangen ist, hat er nichts unversucht gelassen, auch das Natürliche, das Göttliche zu zerstören. Dazu befindet sich der Mensch auf dem besten Wege. Er ist so weit gegangen mit seiner Kunst, mit seinem Wissen und Können, dass er tatsächlich in der Lage wäre, all das Natürliche zu vernichten. Alle Lebewesen dieser Erde, die Menschen, Tiere und das pflanzliche Leben, sie können vernichtet werden. Womit? Ein Wörtchen: Atom! Da ist die Kunst zu Ende! Der Mensch hat es so weit gebracht, dass er nicht mehr anders kann. Der Satan hat sein Werk vollbracht! Aber weil der Mensch so weit gegangen ist, ist doch noch etwas Gutes da, das sich bemerkbar macht. Und das ist ein Mensch, der trotz dieser großen Gefahr, die von menschlicher Seite ausgegangen ist, den Menschen warnt, ihn zurückruft von dem Unglück, das ihm droht. Der Mensch ist so weit, er steht vor dem Abgrund. Und ich rufe den Menschen zurück, zurück auf den Weg, auf dem er sich einst befunden. (22.09.1950)

(2) Das Element Uran, welches zur Nutzung der Atomkraft benötigt wird und im Erdboden in feinster Verteilung vorkommt, steuert durch seine sehr schwache, natürliche Ausstrahlung die Fruchtbarkeit aller Lebewesen auf Erden. Sobald man dieses Metall aus dem Erdboden holt, wird das biologische Gleichgewicht gestört und die Fruchtbarkeit bei Mensch und Tier ist in weiterer Folge immer mehr beeinträchtigt. Andererseits sind, wie sie ja aus vielen offiziellen Berichten wissen, in den Kraftwerken große Mengen - mehr als 700 Tonnen pro Reaktorblock - von stark angereichertem Uran nötig, um den Kernspaltungsprozess in Gang zu setzen und zu halten. Die vom Menschen hergestellte Urankonzentration, kommt nirgends in der lebenden Natur vor. Sie erzeugt im Verlauf der Spaltungsprozesse unzählige Atomkerne, hoch radioaktive, bisher nicht existierende Elemente. Einige davon benötigen für ihre endgültige Umwandlung in harmlose Stoffe oft mehrere hunderttausend Jahre. So schaffen die Menschen - und werden das in Zukunft in vermehrtem Ausmaß

tun - giftige Stoffe in ungeheuren, unvorstellbaren Mengen, die durch nichts, aber auch gar nichts wieder aufgelöst werden können. In ihrem Hochmut vermeinen die sogenannten Fachleute diese lebensgefährliche Technik zu beherrschen - und sind sich dessen nicht bewusst, dass sie Lakaien des Bösen sind, der damit einen Generalangriff gegen die göttliche Schöpfung plant, um sie damit zu vernichten. Ich frage Sie, Freunde: Welche Menschengruppe kann denn wirklich über so große Zeiträume hinweg die Verantwortung für den absoluten Verschluss der strahlenden Materialien und somit für den klaglosen Weiterbestand des Lebens auf dieser unserer Erde übernehmen? Auch hier gilt also das Wort: Hochmut kommt vor dem Fall! (Alfred Hosp, „Kräfte des Geistes", Eigenverlag, S. 129)

Zurück zur Natur

(1) Natürlich ist die Natur Gott. (handschriftlich)

(2) Was wissen Sie überhaupt von dem Göttlichen? Der Mensch erkennt erst dann, wie schön die Natur, das Göttliche ist, wenn er monatelang im Krankenbett liegen musste oder wenn er in einer Stadt leben musste oder von Arbeit und Sorge und Elend überschüttet war und dann das Glück hat, in Gottes freier Natur zu sein, dann findet er es erst herrlich. Herrlich, das ist die Natur, das ist Gott! Dann empfindet er das alles wie ein Wunder, wie ein Märchen, wie schön und wie herrlich doch alles ist. (26.09.1950)

(3) Und wer glaubt, sich der Natur, die der Herrgott hier so schön für uns Menschen geschaffen hat, entziehen zu können, der soll gehen, wohin er will. Man hat geglaubt, einer könnte sich vom anderen unterscheiden, indem er der Natur den Rücken kehrt und die Stufen der Kultur besteigt. Da liegt der Fehler, da liegt alles, das ist es, was dem Menschen fehlt: die Natur. Zurück zur Natur! Zurück zu unserem Herrgott, zurück zum Glauben an den Herrgott und zum Glauben an das Gute im Menschen! (31.08.1949)

(4) Haben die Menschen Sein Werk hier, das er geschaffen hat für uns, nicht verkommen lassen? Doch! Sie haben es nicht mehr geachtet. Die Natur sagt ihnen nichts mehr; das Unnatürliche-, das Weltliche, das ist ihnen alles. (05.10.1957)

(5) Wir Menschen sind nun einmal abhängig von der Natur. Wir können uns da nicht zurückziehen, wie viele behaupten: „Fort mit der Natur, hinein in die Kultur.“ Die Kulturstufe ist erstiegen, und das Natürliche, das rein Menschliche ist etwas beiseitegedrängt. Aber wir sind von der Natur abhängig, von dem, was der Herrgott für uns wachsen lässt - wir können nicht ohne das bestehen. (01.10.1949)

(6) Er (Gott) hat ihnen alles gegeben, die Saat, in die dieser Seine Bestimmung hineingegeben (hat), und wir haben uns dieser

Seiner Saat zu bedienen. Wir haben uns den Boden nutzbar zu machen; wir haben ihn zu bearbeiten; wir müssen die Saat dem Boden übergeben. Und da zeigt sich (dann) Gott in Seiner ganzen Pracht und Herrlichkeit - was daraus hervorsprießt - an dieser Frucht können wir uns laben, können wir unseren Körper stärken. Das hat Gott so bestimmt, das ist richtig. (07.11.1958)

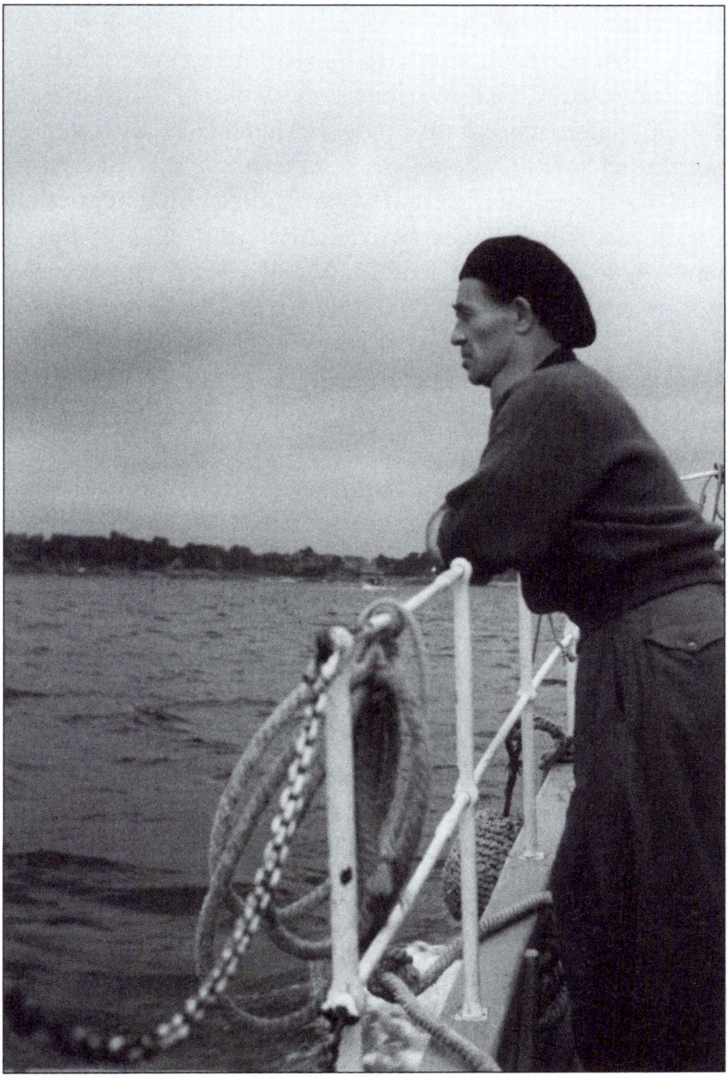

Naturheilkräuter, die wahre Medizin

(1) Ich stehe nach wie vor dafür: Naturheilkräuter! Die Natur gibt dem Menschen alles durch das, was der Herrgott für uns wachsen lässt. Warum alles künstlich herstellen? (...) Ich will Ihnen hier zu wissen geben, dass ich in der Lage bin, die Naturheilkräuter wieder neu ausfindig zu machen. Denn mein Leben ist auch nicht auf Hunderte von Jahren beschieden, sondern auf wenige Jahre; da will ich vorarbeiten, indem ich Naturheilkräuter ausfindig mache. Ich bin imstande, bei jedem Wachstum, das wir auf der Erde haben, festzustellen, wozu es dient, was für ein Organ es heilt. Dazu will ich mir die Naturheilkräuter heranziehen. Sammelt mir sämtliche Kräuter, Gräser und was es alles gibt. Genauso wie ich in der Lage bin, Medikamente genauestens zu überprüfen, wieweit sie nützlich oder schädlich für den Menschen sind, ohne es zu sehen. (11.07.1949)

(2) Viel getan ist in der Naturheilkunde noch nicht. Die Naturheilmittel, wie sie jetzt da sind, sind Mischungen. Man soll nicht einen Apfel und eine Pflaume zusammen essen. Wenn ein Tee ausgegeben wird - nicht gemischt. Ein schwarzer Tee muss gemischt werden, verschiedene Sorten Tee, um Geschmack hereinzukriegen. Aber Tee zur Heilung muss rein sein! (11.07.1949)

(3) Als noch wenige Menschen auf dieser Erde waren, ist man dazu übergegangen, wenn der eine mal hier und dort irgendwo eine kranke Stelle in oder an seinem Körper verspürte, irgendetwas zu geben: man riss ein Kräutlein ab, irgendetwas, was auch zu den Lebewesen gehört. Wenn der Mensch das Kräutlein in die Hand nahm, dann verspürte er etwas, ja, es ging so etwas durch den Körper - und sein Leiden, seine Schmerzen hatte er verloren. Die ersten Menschen hatten so manches, sie nahmen auch das Kräutlein mal in den Mund oder legten das irgendwo auf: „Ach, das heilt schon", ja, und das Auge war gesund, das Gehör war wieder da. Und man hat im Laufe der Jahre festgestellt, dass das Naturheilkräuter waren. Der Herrgott hat uns auf diese Erde

gesetzt und hat uns alles mit auf den Weg gegeben, dass wir uns auch heilen können. (...) Wenn wir als Menschen das auch getan haben, indem wir später uns von diesen Kräutern einen Tee gebraut haben, ihn getrunken, dann war unser Bauchweh, unser Kopfweh oder gleich was verschwunden. (07.09.1950)

Richtige Ernährung

(1) Ja, liebe Freunde, auch bei den Mahlzeiten machen Sie es oft falsch. (...) Wenn Sie etwas tun, dann tun Sie es doch mit vollem Bewusstsein und widmen sich ganz dieser Tätigkeit. Der Mensch, so wie er heute ist, kann immer nur ein Ding tun. Aber dem muss er volle Beachtung schenken, sonst wird nichts daraus. Wenn Sie essen, liebe Freunde, dann denken sie nur an diese Tätigkeit. Denken Sie daran, dass die Nahrung, die Sie dem Körper zuführen, auch göttlich ist - wie Ihr Körper - und danken Sie Gott für jeden Bissen, den er Ihnen schenkt. Denn ohne Gott gäbe es keine Nahrung. Wenn Sie während der Mahlzeit etwas anderes denken, sich unterhalten oder in der Zeitung lesen, so essen Sie das, was Sie noch nebenbei tun oder denken, mit in sich hinein. Meistens ist es etwas Ungutes. Es ist kein Wunder, wenn sie nach einer so oberflächlichen Mahlzeit Beschwerden haben. Dadurch entstehen Magen- und Darmbeschwerden. Denn es ist einfach zu viel für den Verdauungstrakt, was da immer wieder von oben herunter kommt.

Und noch etwas sehr Wichtiges will ich Ihnen mit auf den Weg geben, weil wir schon bei diesem Thema sind: Sorgen Sie jeden Morgen für die Entleerung des Darms und nehmen Sie erst nachher das Frühstück zu sich. Das gehört auch zur Ordnung. Denn wenn Sie es umgekehrt machen, vermischt sich allzu leicht das Alte mit dem Neuen und oft will dann der Darm überhaupt nicht mehr. Sie müssen ja auch zuerst die alte Asche aus Ihrem Ofen entfernen, ehe Sie ein neues Feuer entzünden, da es sonst nicht brennen kann, sondern nur qualmt. Das weiß jede Hausfrau aus Erfahrung. Bei Ihrem eigenen Körper beachten Sie es jedoch meist nicht. Auch nach diesem Essen braucht der Magen noch etwas Ruhe, denn ein Teil des Blutes ist in seinen Wänden konzentriert und hilft mit, die Speisen zu verdauen. In der ersten Viertelstunde muss der Magen die schwerste Arbeit leisten, bis er die Nahrung mit seinen Säften durchdrungen hat. Wenn Sie nur sehen könnten, wie interessant es ist. Während der Magen durch wellenartige Bewegungen den Inhalt immer wieder dreht und wendet, spritzen die Drüsen wie kleine Springbrunnen in den Brei, bis er gut vermischt, ja man könnte fast sagen verseift ist.

Wenn Sie diese Phase durch Arbeit oder aufregende Gespräche stören, verkrampft sich der Magen. Die ruhigen, wellenartigen Bewegungen werden zu Zuckungen; die Säfte hören auf zu fließen und die Nahrung wird unverseift an den Darm weiter gegeben. Der kann natürlich damit auch nicht viel anfangen und es entstehen Stauungen und Beschwerden. Bei starken Aufregungen kommt es sogar zum Erbrechen. Beachten Sie daher diese Lebensregeln und Sie werden sehen, dass Sie sich wohler fühlen als bisher. Die Nahrung wird ganz ausgenutzt; sie brauchen daher weniger, und sowohl Magen wie auch Darm werden von unnötigem Ballast befreit. Naschereien befriedigen den Gaumen und die Folgen einer unrichtigen Ernährung machen sich früher oder später unweigerlich bemerkbar; und wenn einmal die Unordnung in Ihrem Körper eingekehrt ist, wie schwer ist es dann für Sie, wieder Ordnung zu schaffen! (Alfred Hosp, „Kräfte des Geistes", Eigenverlag, S. 228)

(2) Ich würde mich hüten (...) unreifes Obst zu essen. Wenn Sie unreifes Obst essen, besteht die Gefahr, dass Sie krank werden. Ich lasse das immer reifen und esse es nur, wenn es reif ist. Und wenn Sie Ihre Gesundheit erhalten wollen, dann essen Sie es auch nur reif. (22.09.1950)

Bewegung ist wichtig

(1) Wohl dem, der den Weg zu Fuß zurücklegen kann, nicht? Aber da ist der Mensch zu bequem? Stundenlang könnten Sie tippeln (gehen). „Aber warum? Ich hab ja (eine) Rückfahrkarte, ich kann ja fahren." (...) Glauben Sie, das Gehen tut Ihnen nicht gut? (...) Gehen Sie zehn oder zwölf Stunden zu Fuß: Tut Ihnen sehr gut! (Die Zuhörer lachen.) Aber da sammelt sich die Kraft; diese Bewegung brauchen Sie, würde ich Ihnen überhaupt empfehlen. (05.10.1957)

(2) Und das ist ja selbstverständlich, dass, wenn hier und dort schon versteifte Glieder am Körper sind, dass diese wieder aus der alten, aus der schlechten Lage herausbewegt werden müssen. (23.09.1950)

Gedanken zum Tierreich

(1) Ich würde es nicht wagen, Sie werden nie von einem Menschen hören, dass ich einem Tier wehgetan habe. Was weiß der Mensch, was für eine Seele drin ist! Haben Sie dem Tier das Leben gegeben? Nein! Folglich haben Sie nicht das Recht, ihm das Leben zu nehmen! (25.09.1950)

(2) Die Pflanzen und Tiere nehmen die natürlichen, göttlichen Kräfte in sich auf, soweit sie durch den Menschen nicht von der Natur entfernt werden. (handschriftlich)

(3) Der Mensch ist heute so weit abgesackt und abgewrackt, dass er noch vom Tier lernen kann. Tiere beobachten! Das Tier mit seinem Instinkt, da kann der Mensch noch lernen. Wie auf Kommando geht es, wenn irgendwo Gefahr droht. Aber beim Menschen nicht, der lässt sich schieben, die laufen auf einen Haufen zusammen, und dann ist die Gefahr da. Das werden Sie beim Tier nicht erleben. Da bitte ich Sie selbst einmal darüber nachzudenken. (04.09.1950)

(4) Ja, meine lieben Freunde, die Tiere - und besonders die Hunde - sehen und hören eben mehr, als es beim Menschen der Fall ist. (Alfred Hosp, „Kräfte des Geistes“, Eigenverlag, S. 143)

(5) Nehmen wir (...) ein Tier, sagen wir eine Kuh. Welche Kuh ist am gesündesten und welche gibt die meiste Milch? Wenn das Gras durcheinander wächst, wenn alles schön gemischt ist. Es hat Menschen geben, die haben Gras gesät und glaubten, die eine Grassorte würde dieses Vieh auch am Leben erhalten und würde ihm das geben, was es zum Leben braucht. Nein, das war zu wenig! Diese Kühe sind meistens krank. Die Kuh holt sich, wenn sie krank geworden ist, schon das Kraut, das sie braucht, um gesund zu werden. (07.09.1950)

(6) Tiere sind viel leichter zu behandeln als Menschen, weil sie keinen Verstand haben, der hin und her denkt. (11.07.1949)

Ehrfurcht vor dem Leben

(1) Wer dieses Leben und das Hiersein noch nicht als das Allerheiligste empfunden hat, der ist eine arme Kreatur, muss ich sagen, ich gebrauche dieses Wort nicht gerne. Er ist eine schäbige Kreatur, die nur lästig ist, die den Menschen nur zum Unguten, nur zum Bösen führt. (26.12.1958)

(2) Wollen wir keinen Menschen verachten, wollen wir die Bruderliebe und vor allen Dingen die Schwesterliebe in uns aufnehmen und gut zueinander sein, wollen wir zu unserem Christentum zurückkehren, das viele Menschen seit Jahrzehnten verloren haben, wollen wir den Weg zu Gott zurückfinden! (09.09.1949)

(3) Es ist eine Tatsache, dass, von geistiger Warte betrachtet, jedes Leben gleichberechtigt ist und niemand einem anderen aufgrund irgendwelcher Abnormitäten (Behinderungen) die Existenzberechtigung absprechen darf. (Alfred Hosp, „Kräfte des Geistes", Eigenverlag, S. 200)

(4) Alles, was der Herrgott für uns Menschen hier auf dieser Erde geschaffen hat, gehört zueinander. Jeder hat eine Lebensberechtigung. (09.09.1949)

Erziehung

(1) Sie machen den gleichen Fehler, wie viele andere Mütter auch, die ihre Kinder als ihr uneingeschränktes Eigentum betrachten. In Wahrheit ist es aber so, dass die Eltern sich nur zur Verfügung stellen, um einem Geistwesen zu einem Körper zu verhelfen. Solange dieser klein ist, muss er von den Eltern behütet und beschützt werden, denn das sind sie dem Leben, also Gott schuldig. Sie lebten ja auch, als ihr eigner Körper noch kindlich war, in elterlicher Obhut. Dessen ungeachtet ist ein Mensch, gleichgültig in welchem Zusammenhang, niemals das Eigentum eines anderen. Aus dieser wahren, göttlichen Sicht, sind Bezeichnungen wie: mein Mann, meine Frau oder mein Kind, im Hinblick auf einen Eigentumsanspruch, grundfalsch. Ein harmonisches Zusammenleben soll stets auf freiwilliger Basis erfolgen, sodass jeder den anderen achten und ehren kann, ohne sich eingeengt zu fühlen. Erst dann werden sich alle Spannungen in einer Familie lösen.
(Alfred Hosp, „Kräfte des Geistes", Eigenverlag, S. 169)

(2) Eltern sagen: „Das Kind muss gehorchen, das Kind hat das zu tun, was ich bestimme, wie es hier bei uns in der Hausordnung ist. Das Kind muss so sein, wie ich es will; das Kind muss so werden, wie ich es will. (...)" Ja, das sind die leiblichen, das sind die irdischen Eltern. Oh, die verlangen sehr viel, die sind sehr hart und zum Teil noch sehr ungerecht. Und jetzt, wie ist Gott zu uns? Gott, der unser Vater ist, hat uns so vieles mitgegeben. Wir hatten alles in uns. Ich habe es noch, ich habe mich um das Natürliche, um das Göttliche nicht bringen lassen. (...) Die Eltern haben es (das Kind) darum gebracht und umerzogen. Glauben Sie, liebe Freunde, dass es Gott selbst nicht weh tut, dass der Mensch um seinen Willen gebracht (wurde), den Gott jedem Menschen gegeben hat? (05.10.1958)

(3) Es ist Ihnen nicht unbekannt, wenn ein Kindlein geboren wird, so wird es getauft, und zwar mit der Begründung, es von der Erbsünde loszusagen. Ich sage es so, dass das neugeborene Kind schon einen kleinen Teufel mit sich bringt. Und wenn man da nicht Obacht gibt, dass das kleine Kind richtig erzogen wird, so wird aus dem kleinen Teufelchen ein Teufel. (01.09.1950)

Gesunder Humor

(1) Wer den gesunden Humor nicht mehr besitzt und verloren hat, an dem ist nichts mehr. Wir müssen uns nicht nur den gesunden Humor erhalten, sondern ihn sogar fördern. Aber das Ungesunde, liebe Freunde, das lassen wir beiseite, wir nehmen nur das Gesunde. Sie sagen auch: „Lachen ist gesund!“ (...) Aber ein ehrliches Lachen, nicht ein Lächeln, nicht ein Grinsen, sondern Lachen. (05.10.1958)

(2) Wie ich's Ihnen auch immer gesagt habe - nicht nur den gesunden Humor beibehalten, sondern ihn fördern. Aber den gesunden Humor, nicht den ungesunden. (07.11.1958)

(3) Einen Sinn können Sie ausschalten und das ist der Blödsinn. Von dem lassen Sie ab, der gehört ja gar nicht zu Ihnen. Den Unsinn (...) auch; erfassen Sie dafür den Sinn Ihres Hierseins, den Sinn des Lebens, das ist richtig. (05.10.1958)

Hochmut kommt vor dem Fall

(1) Sie betrachten immer den anderen Körper, den Körper eines Ihrer Nächsten, der womöglich ein besseres oder aber ein schlechteres Kleid hat als der Ihrige. Muss das so sein? Und Sie trachten auch nach dem, wie der Mensch gestellt ist, ob er arm ist oder reich. Haben Sie einen armen Menschen vor sich, das heißt geldlich gesehen, dann fühlen sie sich gehoben. Haben Sie aber einen Menschen vor sich, der viele irdische Güter besitzt, dann sagen Sie: „Das ist der hohe Herr. Der besitzt mehr", und sie beugen sich - nicht vor Gott - vor dem Geld, vor dem, das er besitzt. Und noch mal zurück: Sie fühlen sich gehoben, wenn Sie einen von den Armen, den Ärmsten der Armen vor sich haben, der vor einem Nichts steht, dann sagen Sie: „Ich habe mehr als er. Was will diese arme Kreatur? Er soll lieber schaffen, er soll lieber dies, das und jenes machen und nicht betteln gehen oder sonst was". (...) Ja, meine lieben Freunde, der Hochmut kommt noch vor dem Fall, und dabei geriet der Mensch in eine Gefahr. Er ist überheblich; er ist wer, was er sich natürlich nur einbildet. (05.10.1957)

(2) Es gibt, wie ich sie so leicht nenne, diese eingebildeten Fatzkes, die da glauben, sie wären alles, wenn sie viel des Weltlichen besitzen, dass sie über viele irdische Güter verfügen, die sie ihr Eigen nennen, und sie fühlen sich dann, wie ich so oft den Ausspruch von Menschen gehört, wie so 'n kleiner Gott in Frankreich. (...) Ich weiß, dass der Mensch sehr von sich eingenommen ist. Er bildet sich ein, er wäre ein großes Lebewesen, und dabei ist er nur ein ganz kleiner Geist. (05.10.1957)

(3) Ich habe mich als kleiner Bub gewundert und habe gesagt: „Der hat dieses Amt und der jenes Amt, und warum sind sie nicht in der Lage, den wahren, göttlichen Glauben zu finden?" Nein, wem der Herrgott gab ein Amt, dem gab er auch den Verstand. Wer sich aber nahm ein Amt, dem nahm der Herrgott den Verstand! (...) Genauso Menschen, die sich an meine Seite drängten, um mit meinem Tun und Wirken nur Geld zu verdienen. Ich war noch nie eingebildet, aber die Menschen an meiner Seite waren

nur eingebildet. Sie glaubten schon, sie wären der Herrgott selber. (22.09.1950)

(4) Der Mensch soll von sich aus Gutes tun an seinen Mitmenschen und sich nicht als Herr aufspielen. Das ist falsch, denn letzten Endes sind wir nur Menschen, und wenn der eine und der andere mehr hat, dann soll er sich freuen, aber deswegen seinen Mitmenschen nicht knechten. (19.09.1950)

(5) Der Weise denkt nicht an seine Größe und wird darum groß. (handschriftlich)

Der äußere Schein trügt oftmals

(1) Sie werden auch an dem Natürlichen sehen, dass es Gutes und Schlechtes gibt. Ich nenne nur einmal ein Beispiel: Nehmen wir die Pilze. Es gibt mehr Giftpilze als essbare Pilze. Hier heißt es: Mensch, sei wachsam! (...) Der Mensch nimmt den Fliegenpilz, er sieht schöner aus, während der Steinpilz einfach braun ist. Aber ihn können Sie essen! Genauso ist der Mensch zu verlocken, indem er sagt: „Der hat einen guten Anzug an, der ist ein anständiger Mensch." Fragen Sie bitte nicht, woher er den hat, es ist nicht immer echt! (22.09.1950)

(2) Was bildet der Mensch sich schon ein, wenn er ein neues, ein gutes Gewand hat. Haben sie mal Menschen schon betrachtet, so am Sonntag, die sonst nichts haben? (...) Bilden sich viel ein: „Und die ist heute noch so dreckig, die Liese, die schau ich nicht an!" Wissen Sie, warum ist der Mensch so? Kommt es auf das Kleid an? Kommt es auf den Geldbeutel an? Nein! Es kommt auf den Menschen an! Der Mensch will alles so haben, dass es hübsch ist. Sie sind alle für das Hübsche mehr oder weniger eingestellt, nicht für das Gute. Das Gute müssen Sie nehmen; das Äußere ist ja nicht das Innere! Und wie der Körper aussieht oder wie er bekleidet ist, ist doch so nebensächlich. „Ein gutes Herz", sagen Sie, das sind wenige, die es sagen, „muss der Mensch haben."(05.10.1957)

(3) Lassen Sie sich nicht mehr verlocken und verleiten, nein, liebe Freunde, das alles darf nicht sein! Nicht das Äußere - „Es ist nicht alles Gold, was glänzt" - so ein Sprüchlein gibt es doch, ist Ihnen ja bekannt -, also, nicht nach dem Äußeren schauen, nicht nach dem Kleid, nicht nach dem, was der eine und der andere besitzt, dass Sie sich vor diesem Besitztum beugen! (...) Sie würden diese Menschen im Einzelnen gesehen mit „Königliche Hoheit" und sonst wie ansprechen. - Nein, nach wie vor sage ich: „Kerlchen" oder „liebe Frau" - ich kenne hierin keinen Unterschied. Die Menschen stutzen und sagen: „Endlich mal ein ehrlicher Mensch, der das wagt. Sonst heißt es immer bei mir ‚Königliche Hoheit'." (...) Gibt es denn da einen Unterschied?

Glauben Sie, dass der mehr ist, wenn er mehr besitzt? Wenn der adelig ist, ja dann soll er doch nur fliegen! Denn ist er nicht aus diesem Nest, na, dann ist er von ganz woanders, dann ist er ja nicht das Lebewesen, dann ist er ja nicht der Mensch, der ist er nicht mehr - nein! Ja, sicher, wenn einer so ein „Professortitelchen" hat, sage ich „Professorchen" oder „Doktorchen" oder - ach, Sie sind Minister, ja meinetwegen Ministerpräsident, gut, ja selbstverständlich können Sie sich auch was einbilden, werden ja von uns gut bezahlt. Der Ministerpräsident von München seinerzeit hat es nicht abgestritten, als ich ihm auf die Schulter klopfte und sagte: „Um Ihren Titel und Ihren Rang, um Ihren Sessel will ich Sie nicht bringen, wir bezahlen ja gut. Warum sollen wir nicht? Sonst wissen wir ja gar nicht, wer Sie sind!" (...) Sagte er: „Mensch, Gröning, sind Sie doch offen, muss schon sagen, haben Sie eine offene Schnauze!" „Ist mir gleich", sagte ich, „wie Sie das bezeichnen, denn aus meinem Mund kommt nichts Unwahres, ich mache aus meinem Herzen keine Mördergrube!" (...) Oder stimmt es nicht? Und da wollte er sich für mich einsetzen, und der gute Mann hat sich auch eingesetzt. (05.10.1958)

Nicht verführerisch sein

(1) Ich will die Frauenwelt nicht beleidigen, aber wie verführerisch sie ist! Den Frauen ist das schon in Fleisch und Blut übergegangen; sie tun vieles dazu, um sich hübsch zu machen. Und je mehr die Frau lockt, desto mehr kommen. (...) Ich freue mich, dass alle Menschen so sauber, so gut gekleidet gehen. Und wenn auch mal eine Frau ein bisschen nachhilft - etwas tut man schon dazu. Aber deswegen darf es nicht in Verlockung ausarten! Wenn die Frau das für ihren Mann oder für den Freund tut, ist es nicht so schlimm, aber schlimm ist es, wenn sie Freiwild ist, wenn sie sagt: „Damit locke ich schon so viele (an), dass ich dafür mein weiteres gutes Leben habe." (22.09.1950)

Die Jagd nach materiellen Dingen

(1) Der Mensch führt die Jagd nach materiellen Dingen. (handschriftlich)

(2) Das erste Ziel war bei den Menschen hauptsächlich das irdische Ziel. Das Ziel war, hier viel zu gewinnen im Erdenleben an materiellen Dingen, um dadurch noch mehr erreichen zu können, um nachher ein friedliches Leben führen zu können. Hier, liebe Freunde, haben Sie das wirkliche Ziel verfehlt. Dazu hat Gott Ihnen ein Erdenleben hier nicht geschenkt und dazu auch nicht Ihren Körper. Was haben Sie, wenn Sie viele irdische Güter besitzen? Dann geht es Ihnen so, wie vielen dieser, die heute zu den Reichsten der Reichen zählen. Das Gute, das Göttliche können Sie sich mit Geld, mit Gold, auch Brillanten, mit sonst was, was Sie haben, nicht erkaufen. Wenn Sie die ganze Erde bereisen müssten - das können Sie, aber die Gesundheit erkaufen nicht. Geld ist Macht, Gesundheit ist Allmacht! Und das ist das größte Reich, das verstehe ich unter „reich sein". Wer einen anderen Reichtum bevorzugt, wer da glaubt, dass ihm das mehr sagt und mehr gibt - dann bitte! Mit dem habe ich noch nichts gemein, der muss erst eine Lehre daraus ziehen. (03.10.1958)

(3) Der Mensch ist nun eben mal zu verlocken, weil er das Schöne liebt, das Natürliche nicht. Er liebt das Schöne, das Äußere, er lässt sich leicht verlocken. Und hier ist es dem Menschen in Fleisch und Blut übergegangen, dass er sagt: „Wenn ich nur Geld habe, dann habe ich alles." Der Mensch ist tatsächlich heute zum größten Teil so gestellt, dass er für Geld alles tut. Also ist der Mensch käuflich zu erwerben. (22.09.1950)

(4) Der Mensch braucht das Geld, sonst müsste er einen Warenaustausch machen, wie es früher war, als es noch kein Geld gab, und das kann er nicht. Folglich besteht das Geld schon zu Recht (...). Aber dass es den Menschen so verlockt und so verführt, das ist nicht richtig. (22.09.1950)

(5) Der Mensch denkt an sein Geschäft, um sein Leben zu erhalten. Das Schmutzige daran ist nur, dass er zu weit greift. Nicht auf dem Geldsack sitzen und die Mitmenschen verkommen lassen, das darf nicht sein, das ist sündhaft, und das kann der Mensch vor dem Herrgott nicht verantworten. Sonst habe ich nichts dagegen, ob der eine arm oder reich ist. Jeder so, wie er kann. Wer sich die Mühe macht, wer Köpfchen hat, alles daransetzt ... - es muss solche und auch solche Menschen geben. (31.08.1950)

(6) Der Mensch soll von sich aus Gutes tun an seinen Mitmenschen und sich nicht als Herr aufspielen. Das ist falsch, denn letzten Endes sind wir nur Menschen. Und wenn der eine und der andere mehr hat, dann soll er sich freuen, aber deswegen seinen Mitmenschen nicht knechten. (19.09.1950)

(7) Das, was ich damit gesagt haben will, ist, dass einzelne Menschen sich Respekt verschaffen, Macht und Besitztum, und mit diesem den kleinen Menschen triezen. Wenn da der eine und der andere Geld hatte und Besitztum und so ein armes Menschenkind kam, das hungrig war, nicht einmal etwas auf dem Leibe noch im Leib hatte, da war es angewiesen, das für diesen Menschen zu tun, was er von ihm verlangte. Das ist nicht richtig, denn ich sage nach wie vor: Liebet euren Nächsten mehr als euch selbst! Wir Menschen dürfen nie vergessen, dass wir Kinder Gottes sind, wir müssen helfen, wo wir nur helfen können! (19.09.1950)

(8) Müssen wir das nicht tun, wenn Christus sagt: „Folget mir!"? Folgen kann nur der, der sich von all dem Irdischen löst, sich nicht an das Irdische klammert, sondern der sich an den klammert und zu dem hingezogen fühlt, zu dem er gehört. Nur dieser kann Gott folgen. (04.12.1958)

(9) Folgen kann nur der, der sich von dem löst, was er hier an irdischem Gut besitzt. Ich will hier nur einen Fall hervorholen. Ein Großbauer gesellte sich zu Christus. Er war einige Tage bei Ihm und Christus sagte: „Wenn du Mir weiter folgen willst, dann musst du deinen Hof, musst du dein Besitztum aufgeben, sonst

kannst du Mir nicht folgen. Du bist da mehr als hier. Hier kannst du nicht so viel aufnehmen. Entschließe dich, Ich zwinge dich nicht, du entscheidest selbst!" Ist da nicht ein Zeichen gegeben, dass Gott jedem Menschen einen Willen gegeben und Christus selbst keinen Menschen um diesen seinen Willen gebracht, dass er selbst zu entscheiden hat? Aber dieser Bauer sagte: „Aber Herr, wie sollte ich meinen Hof, mein ganzes Besitztum aufgeben?" „Ja", sagte Christus, „du kannst es aufgeben, wenn du willst!" „Ja, aber wo soll ich damit hin? Wie soll ich das machen?" - „Gib es den Ärmsten der Armen, damit hilfst du ihnen, du kannst es verteilen, so dass jeder etwas hat." - „Ja, und wo bleibe ich, dann habe ich ja nichts!" - „Dann geh zu deinem Hof, dann kannst du Mir nicht folgen!" Verstehen Sie das richtig! Denn dadurch ist er gehindert, er denkt zurück: „Ich habe mein Besitztum und folge Ihm hier; ich bin immer da, ob da auch alles seine Richtigkeit hat, und ich folge Ihm hier. Nein, das kann ich nicht!" Dieser Großbauer hatte sich entschlossen, zu seinem Hof zurückzugehen. Christus war ihm nicht böse. Nein, er musste ja auch erst lernen. (05.10.1958)

Spielsäle sind etwas Teuflisches

(1) Ein Spielsaal, wie ich dieses kenne, ist etwas Teuflisches! Was dort geschieht, dass Menschen sich nach Geld sehnen und in dem Glauben leben, wenn sie Geld haben, haben sie alles! Nein, sage ich, umgekehrt ist auch was wert! Nicht das Geld stellt den Menschen zufrieden. Der reichste Mensch, gleich wie er sein mag, wenn er Geld hat und die Gesundheit ihm fehlt, so besitzt er gar nichts. Nein, das Schlechteste, was ein Mensch besitzen kann, ist und bleibt das Geld, wenn ihm die Gesundheit fehlt. Die Gesundheit ist und bleibt das Wertvollste, das Wertvollste aller Menschen. Wenn er diese besitzt, ist er der reichste Mensch, dann kann er stolz und froh sein und sich auf dieser großen, göttlichen Erde wohlfühlen und von all dem genießen, was der Herrgott für uns Menschen geschaffen. (03.09.1949)

Erbschleicherei ist eine Schande

(1) Kaum ging ein Mann von seinen Angehörigen, kaum war die Nachricht da, dass er tot ist, dann ging das Geschreie los: „Er war doch so gut!" Dann kamen die Angehörigen, selbst die Kinder, vor allem ein Kind und sagte: „Mutti, die Anzüge von Papa, die kriegt doch mein Mann!" (...) Sie hat daran schon gedacht, was der Papa so alles gehabt hat. Ich sage: Pfui Teufel! Viele haben ja schon darauf gelauert: „Wenn er mal stirbt, kann ich viel von ihm erben." Freunde, stellen Sie sich nicht darauf ein, lassen Sie das! Es gibt doch Menschen, wie ich auf der anderen Seite so oft gehört ... - ich will diese Ausdrücke nicht gebrauchen, nur einen: „Wenn die Alte ...", auf der einen Seite und auf der anderen Seite: „Wenn der Alte nur erst einmal tot wäre, dann könnten wir dies, das und jenes erben, dann haben wir Geld, dann haben wir Möbel, dann haben wir das Haus, und dann sind wir aus allem Dreck draußen." Pfui Teufel, wie Menschen so sein können! Aber sie sind nun mal so! Ist das richtig? Haben Menschen sich hieran nicht versündigt?

Ich sage es deshalb, damit Sie nicht auch hier hinein verfallen, wie Menschen in der üblichen Weise leben, wie sie sprechen, wie sie handeln. Ich warne Sie davor, wenn Sie auch diesen Menschen verfallen, sind Sie dem gleich, dann wird es Ihnen nicht gut ergehen. Das ist das Schändlichste, was Menschen nur tun können! Lassen Sie ihn da, sorgen Sie noch für ihn! Gehen Sie nicht nur hin, um ihm zu helfen, um ihn zu bewirten, wenn er es nicht mehr kann, nur um zu erben! Nein, aus reiner Nächstenliebe! Führen Sie nicht den Gedanken, dass, wenn Sie ihm helfen, Sie das wirklich erben werden! Nein, lassen Sie! Ich habe vielen Menschen geholfen - Gott sei Dank! Geerbt habe ich noch nichts, Freunde. Obwohl man mir vieles versprochen hat. Es ist oft vorgekommen, dass es hieß, ich sollte das erben. Sage ich: „Nein, ich will es nicht! Das war nicht mein Ziel, das war nicht mein Bestreben, das will ich nicht!" Wenn auch Sie nur etwas so wären! Es bringt Ihnen doch kein Glück und keinen Segen, wenn Sie sich nur darauf einstellen, möglichst viel zu erben! Nein! Aber so ist der Mensch, so lebt er, das ist eine Macht, das ist die Macht der Gewohnheit! Das haben Sie auch gelernt von Ihren Vorfahren, von Ihren Eltern, von Ihren Nachbarn, Sie haben gehört und gesehen, und nun glaubten Sie, das wäre richtig, das müssten Sie auch so tun. „Sieh mal, du hast einen reichen Onkel, und du hast eine reiche Tante, du musst immer lieb und nett zu ihr sein! Der reiche Onkel, der wird dir alles überschreiben, du wirst alles von ihm erben, und du hast die reiche Tante, du wirst alles von dieser erben!“ Und so ein Kind sagt sich: „Na ja, wenn das so ist, dann muss ich schon so tun.“ Das sind Heuchler, das sind Lügner, das sind Betrüger! Aber wer ist schuld, na? Der Mensch, soweit er menschenhörig wurde. Wenn er auf Gott gehört, hätte er gesagt: „Nein, das will ich nicht!“ Aber die Menschen beeinflussten sich: Die Älteren die jüngere Generation dahingehend, so zu sein. Und ich sage, Freunde, ich wage es gar nicht, weiter hier fortzufahren, wie viel Schändliches in den Familien zustandegekommen ist, wie die Menschen sich an ihren Nächsten schon versündigt hatten. Und es kam alles auf sie wieder zurück! (05.10.1958)

Die richtige Einstellung zum Tod

(1) Der Mensch, er kommt und vergeht wie die Blumen, wie die Bäume, wie die Sträucher. Eines wird vom anderen abgelöst. Heute stehen Sie Posten auf dieser Erde. (...) Von Zeit zu Zeit wird man abgelöst. Und so werden Sie auch abgelöst - ich auch. (19.09.1950)

(2) Tod ist bestimmt, kann man nichts machen! (05.10.1957)

(3) Der Tod gehört genauso zum Leben wie die Geburt. Das sind nur zwei Übergänge, die ohne einander nicht existieren könnten und würden. Die Geburt ist im geistigen Reich ebenso ein Abschied, wie der körperliche Tod im Irdischen. Daher ist mein für Sie unsichtbarer Freund, immer dabei, wenn es darum geht, bei Menschen jene Entscheidung zu treffen, die für ihre-geistige Entwicklung die beste ist. Der Tod ist für alles irdische Leben der direkte Beauftragte Gottes. Mein Freund und ich arbeiten immer zusammen. Und wenn Gott ihn schickt, um jemanden abzuholen, dann kann und darf ich nicht im Wege stehen, weil ich in jeder Situation gotthörig bin. Der Mensch soll keine Angst vor dem Hinübergehen haben; denn es ist das Natürlichste und Schönste, wenn wir uns nicht dagegen sträuben und auch keine Schuld auf uns geladen haben. Niemand weiß, wann seine Stunde naht, daher soll jeder immer so leben, planen und handeln, als wäre heute sein letzter Tag. Erst dann wird es ihm möglich sein, ohne Reue und in Frieden abzutreten. Jeder Mensch sollte sich daher rechtzeitig mit dem Gedanken vertraut machen, dass sein irdisches Leben in jedem Fall begrenzt ist, auch wenn sich das fast keiner vorzustellen vermag. Das Wissen um die zeitliche Begrenztheit des eigenen Körpers, ist aber ein notwendiger Teil der Selbsterkenntnis und Wahrheitsfindung, ohne die es keinen geistigen Fortschritt gibt. Wer sich dessen in seinem Herzen bewusst ist, wird sich hüten nur aus glasklarer, harter Logik zu urteilen zu planen oder zu handeln, sondern er wird - in Bezug auf seinen früher oder später erfolgenden Heimgang - nach der geistigen Sinnhaftigkeit seines Lebens zu fragen beginnen. Aus diesem Blickwinkel aber wird vieles - was man bisher so energisch

angestrebt und verteidigt hat - fast völlig unwichtig, ja sogar nicht mehr erstrebenswert. Die Sinnlosigkeit, nur nach irdischen Gütern oder gar nach Ruhm zu streben, steht plötzlich sonnenklar im Raum des gläubig gewordenen Menschen. Und diese tiefe innere Wandlung, hat eine friedvolle und ausgeglichene Zukunft zur Folge. (Alfred Hosp, „Kräfte des Geistes", Eigenverlag, S. 144)

(4) Wenn es einem Menschen vor seinem Heimgang gelingt, sich innerlich von allen Belastungen zu befreien, das heißt, wenn er einfach loslässt und sich der Gnade Gottes übergibt, dann bleibt alles Ungute zurück (...). Das aber ist die größte und dauerhafteste Heilung, denn sie wirkt sich auch in allen künftigen Leben heilbringend aus. (Alfred Hosp, „Kräfte des Geistes", Eigenverlag, S. 244)

(5) Freilich, gegen den Tod stehe ich nicht. Ein Leben, welches ablaufen muss, kann ich nicht verlängern. Aber ich kann von der Qual befreien, wenn das Leben noch läuft. Ich füge mich in allem in das, was Gott will! (15.11.1954, Zeitung „Mensch und Schicksal")

(6) Ich selbst habe zwei Kinder verloren, ich weiß, wie es ist, ich selbst musste es auch dulden. Aber ich habe den Tag gewusst, auch die Stunde und musste dieses mit mir durchs Leben tragen. (...) Dieses wissen, dieses tragen, und dann noch nicht mal dabei verzagen! Aber wenn das so ist, meine Kinder sind nicht tot. Der Körper dieser Kinder ist nur tot, die Seele lebt weiter. Es wäre eine Schuftigkeit überhaupt, diesen Ausdruck zu brauchen: „Dieses Kind ist tot." Nein, der Körper ist tot! Der Mensch, wie alle Lebewesen auf dieser Erde, läuft seinen Weg, geht sein Leben durch. Es ist Ihnen nicht unbekannt bei Tieren: In einem Jahr sind es Raupen, im anderen Jahr Schmetterlinge, und viele andere Tiere verwandeln sich auch. So ist es auch beim Menschen! (...) Ich bitte Sie, überhaupt keinen Ihrer Angehörigen - für alle Zukunft, für Ihr weiteres Leben - für tot zu sprechen, wenn der Körper tot ist. Dann vergäße man ja den Menschen, aber man spricht ja immer von ihm, also kann man nicht sagen, dass er tot ist. Wenn man ihn totsagt, muss man ihn vergessen. (25.09.1950)

(7) Was tun Sie, wenn einer abgegangen ist? Haben Sie mal gehört, dass ich einem Freund, wenn er einen seiner Angehörigen verloren hat, mein Beileid ausgesprochen habe? Nein, das tue ich nicht. Möglich, dass Sie glauben, ich handle falsch. Das tue ich nicht! Wie oft habe ich das von Menschen gehört, dass sie Gott lästerten, und es wollten Gläubige sein. Wie Sie immer sagen: „Gläubig bis dorthinaus!" Sollte ja nicht einer gegen die Kirche, sollte ja nicht einer gegen seinen Glauben sprechen! Oh, da wurde er schon wütend: „Das darf er ja gar nicht!" Aber er zeigte da, dass er doch Böses in sich hat! (...) Da ist das Zeichen, dass der Mensch doch kein Gläubiger ist, und hier, wo einer seiner Angehörigen abberufen worden ist, wie Gott das ja nur so bestimmt hat, da heißt es dann auch: „Er war ja nie krank, er ist doch so jung, und Gott ist so ungerecht, nimmt mir meinen besten Freund, nimmt mir mein Kind, nimmt mir meine Frau, nimmt mir meinen jungen Vater, den Bruder, die Schwester, das ist doch ungerecht, es kann doch keinen gerechten Gott geben, das gibt es doch nicht! Da und dort sind so viele Kranke, alte, kranke Menschen, die könnte er doch zu sich nehmen, nicht hier diesen jungen Körper, nicht hier meinen Liebsten, den ich so lieb gewonnen habe, den muss ich jetzt von mir geben!" Freunde, wie haben Sie da Gott gelästert, wie haben Sie sich da an Gott versündigt! Ist Ihnen das klar? (05.10.1958)

Die ersten Christen - Vorbilder der Menschheit

(1) Diese Menschen, die Christus seinerzeit schon folgten, die hatten hier kein Erdenglück. Es waren Menschen, die von der bösen Seite verfolgt wurden, die sich in den Erdhöhlen, in den Katakomben aufgehalten und die hernach da vorgeholt wurden, im Einzelnen wie auch im großen Ganzen den Menschen vorgeführt zur Belustigung, indem sie, diese Leiber, den wilden Tieren zum Fraß serviert wurden - man hat diese Menschen verlacht und verhöhnt. Das waren Menschen, die für Sie das größte Vorbild sind, die Christus folgten. Auch als man Christus zu Tode gemartert hat, auch als man Christus an das Kreuz genagelt, als man Ihn schändlichsterweise behandelt hat, ließ Er alles über sich ergehen! Es waren doch getreue Gläubige, die Ihm folgten und die nach diesem Erdenleben gar nicht fragten. Im Gegenteil, sie waren auch nicht entmutigt, sie waren so im festen Glauben: Gott ist bei uns! Sie wussten ganz genau, hier geht es nur um den Körper, und wer den Tod überwunden hat, der hat es geschafft. Und diese Menschen hatten bei Lebzeiten den Tod überwunden. Sie haben sich nicht gefürchtet! „Gott ist bei uns!" - Aber Sie glaubten noch nicht daran! Diese Menschen - ja. Waren das keine Vorbilder für Sie? Haben die Menschen nicht alles für Sie hergegeben? (05.10.1958)

Über die Kirche

(1) Ja Freunde, die Glocken laden zum Gottesdienst ein und jene, die das Verlangen haben beizuwohnen, mögen hingehen. Jeder in die Kirche und zu der Konfession, die für ihn ein Bedürfnis ist. Aber bedenken Sie, dass ein Dienst an Gott gleichzeitig ein Dienst an sich selbst, im ehrlichen, geistigen Streben nach dem Guten sein muss, sonst ist es kein Gottesdienst, sondern Heuchelei. Das ist dann jene Lüge, an der schon so viel Gutes zerbrochen ist und noch zerbrochen wird. Oft hört man Menschen klagen: In der Kirche ist der eine oder andere so fromm, und daheim, bei seinen Angehörigen, richtet er durch das Böse, das er von sich gibt, nur Unheil an. Ist es da ein Wunder, wenn so viele Menschen den Glauben an den Nächsten verlieren? Ein religiöses Bekenntnis ist nur dann etwas wert, wenn es ehrlich gemeint und in jeder Situation in die Tat umgesetzt wird. (Alfred Hosp, „Kräfte des Geistes“, Eigenverlag, S. 154)

(2) Gehen Sie in das Gotteshaus, beten Sie dort andächtig. Nicht wie bisher, dass Einzelne, vielleicht auch viele, nur dorthin gegangen sind, um zu sehen, was der eine oder andere Mensch für Kleidung hat, und über ihn zu reden und vieles andere Schmutzige, was ich selbst mit eigenen Augen und Ohren gehört und gesehen habe. Nicht nur jetzt, nein, überall wo es mir nur irgend möglich war, in die Kirche zu gehen, gleich welche es war, habe ich dort Derartiges erlebt, was Ihnen persönlich auch nicht fremd ist. Das soll man nicht tun, wenn man zur Kirche geht! Dort soll man fromm und andächtig beten und dem Herrgott für all das danken, was Er Gutes an den Menschen getan hat. (17.10.1949)

(3) Genauso ist es unschön, wenn Sie sich in der Kirche befinden, dass Sie an Geschäfte denken oder nach rechts und links schauen, was der eine und der andere Mensch anhat oder dass Sie ihn gar noch betratschen. Jeder Mensch hat mit sich selbst zu tun und soll sich nicht um andere kümmern. Aber wenn er sich kümmert, dann soll er sich so kümmern, dass er diesem Menschen mit Rat und Tat zur Seite steht, ihm hilft. Das ist schöner, besser, ist richtig. (12.10.1950)

(4) Sie sind mit dem zufrieden, wenn hier und dort die Gotteshäuser stehen, dass Sie die vielleicht täglich oder wöchentlich einmal oder gleich wann besuchen, dass Sie da schon Ihren Zweck erfüllen, wenn Sie dort einmal hingehen und Ihr Gebetchen dort runterleiern. Da glaubt jeder Mensch, er hätte schon die richtige Verbindung zum göttlichen Werk. So ist es nun (aber) nicht. Ich wünsche es von ganzem Herzen, dass die Menschen wirklich gottgläubige Menschen werden, dass sie den wahren, göttlichen Glauben in sich tragen und dieses nicht beweisen mit Worten, sondern mit Taten, denn viele Menschen haben heute (nur) so die Angewohnheit und sagen: „Ich glaube daran, ich glaube daran". (12.10.1950)

(5) Es soll nicht nur so sein, wie Menschen sich das bisher vorgestellt haben, dass sie einmal in der Woche, und das ist der Sonntag, ins Gotteshaus gehen und dort beten, und damit wäre es wieder für die Woche abgetan (...). Das ist falsch! Wenn ich sage: „Ich glaube an den Herrgott", so muss ich auch dementsprechend der Mensch sein, muss Vorbild sein (...) und muss auch zeigen, dass ich ein guter Mensch bin. (17.10.1949)

(6) Manche Menschen leiden unter schrecklichen Gewissensbissen, die ihnen von klerikaler Seite jahrzehntelang, mit dem Hinweis auf begangene Todsünden, anerzogen wurden. (...) Übrigens laden jene Menschen, die den anderen eine Strafe Gottes androhen, sehr große Schuld auf sich selbst. (Alfred Hosp, „Kräfte des Geistes", Eigenverlag, S. 209)

Taten sprechen lassen

(1) Viele Menschen sagen: „Jawohl, ich gehöre diesem oder jenem Glauben, jener Religion an, ich gehe zur Kirche, ich bete, ich tue so manches, das heißt, ich glaube an Gott." Wie hier Menschen sagen: „Ich glaube an Gröning." Damit ist es nicht gut getan. Richtig ist es, wenn sie tatsächlich nachher halten, was sie versprochen haben, das heißt Worte in die Tat umsetzen! Wenn ich sage: „Ich glaube", das sind Worte. Aber die Taten sprechen, dass es ausgeführt wird. So sollen auch Sie alle, nicht nur in Worten, gottgläubige Menschen sein, nicht nur zur Kirche gehen, um dort das Gebet herunterzuleiern, nein, Sie sollen auch zeigen, dass Sie Kinder Gottes sind, dass Sie in dem Herrgott Ihren Vater sehen. (31.08.1950)

(2) In Worten ist der Mensch zu einem gewissen Teil Christ geblieben, (...) indem er immer behauptet, er glaubt an Gott, aber nur in Worten, sehr wenig in Taten. Ich garantiere, ich bin unter Menschen gewesen, Tausende an der Zahl. Ich hatte ein armes Menschenkind vor mir gehabt, und von diesen Tausenden hat sich nur einer erbarmt, diesem Menschen zu helfen. (22.09.1950)

(3) Nur mit guten Taten kann der Mensch beweisen, dass er mit Gott lebt. (handschriftlich)

(4) Gott dienen heißt helfen. Jede Hilfe führt den Menschen zum Heil. (handschriftlich)

(5) Die Verbindung kann man nur aufrechterhalten durch Taten. Nur Taten sprechen lassen, nicht die leeren Worte. (22.09.1950)

(6) Ich spreche immer: Nicht nur Gutes in Worten tun, sondern das Gute in die Tat umsetzen. Weniger reden, mehr schaffen! (26.09.1950)

(7) Das Reden an und für sich nutzt gar nichts, wenn der Mensch das Gesprochene nicht beherzigt. (26.12.1958)

(8) Entscheidend ist immer noch die gute Tat, nicht Worte. (...) Im anderen Falle müsste ich Schulungsabende einführen oder Vorträge halten oder Propaganda machen. Aber ich will ja keine Mitglieder, keine Anhänger werben. Das ist ja logisch, wenn Sie nur Vorträge hören würden und nichts verspüren - dazu sind Sie ja letzten Endes nicht hergekommen. (04.09.1950)

(9) Wer diesen Weg gehen will, der muss Gutes tun, er muss gut sein, gut sein zu seinen Mitmenschen, nicht in Worten, sondern in Taten. (19.09.1950)

(10) Es gibt so einzelne wenige Menschen, die sagen auch, sie tun nur Gutes, damit sie wieder Gutes erfahren. Nur ganz wenige von diesen sind echt, die wirklich nur Gutes tun, um ihren Nächsten zu helfen. Und das geht bis aufs Letzte, könnte man manchmal sagen, aber sie gehen nicht unter. Es kommt immer wieder das Gute auf sie zurück. Da haben sie verloren, da haben sie alles hingegeben - und da haben sie schon wieder Neues erhalten. Weil sie es nicht gewollt haben. Das kommt alles von selbst. Ja, da zeigt sich Gott. Gott gibt ihnen einen guten Lohn! (05.10.1958)

(11) Die Tat ist alles! Gott hat nicht viel gesprochen. Er hat alles in die Tat umgesetzt, wie Er es wollte, Gott ist nichts unmöglich! (05.10.1958)

(12) Danken wir unserem wirklichen, großen Gastgeber, danken wir Gott selbst, doch nicht mit Worten, sondern gehen wir zur Tat über! Tun Sie das, was Sie sich selbst, das heißt, was Sie Gott schuldig sind! (05.10.1958)

Die Weisheiten der Bibel

(1) Nehmen Sie die Bibel zur Hand, nehmen Sie die Heilige Schrift. Studieren Sie sie nicht nur; nicht nur, dass Sie sie in Ihrem Hirn aufnehmen, nein, beherzigen Sie das Gute, beherzigen Sie das, was Sie daraus als gut schon empfinden. (04.12.1958)

(2) Lesen Sie ruhig auch öfter in der Bibel, aber bleiben Sie nicht an den Worten kleben, sondern lesen Sie mehr zwischen den Zeilen. Lassen Sie die Bedeutung des Textes ohne innere Begrenzung auf sich wirken und auf einmal werden Sie wissen, wie das damals wirklich war: Was Jesus mit seinen Gleichnissen aussagen wollte und auch jetzt noch will. Das überlieferte Wort allein ist leer, aber das, was man dabei in sich erkennt, lebt. (Alfred Hosp, „Kräfte des Geistes", Eigenverlag, S. 154)

(3) Da sind so viele wahre Worte Christi, bitte, lesen Sie die Bibel, lesen Sie das Alte, das Neue Testament, lesen Sie alles! Und besonders die Worte Christi, alles, was Er sagte! (03.10.1958)

(4) Genau gesagt, hat Christus uns auch sagen lassen über die Heilige Schrift, dass auch wir das gleich Gute tun können, wenn wir es nur wollen. Lesen Sie es bitte, gehen Sie dem genau nach und befolgen Sie alles, was uns durch die Lehre Christi übergeben worden ist. (04.12.1958)

Weihnachten, das Fest des Erlösers

(1) In dem so wundervollen Weihnachtslied „Stille Nacht, heilige Nacht“ ist alles Weitere enthalten. (04.12.1958)

(2) Natürlich müssen Sie alle Jahre immer wieder - wo Sie nur einmal im Jahr an die Geburt Christi erinnert werden, die Sie mit dem einen Wort „Weihnacht“ abtun - dieses immer wieder neu in sich aufnehmen, sich darauf besinnen; beziehungsweise das Liederbuch zur Hand nehmen oder sich eine Schallplatte vorspielen oder von einem Menschen vorsingen lassen, der den Text eines jeden dieser Lieder beherrscht, der den Text genau kennt und Ihnen das in der Melodie so deutlich zu verstehen gibt, was für uns, was für den Menschen, was für die gesamte Menschheit die Geburt Christi bedeutet. Hören Sie bitte gut zu, und geben Sie acht, was auch diese Lieder, der Gesang und die Musik Ihnen bieten, woran Sie erinnert werden, denn der heutige Tag (Weihnachtsfeier im Freundeskreis Bruno Grönings) soll ja nur die Vorbereitung dafür sein, dass Sie das heilige Fest, das Christfest, auch zu würdigen wissen! Und dass auch Sie wissen, was es für Sie bedeutet, was es für alle Menschen in der heutigen Zeit überhaupt bedeutet!

Und wie der Mensch sein müsste, dass er sich nicht nur mit dem abfindet, indem er sagt: „Ich glaube ja, ich bin ja dabei, ich weiß das Fest auch zu heiligen, ich weiß es zu würdigen!“ Ob und inwieweit er es tut, meine lieben Freunde, davon können Sie mich nicht anders überzeugen, als dass ich mich selbst überzeugt habe, wie Menschen dieses Fest von sich aus feiern. Feiern tun sie es nur so, wie sie es gewohnt sind, ohne dass sie wirklich mit dem ganzen Herzen dabei sind. Und es ist mehr oder weniger auch nicht der geringste Glaube dabei, dass der Mensch das Gute, das Christliche, das Göttliche zu beherzigen weiß und dass er nie den Gedanken dafür aufgenommen hat, dieses alles für sich und für seinen Nächsten in die Tat umzusetzen! (...) Meine lieben Freunde, die Weihnachtslieder bringen Ihnen schon die Weihnachtsstimmung. Es ist ganz nach Ihrer Art, ganz nach Ihrer

Gewohnheit. Das ist die Weihnachtsvorfreude, das ist die Adventszeit, in der Sie diese Lieder singen, in der Ihnen hierdurch in Erinnerung gebracht wird, dass das Weihnachtsfest sich Ihnen nähert. Und was Sie noch weiter in Ihren Augenschein genommen, ist der Adventskranz, an dem Sie zu jedem Advent ein Licht mehr anzünden. Und somit können Sie niemals vergessen, wie nahe das Weihnachtsfest, wie Sie es doch nicht anders zu bezeichnen wissen, auf Sie zukommt. Das ist die Weihnachtsvorfreude, das bringt Weihnachtsstimmung! Und das ist überhaupt eine so gute Stimmung, wo der Mensch sich dahingehend zeigt, dass er ein lebensfroh bejahender Mensch ist. Aber es geht ihm nicht alleine nur um das Leben, um das Hiersein, sondern es geht ihm mehr um die Feier, mehr oder weniger - genauer gesagt - geht es ihm um all das, was er sich an Geschenken erhofft - Geschenke irdischer Art, die er von seinen Nächsten erwartet. So brav und so treu er gewesen ist zu seinen Nächsten, demnach wird das Geschenk sein. Das weiß er ganz genau. Und gerade in diesem Weihnachtsmonat wird er alles von sich aus dazu tun, um ein wirklich braver Mensch dem gegenüber zu sein, von dem er sich viel Gutes, das heißt ein großes, ein gutes Geschenk erhofft. Ja, das sind nun mal die Gewohnheiten, in denen der Mensch lebt.

Was ihm das eigentliche Fest sagt, und woran er hier alle Jahre noch einmal immer wieder aufs Neue erinnert wird, dafür und darüber hat er noch nie einen richtigen, guten Gedanken aufgenommen, worauf er sich vorbereiten müsste. Nicht nur immer wieder alle Jahre an die irdischen Geschenke denken, sondern auch an das Geschenk Gottes, das Gott ihm selbst geschenkt hat: diesen einen, seinen so wundervollen Körper! Aber letzten Endes weiß der Mensch dieses alles gar nicht mehr. Er weiß nicht einmal sich selbst Beachtung zu schenken, er weiß gar nichts von all dem, auch von dem nichts, was seine Geburt, sein Hiersein, sein Erdenleben für ihn bedeutet, dass Gott ihm Bestimmtes mit auf den Weg gegeben hat, was er hier zu tun, zu lassen hat, was hierin seine Aufgabe, die wichtigste Aufgabe, diese seine Lebensaufgabe ist! All das ist den Menschen, der Menschheit, schon gar nicht mehr bewusst! Wenn ich jetzt die Frage an Sie richte: „Was bedeutet für Sie dieses Fest, das Sie bald zu feiern gedenken? Was bedeutet für Sie die Geburt Christi? Was ist Christus für uns? Warum schenkte Gott Christus hier ein Erdenleben? Warum schenkte Er Ihm dazu diesen einen, Seinen ebenfalls so wundervollen Körper? Und warum war Christus uns immer in allem ein großes Vorbild? Was wollte Gott damit, und was sollte Christus hier? Er hat uns so viel des Guten, des Göttlichen, so viel von Gott vermittelt! Was wir alles tun können, wenn wir nur glauben, wenn wir all das in uns aufnehmen, was Gott für uns bestimmt hat! Dieses alles lehrte Christus uns, Er war uns und ist uns und wird uns immer ein großes wie auch ein sehr gutes, das beste Vorbild sein!

Heißt es nicht in dem Lied „Stille Nacht, heilige Nacht“, dass Christus der Erlöser ist? (...) Wie Sie es auch selbst singen: nur mehr oder weniger dem Text keine Beachtung schenken, mehr oder weniger diese Melodie, die Ihnen ja weiter nichts als nur die Weihnachtsstimmung gebracht hat, denn im Sommer oder Frühjahr oder im Herbst würden Sie das nicht singen. Es ist doch etwas Bestimmtes, und es ist so viel Bestimmtes in diesem allen enthalten, Bestimmtes für Sie, für jeden Einzelnen, Bestimmtes für alle Lebewesen, für all das, was Gott vor allen Dingen für uns, für den Menschen geschaffen hat. Aber warum, wieso, weshalb dieses alles, meine lieben Freunde? Warum gibt es da alle Jahre so ein Gerede, warum gibt es alle Jahre die eine Feier? Warum immer dieses Oberflächliche? Warum haben Sie all das nicht beherzigt, niemals beherzigen können beziehungsweise nicht einmal beherzigen wollen, denn Ihre Einstellung war bestimmt eine ganz andere, nie die, die es hätte sein sollen!

Christ, der Retter ist da! Ja, meine lieben Freunde, Sie singen es, aber Sie wissen es nicht, Sie glauben nicht daran, Sie haben das nicht beherzigt! Sie haben nie all das befolgt, was Christus uns durch Seine Lehre hier für unser weiteres Erdenleben übergeben hat. Wo bleiben Sie? Wo sind Sie? Wo ist überhaupt der wirkliche Mensch? Wo ist noch Natürliches in ihm? Nach außen hin gesehen schämt er sich sogar zu sagen, dass er ein Gläubiger ist! Oder aber auf der anderen Seite brüstet er sich, um sich nur zu behaupten, um all das zu verstecken, all das zu tarnen, was er hinter sich gelassen hat an Bösem, indem er die Menschen nur beschwichtigen, betäuben will, indem er sagt, er sei ein Christ, er sei ein Gläubiger! Ein wirklich wahrer Christ kann nur der sein, der Christus so folgt, wie Christus es von uns erwartet, wie Seine Lehre uns das alles sagt. Und daher war Christus dreiunddreißig Jahre auf dieser Erde, in dem Körper, den Gott Ihm für dieses Erdenleben geschenkt, damit Er uns all das vermitteln kann, was Gott für uns, für die gesamte Menschheit zu sagen hat! Denn anders haben die Menschen nicht mehr auf Gott hören können. Und das bedeutet für uns die Geburt Christi! Natürlich muss der Mensch all das tun, was er sich selbst und seinen Nächsten schuldig ist!

Und ich frage Sie, warum sagte Christus: „Folget Mir!"? Wer folgt Ihm? Wer tut all das, was er zu tun hat? Wer ist hier mal zur Tat übergegangen? Wo ist der Mensch, wo sind die Menschen, wie weit ist die Menschheit abgegangen von dem Weg, der uns, der alle Menschen zu Gott führt? Das ist der Weg, den Christus uns aufgezeigt, den wir zu gehen haben! Aber nicht nur, dass wir sagen, wir gehen ihn, nicht nur, dass wir sagen, wir glauben an Ihn, nicht nur, dass wir sagen, wir sind ein Gläubiger, wir sind ein Christ! Wir bitten, wir beten, wir gehen zur Kirche, wir gehören dieser oder jener Konfession an beziehungsweise einer Glaubensgemeinschaft. Aber was tut der Mensch in Wirklichkeit? Setzt er das alles in die Tat um, so wie er sich herausstellt, als ein wirklich gut gottgläubiger Mensch? Tut er wirklich all das, was er zu tun hat, was er tun müsste, um ein Gottliebender zu sein? Ja, meine lieben Freunde, dazu gehört mehr, viel, viel mehr!

Und deswegen kann ich es nicht deutlich und laut und oft genug sagen, bis das ein und das andere in den Menschen eingedrungen, so dass er das alles, was er als gut empfindet, weiterhin in sich aufnimmt, dass er sich selbst immer Beachtung schenkt und dass er immer das für seinen Körper aufnimmt, was Gott wirklich für ihn bestimmt hat. Denn das alles ist möglich, das ist Wahrheit! So und auch dafür hat Gott uns geschaffen, dafür schenkt Er uns hier ein Erdenleben. Und ich sage es noch einmal, und es kann nicht oft genug gesagt werden, dass der Mensch jetzt wirklich wissen müsste, was uns Menschen, was der gesamten Menschheit die Geburt Christi bedeutet. Aber dieses werden Sie nicht früher zu wissen erhalten, Sie werden nicht früher dafür das Verständnis aufbringen, bis Sie sich selbst verstanden haben, bis Sie verstanden haben, was Ihre Geburt, was Ihr Hiersein, Ihr Erdenleben für Sie bedeutet. Das heißt, dass Sie zur Selbsterkenntnis kommen, dass Sie selbst erkannt haben, all das erkannt haben, von dem Sie überzeugt, zu dem Sie gehören. Nie früher werden Sie den Kampf gegen das Böse aufnehmen können. Nie früher werden Sie frei werden von all dem, das Sie als böse, nicht nur um sich, sondern auch in sich selbst, in Ihrem eigenen Körper, empfunden haben. (04.12.1958)

(3) Ich sage es nicht nur so hin, wie Sie es sonst zu sagen gewohnt sind, indem Sie sagen: „Das heilige Christfest", und damit fertig. Nein, wir müssen es auch zu heiligen, wir müssen es zu würdigen wissen. Und wir müssen uns auf dieses Fest vorbereiten. Wir müssen uns von allem Bösen lösen, und wir müssen wirklich alles Gute erst mal für uns tun, jeder für sich, damit er diese guten Erfahrungen sammelt, an sich sammelt und auch in sich sammelt. Die Geburt Christi werden Sie nicht früher verstehen und werden auch für diese nicht früher das Verständnis aufbringen, bis Sie diese Erkenntnis in sich aufgenommen, dass Sie wissen, was für Sie diese Ihre eigene Geburt, Ihr eigenes Erdenleben bedeutet. Ich sage es noch einmal ganz deutlich, bis Sie zur Selbsterkenntnis gelangt sind und dass Sie von sich selbst nicht was, sondern das wissen, was Sie in Wirklichkeit, in Wahrheit sind. Dann werden auch Sie sich wirklich auf das heilige Fest, auf den wirklichen Erlöser vorbereiten, so dass Sie es bis zu diesem Tag auch würdig sind, das heilige Sakrament - alles Gute, das Gott für Sie bestimmt hat - zu empfangen. (04.12.1958)

(4) Ich habe nichts dagegen, so Sie sich heute schon auf ein Geschenk Ihres Nächsten freuen; wo Sie glauben, dass Sie von ihm, von Ihrem Nächsten ein gutes Geschenk erhalten werden. Und ich habe auch nichts dagegen, so Sie den einen wie den anderen Ihrer Nächsten ebenfalls beglücken, ebenfalls beschenken wollen. Denn diese irdischen Geschenke sind uns, sind den Menschen auch Beweis dafür, dass der Mensch sich hier im Göttlichen dahingehend zeigt, was er durch diesen seinen Körper, den Gott ihm für ein Erdenleben verliehen hat, Schönes und Gutes, Nützliches wie Erfreuliches schaffen kann. (...) Ich brauche das jetzt

nicht in einzelnen Details aufzuzählen, denn Sie wissen, wenn Sie nur eine Geschäftsstraße durchgehen, in Schaufenster schauen, was für Wundervolles Menschenhände geschaffen haben. Nicht, dass ich dagegenspreche, im Gegenteil! Und Sie selbst wissen ja auch, was Sie besitzen, was Sie sich selbst erarbeitet, sich selbst angeschafft haben, und was Sie schon an Geschenken bis heute von Ihren Nächsten erhalten haben. Oder womöglich, dass Sie sich auch selbst ein Geschenk gemacht haben. Auch dieses gibt es viel, dass der Mensch sagt, ich beschenke mich selbst. Dieses (...) ist auch das Zeichen dafür, wozu Gott uns einen Körper gegeben, dass wir mit ihm schaffen können, auch schaffen sollen, dass wir uns erfreuen, dass wir was schaffen können. Nur sollen wir nicht raffen, das heißt, dass wir nicht einer Sucht, womöglich einer Geld-, einer Habsucht verfallen. Das darf nicht auftreten, so weit darf es nicht führen. (04.12.1958)

(5) Wie müssten wir, wie müsste der Mensch sich gerade hier, an dem Erinnerungstag der Geburt Christi, Gott gegenüber dankbar zeigen, dass Gott uns den wirklichen Erlöser sandte, der uns auf den Weg führen sollte und uns auch auf den Weg geführt hat! Nur folgten Menschen Ihm nicht, nur setzten sie dieses alles nicht in die Tat um, sie waren und wurden zu bequem. Sie gehören ja auch heute einer modernen Zeit an. Wer das so auffasst und auch weiterhin in diesem Glauben so lebt, der ist auf dem falschen Weg. (...) Nun glaube ich, Sie so weit geführt zu haben, dass Sie jetzt wissen müssten, was für uns die Geburt Christi bedeutet und dass wir uns speziell alle Jahre einmal an den Geburtstag, an die Geburtsstunde zurückerinnern, an die Geburtsstunde Christi. Und genau das Gleiche müssen Sie auch an sich selbst tun, damit Sie wissen, was für Sie diese Ihre eigene Geburt, Ihr eigenes Hiersein, Ihr eigenes Erdenleben bedeutet, zu dem Sie doch wirklich von Gott diesen Ihren Körper geschenkt erhalten haben. Dann werden Sie das Leben zu heiligen, das Leben zu würdigen wissen. Denn überall, wo Leben ist, da ist Gott! (04.12.1958)

Der Prophet gilt nichts im eigenen Land

(1) Die weiteren Geschwister Christi und alle Bekannten, das heißt die ihn kannten seit seiner Kindheit, haben auch nicht an ihn geglaubt und haben gesagt: „Na, wir sind doch mit ihm aufgewachsen: Er ist doch der Zimmermann!" Verzeihung, mehr bin ich auch nicht; bin auch nur Zimmermann. Und an den soll man glauben? Nein, Freunde! Das ist auch heute noch so, wie Christus selbst sagte: „Der Prophet ... - wie heißt es doch? (Anwesende: ... gilt nichts in seinem Lande!)" (05.10.1957)

(2) Über Christus selbst hat man viel gesprochen. Man hat Ihm viel Böses angetan, Er hat alles geduldig getragen. Für wen? Weil Er feige war? Nein, für uns! Damit wir zur Erkenntnis kommen, damit wir Ihn erkennen können, wie groß und mächtig Gott doch ist und wie gerecht, und wie ungerecht die Menschen sind. Und von diesem Sündhaften sind die Menschen heute noch behaftet, sie sind noch nicht frei, sie tun es weiter. Es sind Menschen auch hier auf dieser Erde gewesen, die viel Wahres von sich gegeben, aber viele fanden keine Anerkennung zu Lebzeiten. Nach dem Tod! Bei Christus auch nach dem (...), was die Menschen Tod nennen, ja, da ist Er heilig, ist Er der Sohn Gottes, und die anderen, das sind die Heiligen. Aber erst nach dem Tod. Im Leben - nein - ist keiner heiliggesprochen, oder doch? Ein Mensch kann ja einen Menschen nicht heiligsprechen! Aber ich sage, da ist die Feigheit! Warum hat man ihn nicht vorher erkannt? Jetzt kann er den anderen nicht mehr schädigen und sagen, er sei ein Heiliger. „Er war ein Heiliger", sagt man auch, „er ist ein Heiliger", und man betet zu ihm. Aber er war doch hier - nicht nur Christus, viele Menschen auch noch nach Ihm, hier gibt es auch einige wenige. Da ist es gar nicht so, (...) solange er noch lebt, Sie sagen, solange er noch leibt und lebt - nichts -, hernach kommt man erst darauf - ja, dann kann er ja nicht mehr schädigen. Dann können wir es ja sagen, und dann nehmen wir diese seine Lehre an, und davon können wir leben. (05.10.1958)

„Mein Kampf dem Bösen!“

(1) Mein Kampf dem Bösen, mein Leben ist Gott. (handschriftlich)

(2) Es gibt Menschen, die immer wieder dagegen arbeiten, die nichts unversucht lassen, mir das Leben schwer zu machen, obwohl ich ja kein Nutznießer dieser Sache sein will. Ich habe mich den Menschen verschrieben. Ich glaube nicht, dass ich es verdient habe, dass Menschen mir den Weg schwer machen. Kommen Sie an meine Seite, verfolgen Sie mein Leben, mein Treiben, dann werden Sie sagen: „Nein.“ (...) Sie brauchen Essen, brauchen Ihre Ruhe. Ich brauche keine Ruhe, kann Tag und Nacht arbeiten. Aber eines gebe ich Ihnen mit auf den Weg: Mich kann keiner verzerren und abbringen von diesem guten Weg! (31.08.1950)

(3) Soeben haben Sie gehört, was alles für schlechte Menschen am Werk sind, dieses gute, dieses große, göttliche Werk zu zerstören. Nichts lässt man unversucht. Aber wir brauchen uns gar nicht zu wundern, wenn wir uns die Frage wieder stellen: Wie war es, als unser Jesus auf der Erde war, was hat man da alles angestellt, wie hat man da nichts unversucht gelassen, Ihn zu vernichten? Ich gebe Ihnen zu wissen, dass ich heute schon genauso dastehe, dass Menschen es nicht scheuen, genau dasselbe zu tun, was man früher getan hat. Ich werde verfolgt auf Steg und Weg. Man hat versucht, mich irgendwie zu vergiften. Man hat versucht, mich zu verschleppen, das heißt gefangenzuhalten, damit ich vielleicht dort der Vernichtung entgegengehe. Nichts ist diesen Menschen schlecht genug, mich aus dem Wege zu räumen. Ich sage Ihnen hier offen, dass ich nichts fürchte. Der Herrgott ist bei mir! (...) Ich bin in der Lage, gegen jeden anzutreten. (...) Das Leben gehört nicht mir, sondern mein Leben gehört Ihnen allen, um Ihnen allen helfen zu können. Und dass ich gestört werde, das lässt mich kalt. Aber die Antwort muss ich geben, komme, was da wolle. Für mein Leben fürchte ich nicht. Ich weiß, dass niemand in der Lage sein wird, mich auf diese Art und Weise, wie sie beabsichtigt haben, beiseite zu bringen. Das wird ihnen nicht glücken. Ich stehe nicht allein, der Herrgott ist bei mir, so wie ich mit Ihm

immer gelebt habe und weiter zu leben gedenke. Das ist mein Schutz, den ich habe. Einen menschlichen Schutz brauche ich mehr oder weniger nicht. (24.09.1949)

(4) Ich fürchte keine Menschen, mögen sie kommen, womit sie wollen. Ich fürchte nur einen, und das ist und bleibt unser Herrgott. (09.09.1949)

(5) Ich werde da nicht einen Millimeter zurücktreten, Menschen zu helfen. Mein Weg geht weiter, komme, was da wolle! Der Herr sei bei mir! (24.09.1949)

(6) Mein Kampf geht weiter! Wie hier, so überall, warten alle Menschen in der ganzen Welt (darauf), damit ihnen einmal geholfen wird. (09.09.1949)

(7) Bei mir hat der Tag 24 Stunden. Ich werde aber nicht müde. Ich kenne keinen Hunger und werde nicht kampfunlustig - im Gegenteil: immer stärker! (...) Ich kämpfe für Sie! (05.10.1957)

(8) Ich werde mich durchzusetzen wissen, obwohl einzelne wenige Menschen am Werk sind, die mir schon nach dem Leben trachten. Ich fürchte den Tod nicht - von mir aus, wenn hier einer darunter ist, bitte, ich stehe hier. Ich brauche mich nicht zu fürchten. Ich sage nur: Wehe dem! Ich brauche auch keinen menschlichen Schutz, das heißt keinen persönlichen menschlichen Schutz. Ich gebe Ihnen zu wissen, dass mein Leben so besteht, dass ich tatsächlich unter dem reinen, göttlichen Schutz stehe, und wenn es sein soll, dann soll es sein. Aber noch ist es nicht so weit, und gegen alle diese wenigen Gegner werde ich den Kampf aufzunehmen wissen, sie werden genommen, wie sie kommen! (01.10.1949)

(9) Alle die schmutzigen Menschen haben nichts unversucht gelassen, mich in meiner Arbeit, mich in der Hilfe, die ich Ihnen vermitteln soll, zu stören. Vier Vergiftungen sind da, aber ich bin noch nicht tot, so weit ist es noch nicht gekommen. Nur, ich merke noch nichts davon, obwohl ich das meiste genommen

habe. Aber machen Sie sich deswegen keine Sorgen, ich trinke es literweise. (15.10.1949)

(10) Dass ich bekämpft werden muss, ist mir klar. Ich kann alles gut verstehen, bin auch keinem Menschen böse darüber, dass er mich bekämpft. (04.09.1950)

(11) Wie es früher vor 2000 Jahren war, so hat sich bis heute noch nichts geändert. Wenn hier und dort mal ein Mensch aufgetaucht ist, der nicht nur das Gute zu tun gedachte, sondern dieses auch ausführte, so hat man nichts unversucht gelassen, diesen Menschen zu beseitigen. Bei mir sieht es nicht anders aus, dass Menschen nichts unversucht lassen, mich voll und ganz zu zerstören, damit mir die Möglichkeit nicht mehr gegeben ist, den Menschen zu helfen. (19.09.1950)

(12) Sie alle müssen wissen, dass der Teufel als solcher nichts unversucht lässt, sich in den Menschenleibern zu verstecken und sie zum Bösen zu führen. Des Teufels Spiel ist aus! Wenn er auch hier und dort etwas von sich merken lässt, so ist es weiter nicht schlimm. Ich weiß meinen Gegner zu bekämpfen. (09.09.1949)

(13) Dass es Menschen gibt, gegeben hat und auch weiterhin geben wird, die nichts unversucht lassen, mich zu bekämpfen, und zwar aus dem einfachen Grund - und es ist Ihnen wohl auch bekannt -, weil ich eine Kampfansage gemacht habe gegen Geschäftemacher. (...) Und gerade, weil es nun mal in der Welt einen Menschen gibt, der uneigennützig arbeitet, nicht für sich, sondern um den Menschen zu helfen, wird er von diesen nicht verstanden werden. Man hat hier nichts unversucht gelassen, alles so auszuschlachten, um auf irgendeine Art und Weise Geld zu verdienen. Anfänglich mit meinem Namen und jetzt sogar mit meiner Person. Aber das bedrückt mich gar nicht, im Gegenteil, ich fühle mich immer stärker dadurch! (01.10.1949)

(14) So viel Schmutzigkeit: Pfui Teufel! (24.09.1949)

(15) Diese Schmutzfinken fühlten sich nur wohl, (...) wenn sie viel Geld verdienten. Sie fragten nicht nach der Krankheit aller Menschen, nein, je kränker das Volk, desto besser lebten sie. (09.09.1949)

(16) Schweine fühlen sich nur im Schmutz wohl. (handschriftlich)

(17) Es haben mich ja Menschen zu sehr verzerrt, dass ich nicht mehr ruhig sein kann, um dort laufend zu arbeiten, wozu ich mich verpflichtet fühle, dass ich immer wieder verzerrt werde und immer wieder richtig biegen muss, was andere krumm gebogen haben. Aber ich besitze die Kraft, das, was diese Menschen verbogen haben, wieder gerade zu biegen. (31.08.1950)

(18) Ich will nicht von meinem Kampf sprechen. Nein, es ist kein Kampf, es ist eine Selbstverständlichkeit, dass ich mich durchsetzen musste, um Ihnen allen, die Sie schon jahrelang auf Heilung warteten, die Heilung von unserem Herrgott und durch unseren Herrgott zu übermitteln. Ich habe, kurz gesagt, keine ruhige Stunde gehabt und ich verzichte auch für mein weiteres Leben darauf. Ich bin nun eben einmal dazu da und fühle mich verpflichtet, mein ganzes Leben für Ihre Gesundheit einzusetzen. (09.09.1949)

Der Aufbau des göttlichen Werkes

(1) Das Wichtigste ist immer der Anfang, von einem kleinen Maßstab aus gesehen. (...) Ein Haus ist auch nicht aufgebaut mit einem einzigen Stein, da liegt ein Stein auf dem anderen. Und es kostet Arbeit, so einen Bau herstellen zu können. Und dazu müssen auch viele Hand anlegen, denn Eile tut manchmal not, so dass dieses geschieht und der Bau fertig wird. Ein altes Sprüchlein: „Viele Hände machen bald ein Ende", das heißt, dass der Bau fertig wird. Und so ist es auch in diesem Falle, dass dieses göttliche Werk wieder im Entstehen ist, und zu diesem Bau gehören auch viele Hände, die daran schaffen sollen, dass es, wie es schon im Entstehen ist, auch fertiggestellt wird und werden kann. Aber das Material, das man dazu benötigt, ist das Material, das der eine und der andere Ihrerseits, sowie er die Heilung, das Gute empfangen hat, auch dazu beiträgt, indem er das schriftlich bestätigt. Und diese schriftliche Bestätigung ist der Baustein zu diesem großen, göttlichen Werk, nicht nur auf deutschem Boden, sondern auf der ganzen Erde. (19.09.1950)

(2) Alles wahrhaft Große auf Erden wächst aus etwas Geringem empor. (handschriftlich)

(3) Einen Anfang muss es haben, auf einem Boden muss es geschehen. Mein Wunsch war und ist es auch noch geblieben, dass dieses hier auf deutschem Boden geschehen soll, dass hier das Fundament gelegt werden soll für diesen großen, herrlichen Bau. (19.09.1950)

(4) Ich folge nur Einem, und das ist Gott. Und wenn Sie jetzt auch dem folgen, zu dem Sie gehören, dann gibt es das Gefolge. Und das ergibt den ganzen Freundeskreis. (03.10.1958)

(5) Die Unwahrheit darf hier nicht hineingetragen werden, erst recht nicht die Gehässigkeit, im Gegenteil, nichts Böses. (05.10.1958)

(6) So geht es auch nicht, dass ich nur - ich müsste jetzt so sagen - für eine bestimmte Art von Menschen, für eine bestimmte Clique (...) oder für eine bestimmte Sippschaft (...), wo immer dasselbe ist, in so einem Vereinchen drin bleibe, und das bleibt einfach so. Nein, das ist das wachsende Werk! (07.11.1958)

(7) Später kommt es so weit, dass sogar alle Nationen erfasst werden. Darum geht es mir. (18.01.1958)

(8) Parteipolitik ist für mich nicht maßgebend. Ich habe den Menschen zu wissen gegeben: Von mir aus können noch hundert Parteien ins Leben gerufen werden, und sie können alle tun und lassen, was sie wollen. Dieses große Geschehen hat mit der (...) Parteipolitik nichts zu tun. (09.09.1949)

(9) Ich werde ein Tonbandarchiv aufstellen, das den höchsten Wert, den Wert aller Menschen wieder neu einigt, so dass auf diesen Tonbändern all das gesprochen ist, das auch späterhin noch in der Schrift festgehalten werden wird und festgehalten werden kann, dass ich den Kommenden hinterlasse, wie wir heute das Werk ins Leben rufen, wie wir heute den Menschen führen, wie wir heute den Menschen das Gute mit eingeben, dass ich euch die gute Saat mitgebe und ihr schon ein Träger dieser sein könnt, um die Saat dem zu übergeben, in dem sie aufzugehen hat, der später dann dieses Werk führen wird. Und der wird wieder den weiteren Auftrag dafür erhalten, dass dieses Werk nicht in unrechte, nicht in die schlechten Hände gerät - wie das Werk Christi, das Er selbst seinerzeit ins Leben gerufen hat -, nicht wieder in die Hände der Sünder, nicht wieder in die Hände des Bösen, nicht wieder in die Hände der Geschäftemacher fällt. Liebe Freunde, das darf dieses Mal nicht eintreten. Und ich sage, es wird auch nicht eintreten, wenn wir heute zu dem Ernst des großen Ganzen übergehen. Ich mache keine Sprüche, denn mir ist jedes Wort wie auch jede Tat, mir ist mein Hiersein das Allerheiligste. (26.12.1958)

(10) Ich arbeite so, dass ich nicht einmal meinem größten Todfeind das Schlechte, sondern immer nur das Beste wünsche. Ich sage nur eines: Hier ist eine Wand, du gehörst nicht in unsere

Reihen, du darfst nicht in unserem Haus bleiben, geh dorthin, wo du hergekommen bist! (22.09.1950)

(11) Alle meine Gruppen müssen untereinander eins sein. Splittergruppen zerstreuen nur. Vereinigen sich alle, so sind sie eine einheitliche Kraft, in der ich wirken kann. (01.11. 1954, Zeitung „Mensch und Schicksal")

(12) Da, wo Streit, Uneinigkeit und Eifersucht vorherrschen, kann das Göttliche nicht wirksam werden! (Alfred Hosp, „Kräfte des Geistes", Eigenverlag, S. 194)

(13) Jeder von den engsten Freunden soll und wird auch das Wissen dafür erhalten, wozu ich einst dieses Werk ins Leben gerufen und vor allen Dingen, was das Wichtigste ist, wozu dieses mein Hiersein, das Erdenleben, bestimmt ist. Es geht hier um bestimmte Dinge, um das Bestimmte, das heißt, was für den Menschen so von Gott bestimmt ist. Nicht um meine, nicht um eine Bestimmung, nicht um die Bestimmung eines Menschen, auch nicht um die eines Menschen, der irgendwo in einem Lande an der Spitze steht als regierendes Glied des Landes. Nein, hier geht es um den ganzen Weltraum, hier geht es um das Erdenleben und um den, der über uns hier zu bestimmen hat und schon bestimmt hat, und dieses Bestimmte müsste der Mensch wissen. Ich glaube, liebe Freunde, zum Teil wissen Sie, wer es ist. Das kann kein Mensch sein, sondern es kann nur der sein, der uns, der den Menschen, der diese Erde, der alles, alles geschaffen hat für uns, für Sie und für alle, die noch nach uns, nach dem Menschen der heutigen Zeit, kommen. Es geht um alle (...) Lebewesen, denn überall da, wo Leben ist, da ist Gott! (26.12.1958)

(14) Seid offen, habt ihr so weit glauben können, dass das so weit um sich greift und dass dieses Werk dazu ins Leben gerufen worden ist, alles, aber auch alle Lebewesen hier zu erfassen, um den Menschen von morgen das Leben zu geben, so wie es nicht der Wille des Menschen, sondern wie es der Wille Gottes ist? Aber ihr sollt heute Gott erkennen lernen, Gott erkennen können, damit ihr es den Nächsten von morgen sagen könnt. (26.12.1958)

(15) Der Weg vom Himmel zur Erde ist im Werden! (handschriftlich)

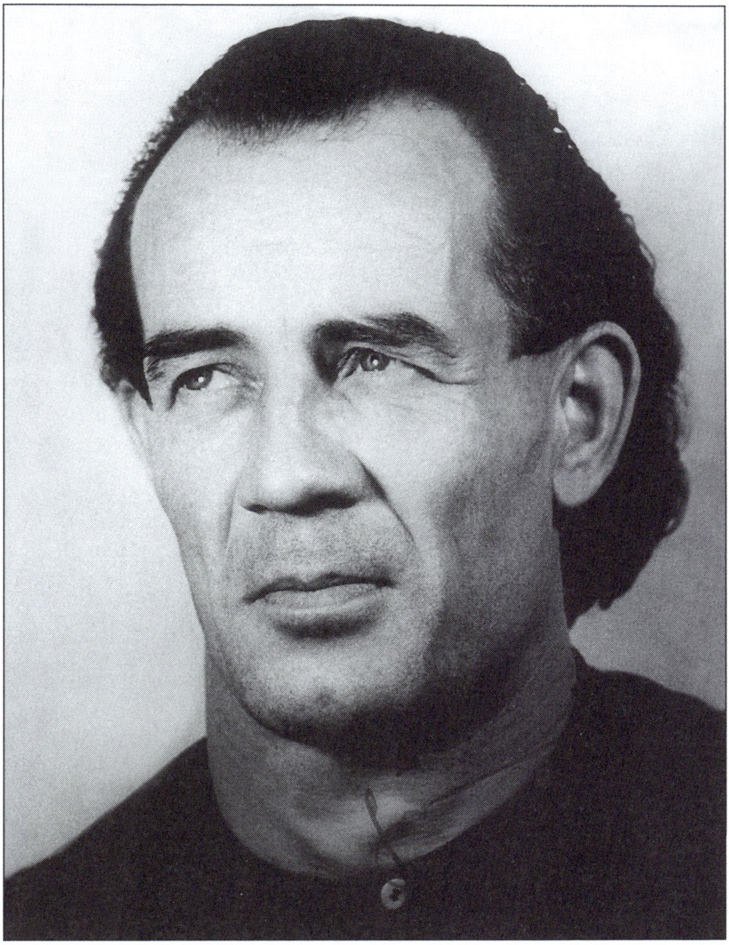

Mitarbeiter im göttlichen Werk

(1) Nur der kann tatsächlich mit hierin behilflich sein, der sich voll und ganz in den Dienst Gottes stellt, der auf Gott hört, nicht auf Menschen, und der dem Wort Gottes folgt und der wirklich das tut, was er zu tun hat. (26.12.1958)

(2) Wer hier mitarbeitet, muss sein Leben haben, muss es bestreiten können, ich selbst kann ihm nichts auszahlen. (05.09.1950)

(3) Einen festen Wohnsitz werde ich persönlich nicht haben. Meine engsten Mitarbeiter schon, die werden einen festen Sitz haben. Aber ich muss beweglich sein, ich muss unterwegs sein, ich will keinen Weg scheuen. Nichts ist mir zu viel. (24.09.1949)

(4) Den Mitarbeiterstab werde ich den Erfordernissen entsprechend erst dann erweitern, sowie ich die Eignung der einzelnen Personen genau überprüft habe. Eine endgültige Vollmacht, in meinem Namen sprechen zu können, erteile ich nur dem, der in der Lage ist, selbstlos und gewissenhaft mir zur Seite zu stehen. (24.09.1949)

(5) Ich bin bei Ihnen, damit Sie selbstständig werden und dann auf sich gestellt den Angriffen des Bösen widerstehen können. Einmal werden Sie alle, die heute hier anwesend sind, die Verantwortung für das gute, göttliche Werk mittragen müssen. (Alfred Hosp, „Kräfte des Geistes“, Eigenverlag, S. 148)

(6) Es geht nicht an und es wird auch nicht sein in aller Zukunft, dass es nur einen Menschen gibt, der da glaubt, sich einschleichen zu können, groß Versprechungen macht und nichts tut. Hier wird jedes Wort, das zum Werk notwendig ist, in die Tat umgesetzt. (18.01.1959)

(7) Viele Freunde sagten bisher immer: „Das ist zu schwer, der ist mir nicht angenehm, der redet mir zu viel, und der tut zu viel dieses, das und jenes, er hat mit diesem und jenem Umgang. Nein, mit dem wollen wir in unserem Freundeskreis nichts zu

tun haben.“ Da, sage ich dir, bist du ein Faulpelz, da bist du ein Taugenichts, wenn du das nicht übernimmst und diesen Menschen so nach und nach, so du die himmlische, die göttliche Ruhe in dir aufgenommen hast, doch zum Guten bewegst. Darin liegt ja die Hauptaufgabe, denn ihr wart ja alle nicht so rein, und die meisten waren überhaupt nicht rein, sie waren nur unrein. Und ich habe sie von dem Unreinen so weit befreit, dass sie heute rein sein können. Gott geb's, und Gott gibt's, dass der Mensch auch immer zur Reinheit stehen kann. Es fragt sich nur, ob der Mensch es will. Aber man muss ihn immer wieder angehen - und wie gesagt, ich wiederhole es noch einmal zum Schluss, dass es tatsächlich hier auf jeden Einzelnen, vor allen Dingen auf den engsten Freund ankommt, dass er sich die Arbeit und die Mühe macht und dem Nächsten, diesem Armseligen, hilft, der da so verkrampft, bei dem sich die Seele bereits geschlossen hat. (26.12.1958)

(8) Da ist es unsere Pflicht, den Menschen aus den Klauen des Bösen herauszuziehen, damit er nicht noch ein größeres Unheil stiftet. Das Unheil wird in dem Menschen immer größer statt kleiner, es gibt immer mehr Not und Elend auf dieser Erde. Aber einer muss mal da sein, der muss mal zufassen. Und der eine können auch Sie sein, das muss nicht ich sein, aber Sie müssen erst Erfahrung sammeln, anders ist es nicht möglich. Sie müssen erst von allem überzeugt sein, Sie müssen wirklich an sich selbst lernen, Sie müssen wirklich zur Selbsterkenntnis kommen. (05.10.1958)

(9) Was mich schon lange bedrückt, möchte ich gleich von vornheraus sagen, dass es leider in Rosenheim so ist - so klein auch die Gemeinschaft ist-, dass wenige doch dabei sind, die mal hier und dort mit Hand anlegen. Es könnte (aber) jeder etwas dazu tun. (...) Es könnte hier viel besser und viel, viel schöner sein, wenn jeder, der über Zeit verfügt - natürlich muss er Lust und Liebe haben-, Nachfrage hält: „Darf ich helfen, darf ich mal was tun, darf ich mich mal einsetzen, kann ich Ihnen mal einen Tag oder zwei Tage schenken, oder wäre das möglich, dass Sie mich irgendwie wo einsetzen können, dass ich hier für das Werk tätig sein darf?“ (07.11.1958)

(10) Wenn Sie sich im Klaren darüber wären, was ich für Sie getan habe, dann würden Sie anders urteilen, und dann würden auch Sie anders sein. (...) Aber einer tut für Sie alle das, wozu Sie nicht imstande sind - und was tun Sie alle für einen? Das ist auch eine Frage. (07.11.1958)

(11) Ich besuche viele Freunde. Sie brauchen nicht zu mir zu kommen, ich komme zu ihnen. Wäre das zu viel, wenn Sie auch mal hier und dort einen Freund aufsuchen würden? Ihn nicht nur so zu trösten, (...) auch wirklich für ihn zu schaffen, eine Zeit dafür herzugeben, ihn zu besuchen und ihm das Gute (zu) bringen, das heißt, im göttlichen Leben und im göttlichen Willen das auch (so zu) tun, dass Sie der Mittler sind? Glauben Sie, das haben Sie gar nicht nötig? Doch, dazu sind Sie genauso verpflichtet wie auch ich! Sie sind sich Ihres Hierseins, Ihres Erdenlebens nur nicht bewusst. Sie haben sich selbst noch nicht erkannt und daher konnten Sie Gott noch nicht erkennen. Daher kam es auch zu vielem, dass die Menschen dieses, das und jenes tun, dass sie herzlos geworden sind. (07.11.1958)

(12) Unser Freund (Gemeinschaftsleiter von Berlin) ist sehr bescheiden, wenn er sagt, dass es wenige sind, die er erfasst hat. Aber es sind bis jetzt rund tausend Adressen, ja, und die tausend bringen wieder einige tausend. Wie vorsichtig unser Freund sein muss, vorsichtig dahingehend, indem er die Gemeinschaft (...) so aufbaut, dass er nicht dahingehend überfallen wird und hernach nicht Herr seiner Aufgabe sein kann. Systematisch muss er sie aufbauen. Und es ist eine schwere Aufgabe. Ich weiß, dass es nicht so viele dieser Freunde gibt, die sich hierin berufen sehen und die hierin auch eine wirkliche Lebenserfüllung haben. Sie alle, liebe Freunde, haben mehr oder weniger mit sich selbst zu tun und werden nicht einmal fertig, und Sie könnten sich wirklich nicht um einen Freundeskreis kümmern, und das wird auch hier nicht erwartet. Es sind immer nur einige wenige, die wirklich dazu berufen sind. Wirklich nur einige wenige, die so viel Güte in sich aufnehmen, um für all ihre Nächsten, die ebenfalls zu uns gehören, so viel gute, gütige Kraft aufzunehmen, wie der Nächste sie wirklich nötig hat. Das ist eine der schönsten

Aufgaben, eine schönere Aufgabe gibt es nicht! Aber wer fühlt sich dazu berufen? Sie könnten es noch nicht sein. Aber, liebe Freunde, nicht dass Sie jetzt sich deswegen schämen, oder dass ich Sie womöglich beschämend hinstelle, nein, das nicht, Sie können es nicht. Mein Wunsch führt nur dahin, dass Sie von sich aus wirklich alles dazu tun, dass Sie erst mal selbst in den Genuss des Guten kommen, dass Sie selbst erst mal so weit sind. Was danach wird, das stellen Sie selbst fest. Sammeln Sie erst Erfahrung. Das ist mir vorerst mal das Wichtigste! (...) Unser Freund ist wirklich den Menschen ein Vorbild, indem er sagt: „Meine Zeit ist auch deine Zeit." Es ist nur eine Zeit, wie es nur einen Gott gibt. Und wie jeder nur einen, seinen Körper hat. Und er weiß auch, dass wir diese Zeit nützen müssen, nur muss der Mensch sie zu nützen wissen. Die Zeit will genützt werden, darf nicht ungenützt bleiben. Nützen Sie die Zeit, dann ist es gut! Und auch das haben wir aus dem Munde unseres Freundes gehört, dass er nicht nur Kraft, nicht nur Energien hier aufnehmen will, nein, sondern die Worte aufnehmen will, die ich Ihnen hier zu sagen habe, um diese dann auch weitergeben zu können. (03.10.1958)

(13) Ich denke jetzt an eine Frau, die mir (...) behilflich ist und die Briefe beantwortet. Wenn einer sagt, er hat keine Zeit, so will ich Ihnen einen Menschen schildern, der sonst auch keine Zeit hat, der tagsüber schwere körperliche Arbeiten verrichten muss: Landarbeit! (Sie) ist eine Frau, die von Sonnenaufgang (...) bis Sonnenuntergang schwer schaffen muss. Und abends setzt sie sich nieder und beantwortet die Briefe, die ich ihr überlassen habe, und so geht es tagein, tagaus. Vor zwei Uhr nachts kommt sie nicht ins Bett. Es wird immer etwas drüber. Um fünf Uhr muss sie das Bett schon verlassen. Also knapp drei Stunden (Schlaf) verbleiben für diese Frau, dass sie ihre tägliche Arbeit noch, ihre tägliche, körperliche Arbeit noch verrichten kann. Aber sie schafft es einfach. Warum? Sie tut doch Gutes; nicht nur für sich, sondern auch für ihre Mitmenschen, und da bekommt sie so viel Kraft. Diese Frau teilte mir letztens mit, sogar telefonisch, dass sie doch alle Briefe schon beantwortet hat. Es war wohl eine mühselige Arbeit, aber sie hat's gerne getan und sie ist heute so

beglückt, so beseelt von all dem, was sie an Antwort von diesen Freunden schon erhalten hat. (05.10.1957)

(14) In diesem Jahr wird es Freunden aus der russischen Zone wohl schwer möglich sein, hierherzukommen. Aber doch dürfen sie nicht vergessen werden. Und doch müssen wir sie in unserem Herzen tragen, und doch müssen wir ihnen das zukommen lassen, was sie für ihr weiteres Erdenleben benötigen, auch wenn sie von der bösen Seite angegangen werden, dass auch sie sich frei fühlen, dass sie sich nicht alleine fühlen und dass ihnen geholfen wird. Die helfende Hand reicht nach überall! Ich betone noch einmal, dass Gott hier keine Grenzen gesetzt sind. Es gibt hier keine Grenzen, es gibt hier keine Zonen. Es gibt auch keine Sektoren. Und Nationen spielen hier auch keine Rolle. Nun, wenn der Mensch aber so weit angelangt ist, dass er selbst Wahres erfahren, so kann er das Wahre wiedergeben. (03.10.1958)

(15) Sie glauben heute noch gar nicht daran, dass Sie Ihren Nächsten auch helfen können. So dies geschehen, so warne ich jeden Menschen; nur nicht, dass er sich dann daraufhin was einbildet und von sich aus Behauptungen aufstellt, er könne heilen. Vorsicht! (...) Ich kann auch nicht heilen. Aber ich kann Sie, ich kann jeden Menschen zum Heil führen. (05.10.1958)

(16) Wie die Menschen so sind, wenn ich da (von) den einen zu den anderen gebeten (werde): „Ja, was glauben Sie, liebes Kind (...) Sie glauben, ich selbst, ich persönlich muss dabei sein, was Sie unter persönlich verstehen. Haben Sie Vertrauen, und glauben Sie! Auch Sie können helfen: Gehen Sie zu Ihrem Vater! Gehen Sie zurück zu ihm, und berühren Sie nur den Körper, und er wird frei sein von all den Schmerzen, die er kaum ertragen konnte! Und er hat Schlaf, Schlaf hat er nötig - er wird auch schlafen. Aber sagen Sie ihm das nicht! Sagen Sie gar nichts! Gehen Sie nur hin. Rufen Sie mich hernach an!“ Und das hat dieses Kind getan. Nach einer guten halben Stunde hatte sie wieder angerufen: „Als ich den Körper meines Vaters berührte, schwanden alle Schmerzen.“ Ja, was ist das? Ist das Hexerei? Nein, Freunde: Dieser Mensch hatte das Gute aufgenommen, die gute, göttliche Kraft - wirklich! - und

hat sie in den Körper des Vaters übergeben, durch Berührung. (...) Und tatsächlich kam es auch zu dem, wie die Tochter sagte: „Und dann verfiel mein Vater in einen tiefen Schlaf." Und das hatte er auch nötig. Ja, und als er aufwachte, er ist erst, ist noch sehr jung, ist erst 81 Jahre alt und sagte: „Kinder, ich fühle mich wie neu geboren." (05.10.1957)

(17) Wie waren die Jünger einst, die Christus immer wieder angegangen (sind) und sagten: „Herr, ich kann nicht helfen. Das ist ein zu schwerer Fall, und der hat zu viele Schmerzen; da kann ich nicht helfen." Christus sagte: „Helfen kannst du, aber glauben kannst du nicht! Du glaubst nicht, dass du helfen kannst. Du kannst, so du es willst, so du das Gute bejahst!" Und Christus mühte sich immer wieder hin zu den Kranken und zeigte es seinen Jüngern und gab ihnen dafür Beweise, auch anhand vieler Gleichnisse, sodass sie Ihn erst mal verstehen, und doch (...) verfielen sie immer wieder in den Unglauben. Sie konnten nicht glauben, dass sie weiter helfen können. (05.10.1957)

(18) Allen wird Gott helfen, nur glauben müsst ihr, das ist die Bedingung. Ohne Glauben kein Leben, das habe ich oft gesagt. Ich habe noch viel, viel mehr zu sagen. Natürlich muss dann aber auch jeder folgen, vor allem dem, woran er glaubt. Und wenn ich etwas sage, woran er im Moment noch nicht glauben kann, dann ist das Vertrauen schon gebrochen, dann kommt schon das Misstrauen. Da gibt es schon einen Abbau. Da hat es mit dem Aufbau schon nichts mehr zu tun. Da kann man schon diesem Werk nicht mehr dienen. Also, Freunde, wie vorsichtig man sein muss! Und ich will euch heute, ab heute, fest in mein Herz einschließen. Enttäuscht mich nicht! Tut das, woran ihr jetzt glaubt. Ich führe euch immer nur zu einem, zum Guten, nur zu Gott! (26.12.1958)

(19) Ich sorge mich nie um das, was Menschen als Sorgen angenommen, wie Menschen sich um mich und auch um das Werk gesorgt. Das alles braucht keiner. Er braucht sich nicht zu sorgen, sondern er braucht sich nur hier in die göttliche Führung zu begeben. Da wird er das auch nicht als Sorge, sondern als Pflicht empfinden, und er wird irgendein ganz anderes, ein viel

schöneres, ein besseres Gefühl in sich tragen, dass er selbst von sich sagt: „Ich kenne mich nicht wieder.“ (26.12.1958)

(20) Warum kommt ihr zu mir, das heißt, warum steht ihr zu mir, und warum schafft ihr für das Werk? Warum seid ihr überhaupt hier? Fühlt ihr euch angezogen oder ist es nur Neugierde oder versetzt ihr euch nur in den Glauben? Oder ist es etwas in euch, was ihr noch nicht erkannt habt, was euch dazu bewegt, dass ihr einfach hier sein müsst und gerne hier seid und auch gerne hört auf das, was ich sage? Wenn ja, da kommt noch eines dazu, dass ihr das Gehörte aber auch befolgt. Fragt euch selbst nicht: „Warum, wieso ist es möglich?“ Es hat manch ein Mensch gesagt: „Ja, warum habe ich es verdient? Ich bin doch ein sündhafter Mensch, ich habe doch im Leben nie Gutes getan!“ Sag ich: Ja, lieber Freund, jetzt sprechen Sie die Wahrheit. Sie sind zur Wahrheit übergegangen. In der Lüge groß geworden, zur Wahrheit übergegangen, Sie sind zur Selbsterkenntnis gekommen. Soeben sagen Sie, Sie sind es nicht wert, dass Sie Derartiges zu sehen, zu hören bekommen und dass Sie sich von vielen Dingen überzeugen dürfen, wie Sie auch überzeugt worden sind, wovon Menschen auch nicht das Geringste mehr gewusst haben. Und da staunt der Mensch, aber gerade dieser eine Punkt, dieser eine Moment ist es ja, wo er ehrlich geworden ist, wo er zugibt. Man spricht doch so oft, wie Menschen es so oft von sich sagen: „Den Schweinehund, den du in dir hast, dem musst du erst den freien Lauf lassen. Den darfst du nicht in dir tragen, den musst du ablegen, mit dem darfst du nichts Gemeines mehr haben, sonst musst du Gemeines mit ihm tun.“ Den Schweinehund - was Menschen unter diesem Wort verstehen - brauche ich nicht mehr groß zu betonen und herauszustellen. Aber es geht um so vieles, vieles, vieles mehr, was wirklich viele noch nicht gewusst haben. (26.12.1958)

(21) Die Augen und Ohren, die um uns liegen, die sind hellwach, und die warten nur auf einzelne wenige Worte und reimen sich dann ihr eigenes. (26.12.1958)

(22) Und doch will ich engsten Freunden etwas mehr mit auf den Weg geben und doch will ich ihnen etwas mehr sagen und doch will ich sie in vieles mehr einweihen, wenn sie wirklich dem Guten folgen, über den einweihen, zu dem sie gehören. Aber das muss sich erst jeder selbst verdienen, und der Mensch muss es wert sein, dass ich es ihm sage. Sonst gehöre ich auch zu denen, die die wertvollsten Perlen so einfach vor die Säue werfen. Und das ist das, was ich nicht will, was ich nicht möchte und was ich auch nicht darf. Und deswegen werde ich weiterhin hierin schweigen. (26.12.1958)

(23) Ihr sollt heute Gott erkennen lernen, Gott erkennen können, damit ihr es den Nächsten von morgen sagen könnt. (26.12.1958)

(24) Wer sich die Arbeit und Mühe macht, hier in meinem engeren Kreis, der wird leben, der wird auch gut leben. Und der wird auch mit Bestimmtheit den Lohn vieler gesund gewordener Menschen erhalten, sodass sie sagen: „Das sind unsere Wegbereiter, die haben uns den Weg frei gemacht, die haben es gewagt, die haben auch Tag und Nacht gearbeitet, obwohl sie dafür nicht belohnt werden konnten. Sie haben auch ihr Leben dafür eingesetzt und keine Arbeit noch Mühe gescheut, für Sie den Weg tatsächlich frei zu machen, dass ich zu Ihnen kommen kann oder umgekehrt.“ (19.09.1950)

(25) So Sie wirklich im Dienste Gottes stehen - Gott gibt Ihnen einen, Seinen Lohn. Und der ist nicht klein, der ist groß. Und so ist es auch schon vielen Menschen ergangen, die im Leben viel Böses getan, deshalb, weil sie vom Bösen behaftet waren. Und wenn sie einmal im Leben Gutes getan, dafür erhielten sie ihren Lohn. Und jetzt an diesem Punkt angelangt, könnte ich Ihnen viele Freunde aufzählen, das heißt, die zu unseren Freunden heute zählen, diese früher vom Bösen Behafteten, die Böses taten und zu all dem nur einmal Gutes an einem ihrer Nächsten - und schon wurden sie von dem Bösen befreit. Schon ging das Übel von ihnen ab, schon kam das Gute, das sie bejahten, zu dem sie heute noch stehen und durch das sie vielen, vielen Menschen auch zu ihrem

Glück, zu ihrem Heil, zu diesem Reichtum verhelfen, den sich doch jeder selbst erarbeitet. So ist es richtig. (03.10.1958)

(26) Werden auch Sie ein wirklich wahrer, ein guter, ein ehrlicher, ein liebvoller, ein liebwerter Freund dieses Freundeskreises! (03.10.1958)

(27) Wer schon seit Beginn das Leben hier richtig begonnen hat und wirklich in der göttlichen Führung geblieben ist und jetzt so gegenwärtig ist, ja, da ist eine ganz andere Zukunft, der erfüllt hier diese eine, seine Mission, seine Berufung, und dann darf er heimgehen! Er baut hier das auf, was die böse Seite zerstört hat, er steht hier nur im Dienste Gottes, und so er heimkommt, wird Gott ihm einen, Seinen Lohn geben! Wir können uns nicht erhöhen, das kann nur Gott, und Er sagt: „Hier, jetzt stehst du auf diesem Posten, jetzt tust du wieder dieses, das und jenes, das Leben geht weiter.“ (05.10.1958)

„Ich helfe weiter“

(1) Alle Menschen müssen sterben, ich auch. Den Körper wird man in die Erde legen, aber ich werde nicht tot sein. Wer mich rufen wird, für den werde ich da sein, und ich helfe weiter. Aber dann wird jeder aus sich selbst heraus die Hilfe und Heilung erleben. (Datum unbekannt)

(2) Ich habe in Herford gesagt, dass in Zukunft jeder sein eigener Arzt sein kann, das heißt, er wird so vom Herrgott gesteuert, dass er die Heilwelle automatisch empfängt, wenn er sich dem Herrgott beugt, wenn er weiß, dass es einen Hergott gibt, wenn er das größte Bestreben hat, in diesem wahren, göttlichen Glauben zu leben, nicht nur in Worten, sondern in der Tat. (Datum unbekannt)

(3) Ich kann Ihnen das von hier aus nur zurufen, dass ich selbst schon dabei bin, aber ganz dabei bin! Glauben Sie es nur, überzeugen Sie sich davon! Es ist nicht nur Gerede von mir! (04.12.1958)

(4) Die Hand habe ich euch bereits gereicht. Und nicht nur, dass ich euch an der Hand führe, sondern dass ich euch mit dem Herzen führe. Das ist nämlich das Wichtigste, dass der Mensch mit dem Herzen, mit der großen, mit der göttlichen Liebe geführt wird. Es gibt kein Spielen hierin, es gibt auch nicht viel Gerede, sondern es muss das geschafft werden, was zu schaffen ist. Und daher rufe ich jeden Menschen zur Besinnung, und ich reiche jedem diese eine, meine Hand, um ihn wirklich zu führen; und ich weiß, dass ich ihn nicht falsch führe, wie ihr ja schon zum Teil erkannt habt, dass ich euch nur zum Guten führe, nur zu Gott. Und jetzt braucht ihr nicht zu zweifeln, ihr braucht nicht verzagen, ihr braucht nicht klagen. Steht immer zur Wahrheit, aber erst bitte ich euch, liebe Freunde, überzeugt euch von diesem Wort „Wahrheit“, was Wahrheit ist. Das ist das Wichtigste! (26.12.1958)

(5) Wenn Sie irgendwo mal in Not geraten sind, ist es immer so, dass Sie den Herrgott rufen, den Sie auch nie auslassen dürfen.

Ich habe immer wieder gesagt: „Ich bin hier und überall zugleich." Ich will damit nicht gesagt haben, dass ich der Herrgott bin - nein. Ich bin nur ein kleines, winziges Werkzeug Gottes! Aber ich will dem Menschen mit Rat und Tat zur Seite stehen und ihm den guten Weg zeigen. Und so brauchen auch Sie mich nur zu rufen, und ich bin sofort da - bitte nicht die Vorstellung bekommen, ich wäre persönlich da - nein - im Geiste. Wenn Sie irgendwann mal Schmerzen haben, so rufen Sie mich, und es geschieht, was geschehen soll! (23.09.1950)

(6) Ich kann überall sein, aber nicht als Mensch, sondern nur im Geiste, wie ich die geistige Arbeit hier auch vollziehe. Aber als Mensch kann ich nur auf einer Stelle sein. Ich bin sonst schneller, und ein schnelleres Fahrgestell gibt es noch nicht. (19.09.1950)

(7) Ich vergesse niemanden, der mit mir einmal in Kontakt gekommen ist. (15.12.1954, Zeitung „Mensch und Schicksal")

Nachwort

Ich glaube, Ihnen jetzt das Wichtigste mit auf den Weg gegeben zu haben. (04.12.1958)

Ich glaube mit Bestimmtheit sagen zu können, dass ich Ihnen in Worten so viel mit auf den Weg gegeben habe, dass Sie wissen, wie Sie sich zu verhalten haben, um Ihre Gesundheit zu erlangen. (31.08.1950)

Ich will keinen Menschen dazu zwingen, das zu glauben, was ich gesagt habe. Sie können es glauben, Sie brauchen es (aber) nicht glauben. Sie brauchen auf meine Rede nicht zu hören. (22.09.1950)

Ich will Sie ja nicht werben, ich will Sie nicht mit Gewalt heranziehen oder vielleicht gar verpflichten. Das bleibt jedem Menschen selbst überlassen. (29.09.1950)

Ich dränge niemandem was auf, ich stelle jedem Menschen alles frei und rate ihm nur immer wieder an, sich (...) von allem zu überzeugen. (26.12.1958)

Ich habe Ihnen weiter nichts als nur das gesagt, was Wahrheit ist, aber erwarten Sie jetzt nicht von mir, dass ich noch weiter greife. Das Wissen führt so weit, ich müsste sagen, das ist endlos, es ist der ewige Kreislauf! (05.10.1958)

Wenn Sie das jetzt von mir Gesagte, das heißt das Gehörte in sich aufgenommen, nur einen Bruchteil von dem, einen ganz kleinen Bruchteil, und für sich selbst das tun, indem Sie sich auch von Ihrem Hiersein (...) auf dieser Erde, von Ihrem Körper überzeugen, dann werden Sie das Göttliche empfinden. Dann werden Sie auch Gott nähertreten können, dann werden Sie sich Ihm nähern (...). Die Worte allein tun es nicht, sondern die Tat! (05.10.1958)

Ich wünsche Ihnen alles Liebe, Gute, das Göttliche, und nicht nur Ihnen alleine, sondern auch all denen, die zu Ihnen gehören, die Sie Ihre Nächsten nennen, und auch denen, für die Sie einen Herzenswunsch haben und für die Sie glauben, dass auch sie das Gute in ihrem Körper wieder zurückerlangen werden.

Ich wünsche Ihnen die beste Gesundheit für Ihr weiteres Leben.

Ich wünsche Ihnen Gottes reichen Segen! Liebet das Leben - Gott. Gott ist überall!

Bruno Gröning

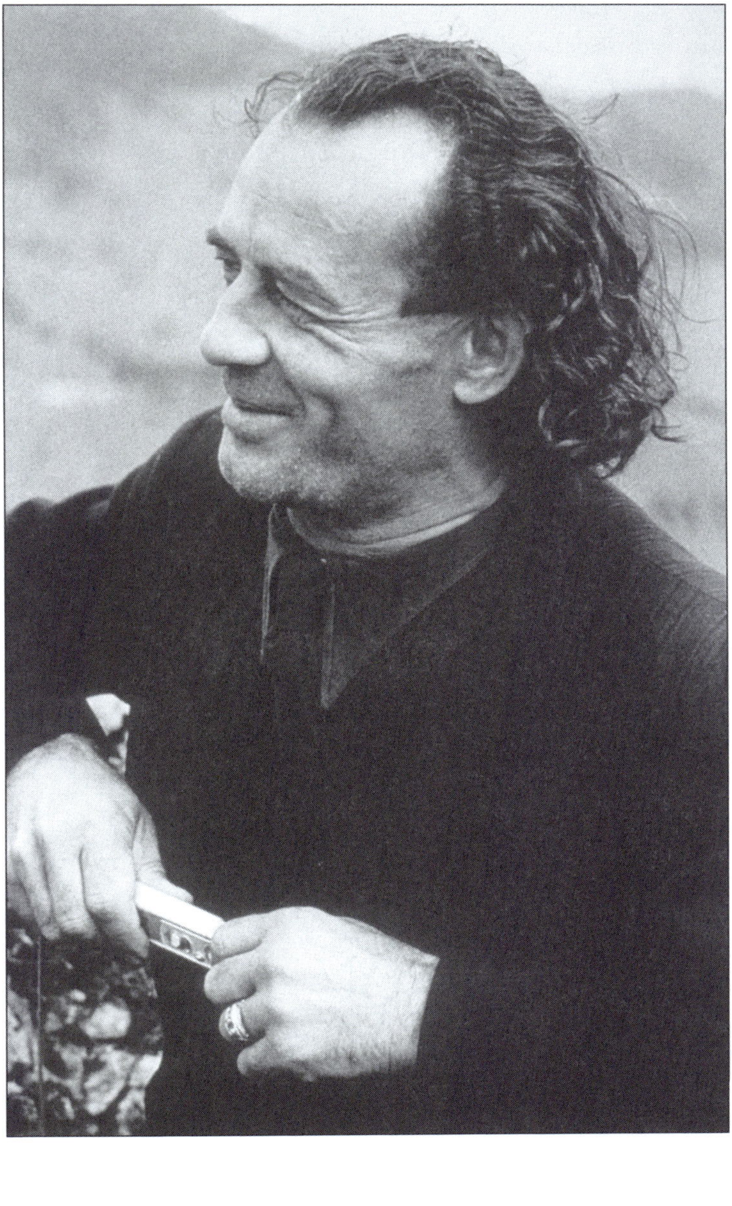

Empfehlungen

Bücher von Thomas Busse:

Thomas Busse „Bruno Gröning - Leben und Lehre“, Govinda Verlag, ISBN 978-3-906347-82-0

Thomas Busse „Folge dem Ruf deines Herzens“, Traumleben Verlag, ISBN 3-935484-01-1

Thomas Busse/Hans Georg Leiendecker „Begegnungen im Licht “, Hans-Nietsch-Verlag, ISBN 3-929475-96-0

Thomas Busse/Hans Georg Leiendecker „Christus: Sein Leben, seine Lehre“, Govinda Verlag, ISBN 3-906347-53-2

Thomas Busse/Hans Georg Leiendecker „Christus: Sein Wirken heute“, Govinda Verlag, ISBN 3-906347-60-5

Viele weitere Veröffentlichungen und Informationen unter: **traumleben.de**

Weitere Bücher über Bruno Gröning:

Alfred Hosp „Kräfte des Geistes“, Eigenverlag (Franz-Podesseregasse 6, A-9073 Klagenfurt)

Alfred Hosp „In geistiger Führung“, Eigenverlag (Franz-Podesseregasse 6, A-9073 Klagenfurt)

Matthias Kamp (Dr. med.), „Revolution in der Medizin“, Grete Häusler-Verlag, ISBN 3-927685-20-8

Dr. Horst Mann „Bruno Gröning - Sein Wort bannt die Krankheit“, Ziggulin Verlag Herausgeber: Robert Tschuk, ISBN: 978-3-902464-00-2

E.A. Schmidt „Die Wunderheilungen des Bruno Gröning", Falken Verlag (bestellbar bei: www.verein-bruno-groening.de)

Dr. Kurt Trampler „Die große Umkehr", Heering Verlag (bestellbar bei: www.verein-bruno-groening.de)

Film über Bruno Gröning:

„Das Phänomen Gröning",
Drehbuch und Regie Thomas Busse

Dieser dreiteilige, sachlich informative Dokumentarfilm (jeder Teil rund 100 Minuten) zeichnet beeindruckend die Lebensstationen Bruno Grönings nach und schenkt Einblicke in seine umfangreiche Lehre. Aktuelle Kinotermine finden Sie unter: www.gh-film.de

Viele weitere Informationen zu Bruno Grönings Leben und seiner Lehre finden Sie unter:
bruno-groening.net

CDs mit Originalvorträgen Bruno Grönings sind beim Neue Zeit Verlag erhältlich:
bruno-groening-vortraege.de